TERO ISOKAUPPILA, DANIELLE RYAN BROIDA

Das Handbuch der heilenden Adaptogene

GOLDMANN

Buch

Willkommen in der Welt der Adaptogene – nährstoffreiche, kalorienarme, klinisch erwiesene Supernahrungsmittel, die Ihrem Körper helfen, Ihre Immunität und Darmgesundheit zu schützen, Ihr Herz-Kreislauf- und Atmungssystem in Schwung zu bringen und die Wiederherstellung des Gleichgewichts Ihres Zellsystems zu unterstützen. Dieses Buch führt Sie durch die wissenschaftlichen Mechanismen und gesundheitlichen Vorteile der 21 stärksten Adaptogene, von Kurkuma über Ginseng bis hin zu Ashwagandha und Chaga. Ob chronische Müdigkeit, Angstzustände, Verdauungs- oder Autoimmunprobleme – *Das Handbuch der heilenden Adaptogene* gibt Ihnen alle Werkzeuge an die Hand, um die Kraft dieser wertvollen Nahrungsmittel in Ihren Alltag einzubauen.

Autor*innen

Tero Isokauppila hat seine Wurzeln in Finnland, wo er auf dem Bauernhof seiner Familie in 13. Generation aufgewachsen ist. Er ist der Gründer von Four Sigmatic, einem Unternehmen, das sich auf die Herstellung von adaptogenbasierten Lebensmitteln spezialisiert hat, und wurde von der Academy of Culinary Sciences zweimal zu einem der 50 bedeutendsten Lebensmittelaktivisten der Welt gewählt. Sein Leben verbringt er zwischen Austin, Texas, und dem Hof seiner Familie in Finnland.

Danielle Ryan Broida ist eine der weltweit führenden Expertinnen für Pilze sowie zertifizierte Kräuterheilkundlerin, Ernährungsberaterin und Ausbilderin für Mykologie. Nach mehreren Jahren in Asien, wo sie unter anderem als Yogalehrerin, Rohkostköchin und Detox-Coach arbeitete, eröffnete sie in ihrem Heimatland, den USA, eine eigene Praxis, in der sie sich auf funktionelle Pilzbehandlungen für Menschen mit Autoimmunerkrankungen und anderen chronischen Krankheiten spezialisiert hat.

Tero Isokauppila, Danielle Ryan Broida

DAS HANDBUCH DER HEILENDEN ADAPTOGENE

WIE SIE IHREN KÖRPER NATÜRLICH SCHÜTZEN, REGENERIEREN UND STÄRKEN

Aus dem Englischen von Marion Zerbst

GOLDMANN

Die englische Originalausgabe erschien 2022 unter dem Titel
HEALING ADAPTOGENS bei Hay House UK Ltd.

MIX
Papier | Fördert gute Waldnutzung
FSC® C014496

Penguin Random House Verlagsgruppe FSC® N001967

1. Auflage
Deutsche Erstausgabe Juli 2024

Umschlag: Uno Werbeagentur, München,
inspiriert durch: The Book Designers
Innengestaltung: Bryn Starr Best
Innenillustrationen: Juho Heinola
Redaktion: Judith Mark
Satz: Satzwerk Huber, Germering
Druck und Bindung: GGP Media GmbH, Pößneck
Printed in Germany
JS · CB
ISBN 978-3-442-14304-7

www.goldmann-verlag.de

Wir widmen dieses
Buch Pachamama, den
intergalaktischen Sporen
und Dr. Nikolai Lazarev.

INHALT

Teil III: Adaptogene in Ihrem täglichen Leben

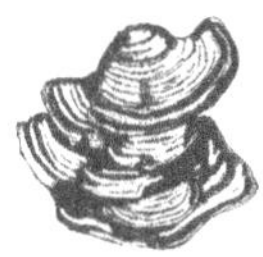

EINLEITUNG

Ihr Wecker schellt. Todmüde drücken Sie auf die Schlummertaste - gleich zweimal. Als Sie sich endlich aus dem Bett quälen, sind Sie mit Ihrem morgendlichen Zeitplan bereits im Rückstand. Sie kochen sich eine große Tasse Kaffee, um Ihr benebeltes Gehirn in Gang zu bringen ... wahrscheinlich der Rotwein von gestern Abend. Der Kaffee macht Sie ein bisschen kribbelig, aber das ist immer noch besser, als wie im Tran durch die Welt zu gehen. Mit der zweiten Tasse Kaffee spülen Sie ein Schälchen Müsli hinunter, in dem viel zu viel Zucker drin ist. Gegen Mittag steuern Sie schon auf Ihren ersten Koffeinabsturz zu. Zeit für das dritte koffeinhaltige Getränk - diesmal vielleicht in Form eines Energydrinks - und einen Müsliriegel. Am Ende des Tages sind Sie total erschöpft, aber durch das viele Koffein und den vielen Zucker gleichzeitig aufgeputscht.

Leider gibt es zu Hause noch eine Menge zu tun: Abendessen zubereiten, Hausarbeit und das übliche Hygieneprogramm vor dem Schlafengehen. Als Sie endlich mit allem fertig sind, kommt es Ihnen so vor, als hätten Sie einen Marathon hinter sich. Jetzt haben Sie sich eine kleine Belohnung verdient. Außerdem haben Sie Ihren toten Punkt inzwischen schon wieder überwunden, also brauchen Sie irgendetwas, um zur Ruhe zu kommen und Ihrem Nervensystem zu signalisieren, dass Sie für heute mit Ihrem Arbeitspensum durch sind. Ein Glas Wein ist jetzt genau das Richtige. Leicht beschwipst gehen Sie schließlich ins Bett. Sie sind müde, aber gleichzeitig aufgedreht und verbringen die Nacht im Halbschlaf – ohne den tiefen, erholsamen Schlaf, den Ihr Körper eigentlich bräuchte. Am nächsten Morgen wachen Sie müde und abgekämpft auf – und schon geht das Ganze wieder von vorne los.

Stress zieht sich wie ein roter Faden durch unser modernes Leben, und das schadet unserer Gesundheit enorm.[1] Viele Menschen verkraften diesen Dauerstress nur mithilfe von süchtig machenden Lebensmitteln, Alkohol und Medikamenten. Doch das ist reine Selbsttäuschung, denn in Wirklichkeit geht es uns dadurch kein bisschen besser. Die Strategien, mit denen wir unseren Stress zu bewältigen versuchen, rauben uns geistige und körperliche Energie und stören unseren Schlaf, sodass wir tagsüber kaum über die Runden kommen, sondern eigentlich ständig auf dem Zahnfleisch gehen.

Für unseren Körper bedeutet dieser ungesunde Teufelskreis, in dem so viele Menschen gefangen sind, eine zusätzliche Belastung: Erstens essen wir nicht genug Obst und Gemüse und stopfen zu viele verarbeitete Lebensmittel, Fleisch und Milchprodukte in uns hinein. Außerdem liefern wir unserem Körper mehr Kalorien als je zuvor. Eine Studie aus dem Jahr 2021 kam zu dem Schluss, dass 67 Prozent der Kalorien, die junge Menschen zu sich nehmen, aus stark verarbeiteten Lebensmitteln wie Chips, Keksen, Tiefkühlpizza und Burgern stammen.[2]

Und von den wenigen gesunden Lebensmitteln, die wir essen, werden viele auf Böden angebaut, die längst nicht mehr so nährstoffreich sind wie noch vor 100 Jahren. Tatsächlich hat die Nährstoffdichte der 43 am häufigsten verzehrten Obst- und Gemüsesorten abgenommen.[3] Selbst wenn wir uns gesund ernähren, fällt es unserem Körper heute also schwerer, wieder ins Gleichgewicht zu kommen.

Und wenn es Ihnen genauso geht wie vielen anderen Menschen, werfen Sie zusätzlich vielleicht auch noch mehrere

Medikamente oder Nahrungsergänzungsmittel ein. Wenn ungesunde Ernährung oder nährstoffarme Lebensmittel uns Stress verursachen, mag eine Pille uns auf den ersten Blick wie eine einfache und wirksame Problemlösung erscheinen. Doch obwohl wir immer mehr Geld für unsere Gesundheit ausgeben,[4] bleiben wir krank und gestresst.

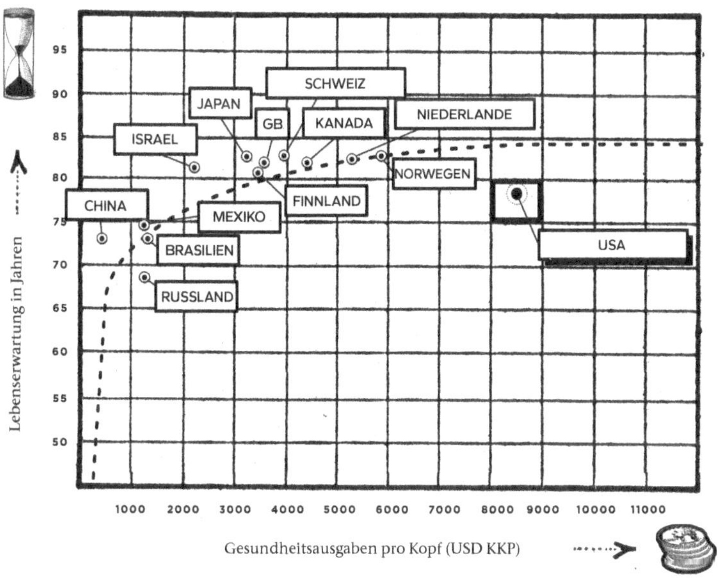

Aber vielleicht gibt es ja doch eine andere Möglichkeit? Einen Weg, der Sie aus Ihrem destruktiven Stress-Teufelskreis heraus- und in einen Zustand optimaler Energie, Produktivität und Ausgeglichenheit hineinführt? Einen Zustand, in dem Sie sich *gesund, aktiv, kraftvoll und lebendig fühlen*? Eine Lebensweise, die nicht nur auf jahrhundertealter traditioneller Weisheit, sondern gleichzeitig auch auf den neuesten Erkenntnissen unserer modernen Wissenschaft beruht?

Und nun stellen Sie sich einmal vor, Sie erwachen aus einem tiefen, erholsamen Schlaf. Ihre Augen öffnen sich schon, bevor der Wecker schellt. Sie stecken voller Energie, Ihr Kopf ist klar, und Sie wissen zwar noch nicht, wie Ihr Tag verlaufen wird, aber es steht jetzt schon fest, dass Sie ihn mit etwas Sinnvollem verbringen werden. Sie gehen in die Küche und schenken sich einen mit Adaptogenen angereicherten Kaffee ein. Ein Gebräu mit dem vollmundigen, kräftigen Kaffeegeschmack, den Sie schon seit Jahrzehnten kennen und lieben – aber diesmal ohne anschließenden Koffeinabsturz, Nervosität oder gereizten Magen.

Dieser Kaffee enthält uralte Heilpflanzen und Heilpilze – lauter Zutaten, die Sie trotz unseres stressigen modernen Lebens in Topform bringen. Die zu erledigenden Aufgaben verschwinden mühelos von Ihrer To-do-Liste, und Sie finden nebenbei sogar noch Zeit, Sport zu treiben, Dinge zu tun, die Ihnen Freude machen, und schöne Augenblicke mit den Menschen zu verbringen, die Sie lieben.

In diesem neuen Zustand fällt Ihnen alles, was nicht in diese Atmosphäre der Gesundheit und Harmonie hineinpasst, unangenehm auf. Wenn irgendein Alarmsignal Sie in Stress versetzt, fängt Ihr Herz an zu klopfen, Ihre Hände werden feucht, und die Gedanken fahren Karussell in Ihrem Kopf – lauter Reaktionen, die für Sie früher selbstverständlich waren. Doch jetzt atmen Sie einfach nur ein paarmal tief durch, und der heimtückische Stressfaktor ist genauso schnell wieder verschwunden, wie er kam. Sie mixen sich ein weiteres beruhigendes Getränk, diesmal aus Kurkuma und anderen uralten Heilpflanzen.

Und so bewegen Sie sich mühelos weiter durch Ihren Tag, als würden Sie auf einer Welle reiten. Sie nehmen das Chaos um sich herum zwar wahr, bewältigen es aber mit innerer Kraft und Klarheit, Anmut und Zielstrebigkeit. Sie sind so ausgeglichen, wie Sie es sich früher nie zugetraut hätten.

Wenn die Sonne untergeht und Sie nach dem Abendessen den Tisch abgeräumt und das Geschirr in der Spülmaschine verstaut haben, beginnen Sie mit Ihrem abendlichen Entspannungsprogramm. Statt des mit heilkräftigen Substanzen angereicherten Kaffees gönnen Sie sich jetzt Ihre allabendliche Kanne warmen Kakao. Ihre Kinder nennen dieses Getränk immer noch »heiße Schokolade«, aber Sie wissen, dass Ihr heutiger Kakao damit überhaupt nicht zu vergleichen ist. Genau wie Ihr morgendlicher Kaffee ist auch dieser Kakao reich an Nährstoffen, die die ganze Familie braucht, um sich zu entspannen und auf eine Nacht einzustimmen, die Ihnen allen wieder neue Kraft und Energie schenkt.

Sie schenken jedem einen Becher dieses köstlichen schokoladigen Lebenselixiers ein, lehnen sich lächelnd zurück und beobachten, wie alle der Reihe nach erzählen, was sie heute erlebt haben. Sobald die Tassen abgespült und getrocknet sind, sagt Ihr Körper Ihnen, dass es jetzt Zeit für die Nachtruhe ist. Er sinkt mühelos in den Schlaf, und all seine Zellen tanken Energie für den nächsten Tag.

Willkommen in Ihrem neuen Leben mit Adaptogenen! *Adapt-o-was*? Kurz gesagt: Adaptogene sind die nährstoffreichsten, bewährtesten, ältesten Naturheilmittel aus aller Welt. Und nicht nur das: Sie sind auch vollkommen ungiftig und unschädlich und zum ersten Mal seit Jahrtausenden fast überall im Handel erhältlich.

DAS WICHTIGSTE, WAS SIE (VORERST) ÜBER ADAPTOGENE WISSEN SOLLTEN

Auch wenn Ihnen der Begriff »Adaptogene« vielleicht nicht geläufig ist, begleiten diese Substanzen Sie wahrscheinlich doch schon seit Längerem in irgendeiner Form durchs Leben.

Das finnische Functional-Food-Unternehmen Four Sigmatic ist durch seinen Pilzkaffee bekannt geworden; aber Adaptogene sind noch viel mehr als das! In Kapitel 1 dieses Buches werden wir uns ausführlich mit den wissenschaftlichen Hintergründen dieser Naturheilmittel befassen. Vorläufig brauchen Sie aber nur zu wissen, dass es sich dabei um verschiedene Superpflanzen und Heilpilze mit wertvollen Inhaltsstoffen handelt, dank denen Ihr Körper sich an alle möglichen Stressfaktoren und schwierige Situationen anpassen *(adaptieren)* kann.

Superpflanzen sind Heilpflanzen, die wegen ihrer vielfältigen positiven Wirkungen auf die menschliche Gesundheit schon seit Jahrhunderten genutzt werden. Dazu gehören ein paar bekannte Arten wie Kurkuma und Kakao, aber auch (für uns im Westen) eher unbekannte Heilpflanzen wie Tragant und Unsterblichkeitskraut. In allen Kulturen der Welt haben Menschen schon immer pflanzliche Heilmittel genutzt, um gesund zu bleiben und Krankheiten abzuwehren. Für Superpflanzen gibt es viele Einsatzmöglichkeiten; sie enthalten eine Menge wertvoller sekundärer Pflanzenstoffe und bringen uns viele Vorteile. Zum Beispiel liefern sie uns Energie, helfen bei der Stressbewältigung, verbessern die Gehirnfunktion und stärken das Immunsystem.

Heilpilze sind eine Gruppe von Pilzen, die sich ebenfalls positiv auf die menschliche Gesundheit auswirken. Wenn Sie bei dem Wort »Pilze« in erster Linie an die Zuchtchampignons auf Ihrer Pizza denken, haben wir eine interessante Neuigkeit für Sie: Pilze gehören weder zu den Pflanzen noch zu den Tieren, sondern bilden ein eigenes biologisches Reich. Unter den Millionen verschiedener Pilze gibt es ungefähr 700 Arten, die wegen ihrer heilenden Wirkung weltweit konsumiert werden. Sie gehören zu den komplexesten, heilkräftigsten und zugleich unbedenklichsten Naturheilmitteln auf unserem Planeten. Viele dieser Mittel werden in der Volksmedizin schon seit Jahrtausenden genutzt.

UND HIER NOCH EIN PAAR NÄHERE INFORMATIONEN

Gemeinsam haben wir – Danielle und Tero – mit unserem Fachwissen und unserer Begeisterung für Adaptogene einen Beitrag dazu geleistet, diese Informationen an Millionen von Menschen auf der ganzen Welt weiterzugeben, die etwas für ihre Gesundheit tun möchten. Dabei hatten wir das Glück, eine Menge über die Beschaffung und Aufbereitung dieser so wirksamen funktionellen Nahrungsmittel zu lernen.

Wir halten es für wichtig, diese Heilmittel nach Möglichkeit aus der Region zu beziehen, in der sie heimisch sind. Außerdem glauben wir, dass man sie sich in ihrer ursprünglichsten Form beschaffen sollte – so wie sie in der Natur vorkommen und wie unsere Vorfahren sie schon seit Jahrtausenden verwendet haben.

Wir nehmen uns selbst zwar nicht allzu ernst, doch bei unserem Engagement für die Suche nach den hochwertigsten Heilmitteln verstehen wir keinen Spaß: Wir testen jede Heilpflanze und jeden Heilpilz und führen Experimente damit durch, um die hochwertigsten und authentischsten Adaptogene zu finden, die es gibt. Es ist uns eine Ehre, einen kleinen Beitrag zur Wiederentdeckung dieser Naturheilmittel leisten zu dürfen und sie dem westlichen Gaumen zugänglich zu machen – sie also genau in den Teil der Welt zu bringen, wo die Menschen ihre positiven gesundheitlichen Wirkungen am dringendsten brauchen. Dabei stützen wir uns auf das Heilwissen von alten Kulturen, modernen Wissenschaftlern und Koryphäen auf dem Gebiet der Pflanzenheilkunde, denen wir eine Menge zu verdanken haben. Uns ist bewusst, dass diese Heilpflanzen und -pilze schon immer weltweit für medizinische Zwecke genutzt wurden, und wir hoffen, ihren Zauber lebendig zu erhalten, indem wir beschreiben, welche praktischen Verwendungsmöglichkeiten es in der westlichen Welt für sie gibt.

Doch auch wenn dieses uralte Heilwissen eine wichtige Grundlage für unsere Arbeit darstellt, erfordern unsere moderne Welt und unser heutiges hohes Stresslevel doch einen ganzheitlichen Ansatz, der traditionelles Wissen und moderne Forschung miteinander verbindet.

Unsere Philosophie der optimalen, nachhaltigen Gesundheitspflege hält nichts vom bloßen Herumdoktern an Symptomen; wir setzen auf langfristige Lösungen. Wir glauben, dass unser Körper weise ist und nicht einfach nur überleben möchte – er will, dass es ihm *gut geht.*

Sie können sich Ihre Gesundheit wie einen Fluss vorstellen, der ständig in Bewegung ist. Oft gibt es Hindernisse – Dämme oder Felsbrocken –, die das Wasser in seinem reibungslosen Dahinfließen behindern. In unserem Körper zeigen sich diese Hindernisse in Form von Stress, Nährstoffmangel und ungesunden Bewältigungsmechanismen. Wenn wir diese Hindernisse beseitigen, kann das Wasser wieder frei fließen.

Adaptogene sind gewissermaßen die Hüter unseres inneren Flusses: Sie helfen uns bei der Beseitigung von Hindernissen, die unsere Gesundheit und Vitalität untergraben. Sie unterstützen unseren Körper dabei, wieder in einen Zustand der Gesundheit und des harmonischen Gleichgewichts zu gelangen. Sie lassen die Energie unseres Körpers ungehindert fließen – nicht nur heute oder morgen, sondern auch noch im Alter von 90 Jahren und darüber hinaus. Denn wahrscheinlich werden die Stressfaktoren unserer heutigen Zeit nicht so bald wieder verschwinden. Deshalb müssen wir anpassungsfähiger und weniger stressanfällig werden!

WIE SIND WIR ZU DEN ADAPTOGENEN GEKOMMEN?

Tero Isokauppila

Der Weg, auf dem Tero die enorme Wirksamkeit naturheilkundlicher Therapien kennenlernte und beschloss, dieses Wissen an andere Menschen weiterzugeben, begann auf dem Bauernhof seiner Familie in Finnland. In diesem Land gibt es mehr Saunen als Autos, und die Menschen lieben ihren Kaffee genauso wie die Natur. Die Isokauppilas bewirtschaften ihr Land in Südfinnland in der Nähe der Stadt Nokia (ja, genau, der Namensgeberin des berühmten Mobiltelefons!) schon ungefähr seit dem Jahr 1619. Tero und sein Bruder Vesa bilden die 13. Generation der Familie, die sich um dieses Land kümmert, und ihre kleinen Söhne Banyan und Antti werden Generation Nummer 14 sein.

Teros Vater ist Diplomlandwirt, und seine Mutter gab Krankenschwestern Unterricht in Physiologie und Anatomie. Während seiner Kindheit in Finnland lernte Tero die besten Heilpflanzen abseits der ausgetretenen Pfade – und die absolut dümmsten Kalauer – kennen und lieben. Außerdem entwickelte er eine große Wertschätzung für die Kraft der Erde und die Macht der Wissenschaft, für Wissenschaftler und Landwirte, für das Langsame und das Schnelle, für alt und modern. Dieser Hang zum Brückenschlag zwischen Gegensätzen hat Tero dazu bewogen, Chemie, Ernährungswissenschaften und Betriebswirtschaft in den USA, Kanada, Großbritannien, Frankreich und Finnland zu studieren. Doch als er seinen heimischen Hof verließ, wurde ihm klar, dass nicht jedermanns Großeltern sich während des Zweiten Weltkriegs einen Kaffee-Ersatz aus Chaga gebraut hatten.

Im Jahr 2012 gründete Tero das Unternehmen Four Sigmatic, um die Welt an diesen eindrucksvollen finnischen

Traditionen teilhaben zu lassen. Zusammen mit Freunden und Kollegen suchte Tero weltweit nach gut erforschten Adaptogenen mit praktischen Verwendungsmöglichkeiten und magischer Wirkung, mit denen wir unsere täglichen Grundnahrungsmittel anreichern können. Er wollte seinen Mitmenschen dabei helfen, gesündere *Lebensgewohnheiten* zu entwickeln und uralte wild wachsende Nahrungsmittel wie Pilze und andere pflanzliche Adaptogene in ihr Alltagsleben zu integrieren. Tero hat in den letzten 15 Jahren in zehn verschiedenen Ländern gelebt und auf dem Gebiet der Heilpilze und Adaptogene echte Pionierarbeit geleistet.

Danielle Ryan Broida

Danielles Geschichte begann am anderen Ende der Welt, in Südkalifornien – dem genauen Gegenteil vom eiskalten Finnland. Oberflächlich betrachtet schien das kalifornische Leben ein Traum zu sein; doch in ihrer Heimatstadt Montecito sah sie mit eigenen Augen, dass ungeheurer Reichtum, Ruhm und müheloser Zugang zu allem, was das Herz begehrt, nicht ausreichen, um Menschen vor Krankheiten, Stress und Depressionen zu schützen. Deshalb bemühte sie sich schon in sehr jungen Jahren um ein tieferes Verständnis von dauerhaftem Glück und nachhaltiger Gesundheit.

Nachdem sie ihren Bachelor-Abschluss in Umweltwissenschaften und Philosophie am Whitman College erworben hatte, zog Danielle nach Südostasien, um sich intensiv mit der Umwelt, traditioneller Medizin und alternativen Heilmethoden zu beschäftigen. Schließlich studierte sie ayurvedische Medizin in Indien, wurde zertifizierte Ashtanga- und Hatha-Yoga-Lehrerin am Ufer des Ganges und erlernte bei einem naturheilkundlichen Arzt in Indonesien das Handwerk der Rohkostköchin und des Detox-Coachs. Doch erst, als sie Trekkingtouren in der thailändischen Provinz leitete, entdeckte sie ihre Begeisterung für die Pflanzenheilkunde und lernte gleichzeitig fließend Thai sprechen. Danach begann sie sich mit traditionellen Lebensformen zu beschäftigen und konzentrierte sich dabei vor allem auf wild wachsende, natürliche Lebens- und Arzneimittel.

Anschließend kehrte Danielle in die USA zurück, um ihre Ausbildung in ganzheitlicher Medizin an der Colorado School of Clinical Herbalism zu absolvieren. Sie eröffnete eine Privatpraxis, in der sie sich auf die Behandlung von Autoimmunerkrankungen und chronischen Krankheiten mit Heilpilzen spezialisierte. Sie hat Hunderte von Patientinnen und Patienten mit Pflanzen- und Pilzheilkunde behandelt und auf ihrem Weg zu mehr Gesundheit und Vitalität begleitet. Nach siebenjähriger klinischer Praxis erhielt sie ihre Zulassung als Ärztin für Pflanzen- und Naturheilkunde von der American Herbalists Guild. Inzwischen unterrichtet Danielle Mykologie an der Colorado School of Clinical Herbalism (CSCH) und unterstützt Tero als Ausbilderin in seinem Unternehmen Four Sigmatic.

WARUM HABEN WIR DIESES BUCH GESCHRIEBEN?

Wir haben dieses Buch so konzipiert, dass es Ihnen leicht zugängliche und verständliche Informationen darüber bietet, wann, wie und warum man Adaptogene verwenden sollte. Dabei haben wir traditionelles Wissen mit den neuesten Forschungsergebnissen über diese heilkräftigen Pflanzen und Pilze kombiniert und daraus ein umfassendes, praxisorientiertes Handbuch zusammengestellt. Wir haben dieses Buch verfasst, weil es so etwas bisher noch nicht gab. Im Internet findet man zwar jede Menge Blogs, in denen die wichtigsten Eigenschaften verschiedener Adaptogene beschrieben werden – einige davon liefern tatsächlich stichhaltige

Fakten –, aber bei den meisten handelt es sich lediglich um Werbung. Es gibt auch ein paar ganz ausgezeichnete medizinische Bücher und andere hochwertige wissenschaftliche Infomaterialien zum Thema Adaptogene. Doch diese medizinischen Fachtexte sind manchmal schwer zu lesen und konzentrieren sich oft nur auf ein einziges Adaptogen (oder einige wenige); außerdem wird darin nicht erklärt, wie man diese Heilmittel anwendet und wo man sie sich beschaffen kann; und manche dieser Informationen sind inzwischen leider auch veraltet.

Wir beschäftigen uns beide schon seit über zehn Jahren mit Adaptogenen. Dieses Buch ist genau der maßgebliche und doch gleichzeitig unterhaltsame Ratgeber, von dem wir uns wünschten, dass es ihn schon gegeben hätte, als wir anfingen, uns mit diesem Thema zu befassen.

WIE SIE MIT DIESEM BUCH ARBEITEN KÖNNEN

In diesem Buch geht es um die 21 wichtigsten Adaptogene, die wir in drei Hauptkategorien unterteilen: **Schutz, Leistungsfähigkeit** und **Regeneration**.

Da Adaptogene sich naturgemäß nicht in eine bestimmte Schublade einordnen lassen, weiß man oft nicht, wie und warum man sie einsetzen soll. Wir haben diese Einteilung vorgenommen, um Ihnen eine Orientierungshilfe zu geben, wann und warum Sie welches Heilmittel verwenden sollten. Schützende Adaptogene eignen sich am besten zur Schönheitspflege und zur Stärkung des Immunsystems; Adaptogene zur Verbesserung der Leistungsfähigkeit liefern Energie und stärken das Konzentrationsvermögen, und Adaptogene zur Regeneration helfen bei der Stressbewältigung und erhöhen die Lebenserwartung.

Doch bevor wir auf die heilsamen Wirkungen und Verwendungsmöglichkeiten der Adaptogene eingehen und die konkreten Erfahrungen einiger Menschen damit schildern, müssen wir Ihnen zunächst einmal das nötige Grundwissen für diese Entdeckungsreise vermitteln.

In **TEIL I** erfahren Sie, was Adaptogene überhaupt sind, wie sie entdeckt wurden, worauf ihre Wirkung beruht, wie sie mit den wichtigsten Körpersystemen in Interaktion treten und wie Sie das richtige Adaptogen für Ihren Körper und Ihre persönlichen Bedürfnisse finden.

In **TEIL II** geht es um die Adaptogene selbst. In den 21 Profilen wird jeweils ein einzelnes Adaptogen beschrieben: Sie erfahren darin, wann und warum Sie dieses Adaptogen in Ihr Gesundheitsprogramm aufnehmen sollten, welchen Nutzen es Ihnen bringt und wie Sie die hochwertigsten Produkte finden, um möglichst gute Resultate zu erzielen.

TEIL III beginnt mit einem Einkaufsratgeber; denn dieses Buch wäre nicht der von uns vorgesehene praktische Leitfaden, wenn wir Ihnen keine Tipps und Tricks dazu vermitteln würden, wie Sie mit diesen heilkräftigen Adaptogenen etwas für Ihre Gesundheit tun können (und dazu müssen Sie sich die Produkte natürlich zunächst einmal beschaffen). Daher erhalten Sie in diesem Teil unseres Buches Informationen darüber, worauf Sie beim Kauf von Adaptogenen achten sollten. (Leider wird für Adaptogene oft sehr unseriöse Werbung gemacht!) Sie lernen mehrere allgemein zugängliche Bezugsquellen und Kleinunternehmen kennen, bei denen man sich solche Heilmittel beschaffen kann.

Als Nächstes stellen wir Ihnen unsere zehn Gebote für den Umgang mit Adaptogenen vor: Sie enthalten einfache Orientierungshilfen für den täglichen Gebrauch dieser

Heilpflanzen und Tipps dazu, wie man sie auf praktische und nachhaltige Weise in sein tägliches Leben einbauen kann.

Am Ende des Buches finden Sie Anmerkungen und ein Register. Das sind zwar nicht unbedingt die spannendsten Teile unseres Buches; aber Sie sollten sie trotzdem als Informationsquelle und Orientierungshilfe heranziehen, um sich besser in diesem Buch zurechtfinden und es auch in den kommenden Jahren intensiv nutzen zu können. Genau wie die Faktenboxen, die wir jedem Adaptogen-Profil voranstellen, bietet Ihnen auch das Register einen zeitsparenden Überblick: Dort können Sie nachschauen, wenn Sie nach einem bestimmten Begriff suchen oder ein bestimmtes gesundheitliches Problem haben; Sie können das Register aber auch nutzen, wenn Sie wenig Zeit haben und nur die für Sie interessantesten Teile unseres Buches lesen möchten.

Wenn Sie dieses Buch ein- oder zweimal gelesen haben, werden Sie feststellen, dass Sie anhand der Quellenangaben noch tiefer in die Materie einsteigen können, um Ihre Entdeckungsreise in die Welt der Adaptogene fortzusetzen. Wir haben über 1000 wissenschaftliche Untersuchungen zu diesem Thema gründlich gelesen; diese ausgewählten Informationen können Ihnen bei der Suche nach wertvollen Erkenntnissen Zeit sparen. Viele weniger aussagekräftige Studien haben wir bewusst ignoriert und uns nach Möglichkeit auf die hochwertigeren Informationsquellen (doppelblinde, placebokontrollierte und von Experten überprüfte Studien) konzentriert.

Wir hoffen sehr, dass dieses Buch erst der Beginn Ihrer Entdeckungsreise in die Welt der Adaptogene ist. Denn der eigentliche Spaß fängt an, wenn Sie das Buch zuklappen und die Wirkung dieser wunderbaren Heilpflanzen und -pilze am eigenen Leib erleben. Danielle schärft ihren Klientinnen und Klienten immer wieder ein: »Hören Sie nicht einfach nur auf mich ... Machen Sie Ihre eigenen Erfahrungen mit diesen Adaptogenen, denn die Beziehung zu jeder Heilpflanze und jedem Heilpilz beginnt bei *Ihnen.*«

Man kann sich das so ähnlich vorstellen wie bei der Partnersuche: Sie - ein einzigartiges Wesen (das sich außerdem ständig verändert!) - tun sich mit einem anderen Wesen (in Gestalt einer Superpflanze oder eines Heilpilzes) zusammen und gehen eine ganz individuelle, einmalige Beziehung zu dieser Spezies ein. Nur zu - lassen Sie sich ruhig auf ein paar spannende Dates mit Adaptogenen ein!

Aber passen Sie bitte gut auf sich auf, wenn Sie diese Substanzen ausprobieren, die jahrtausendelang entweder nur einer kleinen Elite vorbehalten oder extrem teuer waren oder als heilig verehrt wurden. Um bei Ihren Experimenten auf Nummer sicher zu gehen - vor allem, wenn Sie gesundheitliche Probleme haben oder Medikamente einnehmen müssen -, sollten Sie stets Ihren Arzt, Ihre Ärztin um Rat fragen, bevor Sie ein neues Nahrungsergänzungsmittel in Ihr Gesundheitsprogramm aufnehmen, und diese wichtige Verhaltensregel gilt natürlich auch für Adaptogene.

Wir sind dankbar und glücklich darüber, dass uns diese Substanzen heute zur Verfügung stehen - und das gerade in einer Zeit, in der wir diese wertvollen Verbündeten wohl am dringendsten brauchen. Dieses Buch möchte eine Brücke zwischen dem Punkt, an dem Sie gerade stehen, und Ihrem zukünftigen Leben schlagen - einer Zukunft, in der Sie jeden Morgen in Topform und so vital und energiegeladen wie möglich aufwachen werden. Möge dieses Handbuch ein Zufluchtsort sein, zu dem Sie auf Ihrer Entdeckungsreise ins Land der Adaptogene immer wieder zurückkehren. Und nun will ich Sie nicht länger aufhalten - denn jetzt geht die Reise endgültig los!

TEIL I

ADAPTOGENE
DIE WISSENSCHAFTLICHEN HINTERGRÜNDE

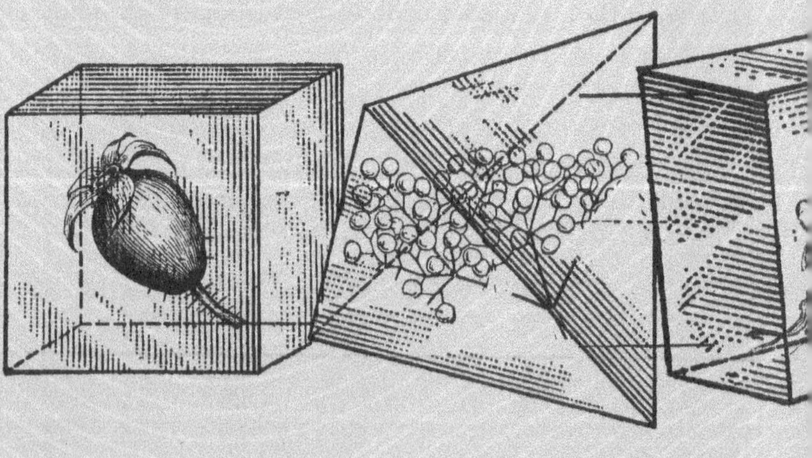

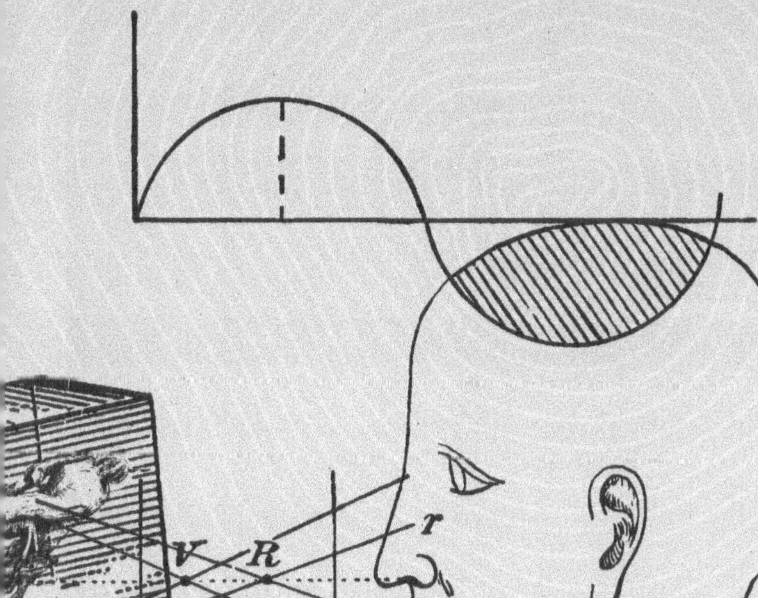
V
R
r
v

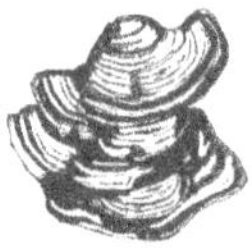

KAPITEL 1

WAS SIND ADAPTOGENE?

Sie können sich Ihren Körper wie eine Stadt vorstellen. In Städten gibt es Reservoirs, die ihren Bewohnern in Notzeiten Wasser liefern. Auch Ihr Körper verfügt über so etwas Ähnliches: eine Art »Lebensreserve«. Während einer Dürreperiode (also wenn Ihr Körper in Stress gerät), können Sie aus diesem Reservoir schöpfen, damit Ihre Wasserquellen nicht versiegen und die Bewohner Ihrer Stadt (Ihre Zellen) wieder neue Energie auftanken können.

Adaptogene tragen dazu bei, Ihre lebenswichtigen Reserven aufzufüllen, damit Sie in Stresssituationen (die sich nicht vermeiden lassen) auf einen Ressourcenpool zurückgreifen können. So kann Ihr Körper effizient auf den Stressor reagieren und wieder ins Gleichgewicht kommen.

WELCHE EIGENSCHAFTEN BESITZT EIN ADAPTOGEN?

Um sich als echtes Adaptogen zu qualifizieren, muss ein Heilmittel drei verschiedene Kriterien erfüllen. Erstens darf es **nicht toxisch** sein: Das heißt, es sollte nur minimale Nebenwirkungen haben. Bei Adaptogenen gibt es also keine »toxische Belastung«, die bei Einnahme einer zu großen Menge negative Folgen für Ihren Körper haben würde, sondern lediglich eine »Höchstdosis«: Das bedeutet, dass die Wirkung sich ab einer bestimmten Dosis nicht mehr steigern lässt, weil Ihr Körper eben nur diese Menge von dem Adaptogen verwerten kann. Es gibt viele Pflanzen mit wunderbaren heilenden Eigenschaften – zum Beispiel die Weiße Zaunrübe *(Bryonia alba)* –, die man durchaus als Superfood bezeichnen könnte, doch die toxische Belastung, die sie mit sich bringt, schließt sie aus der Kategorie der Adaptogene aus.

Zweitens müssen Adaptogene eine **unspezifische Wirkung** haben; und genau an diesem Punkt beginnt ein Großteil der Verwirrung im Umgang mit diesen Substanzen. Im Gegensatz zu den meisten anderen Heilmitteln drängen Adaptogene Ihren Körper nämlich nicht in eine bestimmte Richtung: Statt eine spezifische Wirkung (beispielsweise Anregung oder Entspannung) zu verursachen, bauen sie Anpassungsenergie in Ihrem Körper auf. Dieser Wirkmechanismus beruht darauf, dass die in den Adaptogenen enthaltenen sekundären Pflanzenstoffe gleich auf mehrere Körpersysteme einwirken und diese in ein harmonisches Gleichgewicht bringen. Die meisten Naturheilmittel und pharmazeutischen Medikamente haben dagegen lediglich eine spezifische Wirkung: zum Beispiel die Passionsblume *(Passiflora incarnata)*, die den Organismus beruhigt, und der grüne oder schwarze Tee *(Camellia sinensis)*, der anregend wirkt.

Und schließlich und endlich muss eine Heilpflanze oder ein Heilpilz eine **normalisierende Wirkung** haben, um als Adaptogen eingestuft zu werden: Das heißt, diese Heilmittel müssen Körpersysteme wie beispielsweise das Immun-, Nerven-, Herz-Kreislauf- und Verdauungssystem oder das Hormonsystem normalisieren. Damit ist gemeint, dass Adaptogene eine zweifache, unterschiedliche Wirkung auf unsere

Körperfunktionen ausüben. Sie enthalten oft Substanzen mit gegensätzlichen Wirkungen, die in diesen Heilmitteln einen Synergieeffekt entfalten, in isolierter Form aber ganz anders wirken. Ein und derselbe Inhaltsstoff kann anregend oder entspannend wirken; und diejenige Substanz, die Ihren Körper ins Gleichgewicht bringt, übertönt in ihrer Wirkung stets alle anderen Inhaltsstoffe. Solche Wirkstoffe sind wie Kalibratoren, die sich an die individuellen Bedürfnisse der jeweiligen Person anpassen. Wir vergleichen das gern mit der Bremse bei einem Auto.

Ein gutes Beispiel dafür ist der Kakao. Diese wunderbare Bohne liefert viele wertvolle Inhaltsstoffe, von denen wir zwei an dieser Stelle ganz besonders hervorheben möchten: Theobromin, das so wirkt, wie wenn man beim Autofahren aufs Gaspedal tritt; und Magnesium, das eine bremsende Wirkung hat. Abhängig davon, wer den Kakao zu sich nimmt, kann dieses Adaptogen entweder das Energieniveau erhöhen oder die betreffende Person in einen tieferen Ruhezustand versetzen. Kakao passt seine Wirkung also an Ihre individuellen Bedürfnisse an, um Ihren Körper in einen *normalisierten* oder ausgewogenen Zustand zu bringen.

Die unten stehende Zeichnung veranschaulicht, wie Adaptogene Ihren Körper wieder in den Normalzustand versetzen, nachdem er einem Stressor ausgesetzt war.

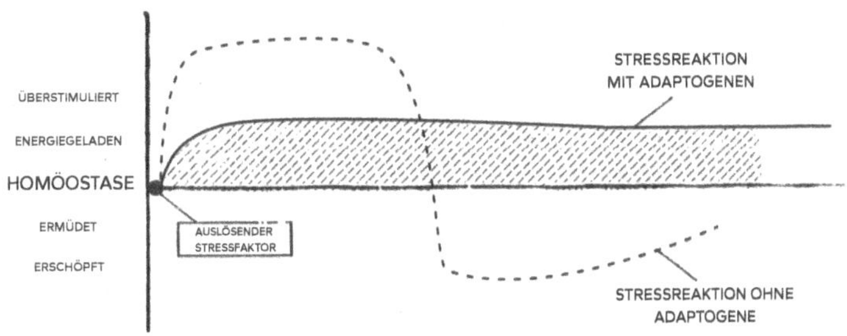

Das ist eine visuelle Darstellung der schützenden Wirkung von Adaptogenen: Die gepunktete Linie ist die typische Reaktion Ihres Körpers auf einen Stressor. Die durchgezogene Linie ist die Reaktion Ihres Körpers auf dasselbe stressige Ereignis – diesmal aber mit Unterstützung von Adaptogenen. Die durchgezogene Linie fällt niemals unter die Linie der *Homöostase* ab. Die Homöostase ist der rhythmische Kalibrator unseres Organismus, der ständig mit Veränderungen innerhalb oder außerhalb des Körpers in Interaktion tritt und sich daran anpasst. Sie stabilisiert uns und ermöglicht unserem Körper ein reibungsloses Funktionieren, indem sie bestimmte Parameter (beispielsweise Blutdruck, Herzfrequenz und Körpertemperatur) im Normbereich hält. Dank der ausgleichenden Wirkung der Adaptogene wird unser Organismus nicht aus diesem vorgegebenen Normbereich herausgeworfen, sondern langsam und schonend von seinem Stressor befreit. Er kann so in einen Zustand der Homöostase zurückkehren, ohne jemals so viel Energie zu verlieren, dass die Stresssituation ihn ermüdet oder erschöpft.

Ohne Adaptogene dagegen befindet sich Ihr Körper in einer ständigen Achterbahnfahrt: Er wird schnell stimuliert; dadurch kommt es zu einer überschießenden Hormonausschüttung, die ihn in einen Zustand höchster Alarmbereitschaft versetzt – gefolgt von einem jähen Energieverlust und anschließender Erschöpfung. Wenn Sie Ihrem Körper dagegen Adaptogene zuführen, verbraucht er bei seiner Reaktion auf den wahrgenommenen Stressor weniger Energie: Er geht nicht sofort in eine Phase hoher Alarmbereitschaft, sondern lediglich in einen Zustand leicht erhöhter Wachheit und Aufmerksamkeit über; und diese sanft stimulierende Wirkung hält auch länger an. Der entscheidende Unterschied besteht also darin, dass Ihr Energieniveau nach einer Stresssituation nicht plötzlich in den Keller geht und

Ihr Körper nicht erst eine Phase der Erschöpfung benötigt, um zur Homöostase zurückzukehren, wenn Sie ihn mit Adaptogenen unterstützen.

ADAPTOGENE AUS DER PERSPEKTIVE DER TRADITIONELLEN MEDIZIN

Schon seit Jahrtausenden nutzen wir Pflanzen für medizinische Zwecke. Schon lange bevor man diese Pflanzenarten »entdeckte« und als Adaptogene einstufte, wurden sie weltweit kultiviert. Diese besonderen Pflanzen und Pilze erfreuten sich in traditionellen Heilsystemen großer Wertschätzung, vor allem im Ayurveda und in der Traditionellen Chinesischen Medizin (TCM). Viele uralte Anwendungsbeispiele und -geschichten stammen aus diesen beiden Systemen.

Um zu verstehen, warum man in diesen alten Kulturen eine so hohe Meinung von Adaptogenen hatte und sie so häufig verwendete, muss man sich zunächst einmal in die Philosophie dieser Heilsysteme hineindenken. Viele der ältesten überlieferten Informationen und Dokumentationen über Adaptogene stammen aus dem Ayurveda und der Traditionellen Chinesischen Medizin. Es gibt zwar auch noch viele andere alte Kulturen – von Mexiko bis Skandinavien, vom Amazonas bis nach Subsahara-Afrika –, die ebenfalls schon seit Langem Adaptogene verwenden, doch die ayurvedische Medizin und die TCM haben die Wirkungen dieser Naturheilmittel besser dokumentiert als andere Kulturen. Diese Heilsysteme hatten für die Menschen damals eine ähnliche Bedeutung wie die »westliche Medizin« in den heutigen USA.

In diesen beiden (und auch in anderen) Kulturen dienten Adaptogene den Menschen als Währung, Nahrung und Medizin. Dass sie sich nun auch in der westlichen Welt wachsender Beliebtheit erfreuen, ist also eher eine Art Rückbesinnung auf die Werkzeuge und Hilfsmittel, denen wir Menschen unser Überleben verdanken: Nur so konnten wir lange, kalte Winter überstehen (mithilfe von Rosenwurz und Chaga); nur so blieb unser Immunsystem stark (dank Sibirischem Ginseng und Schmetterlingstramete), unser Geist scharf (dank Juckbohne, Gotu Kola und Igelstachelbart) und unser Körper fit (dank Cordyceps und Maca).

Es gibt jedoch zwei wichtige Unterschiede zwischen der westlichen Medizin auf der einen und TCM und Ayurveda auf der anderen Seite: Erstens betrachtet unser westliches Medizinsystem den Körper als eine Maschine, die aus einzelnen Teilen besteht. TCM und Ayurveda hingegen sehen den Körper als zusammenhängendes Ökosystem, in dem ein Bestandteil stets Auswirkungen auf andere Bestandteile hat. Der zweite Unterschied liegt im Behandlungsansatz: In der westlichen Medizin behandelt man nur die Symptome. In der TCM und im Ayurveda dagegen werden Symptome lediglich als vorübergehender Ausdruck eines Ungleichgewichts verstanden, das diesen Beschwerden zugrunde liegt; also muss der ganze Körper behandelt werden. TCM und Ayurveda betrachten nicht die Symptome, sondern den individuellen Körpertypus des einzelnen Menschen. In beiden Systemen besitzt der Körper bestimmte Eigenschaften, die sich von Individuum zu Individuum unterscheiden (das ist sein Temperament, sein Dosha oder seine Konstitution); infolgedessen wird nicht das Leiden, sondern der individuelle Mensch behandelt. Die westliche Medizin hingegen kennt keine solchen Konstitutionstypen, da diese für die Behandlung eines Symptoms irrelevant sind: Kopfschmerzen sind Kopfschmerzen – egal in welchem Körper sie auftreten. Und schließlich werden Ärzte in vielen traditionellen Medizinsystemen nur dann bezahlt, wenn ihre Patientinnen und Patienten gesund sind, und nicht, wenn sie krank sind – denn im Krankheitsfall haben sie bei der Ausübung ihrer Tätigkeit versagt. In der westlichen Medizin dagegen werden Ärzte und Ärztinnen dafür bezahlt, Sie zu behandeln, wenn Sie krank sind.

Genau auf diese Weise werden auch Adaptogene in diesen alten Kulturen eingesetzt: nicht um eine bestimmte Krankheit zu behandeln, sondern um etwas für den ganzen, individuellen Körper des betreffenden Menschen zu tun. Wenn jemand unter bestimmten Symptomen wie beispielsweise Unruhe oder Kopfschmerzen leidet, wird ein Adaptogen nicht zur Bekämpfung dieser Beschwerden eingesetzt, sondern dazu, die Körpersysteme des Patienten zu stärken und zu unterstützen, damit seine Symptome sich von selbst zurückbilden können.

Natürlich werden wir für die Errungenschaften der modernen Medizin (zum Beispiel für die Heilung von Teros Kreuzbandriss nach zwei Fußballverletzungen) stets dankbar sein; doch die Art, wie Adaptogene Ihren Körper unterstützen, entspricht eher der TCM- und Ayurveda-Philosophie. Wenn Sie Adaptogene aus einer ähnlichen Perspektive betrachten wie diese traditionellen medizinischen Systeme, werden Sie besser verstehen, wie sie in Ihrem Körper wirken.

TCM

Die Abkürzung TCM steht für »Traditionelle Chinesische Medizin«, das heute zweitgrößte medizinische System der Welt. Dieses 3500 Jahre alte System umfasst verschiedene Heilverfahren: unter anderem Naturheilkunde, Ernährung und diverse Praktiken der Körpertherapie (Akupunktur, Schröpfen, Massage, Gua Sha usw.). Im Mittelpunkt der TCM steht die Lebensenergie (Chi oder Qi). Man geht davon aus, dass diese Lebensenergie in Ihrem Körper durch bestimmte Bahnen – sogenannte Meridiane – fließt. Das kann man sich so ähnlich vorstellen wie den Blutkreislauf, nur dass die Meridiane eher von Energie durchströmt werden. Sie weisen Verzweigungen auf, die zu den verschiedenen Organen führen und Ihre Körperfunktionen steuern. Krankheiten entstehen, wenn das Qi unausgewogen ist oder nicht harmonisch durch den Körper fließt. Daher setzt die TCM bei den Mustern solcher den Krankheiten zugrunde liegenden Ungleichgewichte an.

Ayurveda

Im Sanskrit bedeutet »Ayur« »Leben« oder »Langlebigkeit«, und »Veda« bedeutet »Wissenschaft« oder »heiliges Wissen«. Ayurveda ist das 5000 Jahre alte ganzheitliche Heilsystem Indiens und das drittgrößte medizinische System, das heute weltweit praktiziert wird. Auch nach ayurvedischer Auffassung entstehen Krankheiten aus einem Zustand des – seelischen, körperlichen oder geistigen – Ungleichgewichts. Ayurveda, das älteste Gesundheitssystem der Welt, gilt als Heilwissenschaft *und* Heilkunst, die Körper und Geist miteinander verbindet. Das ist die Wissenschaft, die dem Yoga zugrunde liegt und bei der es vor allem darum geht, mithilfe von Ernährung, naturheilkundlichen Verfahren, Bewegung, Atemarbeit und spirituellen Praktiken etwas für die Gesundheit des ganzen Körpers zu tun. Außerdem verdanken wir dem Ayurveda viele heutzutage beliebte Meditationspraktiken.

ENERGETIK: DIE »PARTNERVERMITTLUNG« DER NATURHEILKUNDE

Vielleicht haben Sie noch niemals etwas von der »Energetik« einer Pflanze oder eines Pilzes gehört. In diesem Buch möchten wir Ihnen die energetischen Eigenschaften der verschiedenen Heilpflanzen- und Pilzarten vorstellen, so wie sie in den uralten Heilsystemen verstanden wurden. In den meisten traditionellen medizinischen Systemen gibt es verschiedene Körpertypen (die man als Doshas, Temperamente oder Konstitutionen bezeichnet). Denn damals ging man davon aus, dass nicht alle Körper gleich sind: Es gab unterschiedliche Typen, die oft nach den Elementen, nach ihrer Temperatur und ihrem Feuchtigkeitsgrad kategorisiert wurden. Die Vorstellung, ein Leiden einfach nur mit einer einzigen Pille zu bekämpfen, ist relativ neu. Statt eine Krankheit zu diagnostizieren und zu behandeln, verstand die frühere Naturheilkunde den Körper jedes einzelnen Menschen als individuelles Ökosystem, das einer individuellen Therapie bedurfte. Und da jede Spezies – egal ob Pflanze oder Pilz – ebenfalls ein komplexes und einmaliges Wesen ist, war der Prozess der Behandlung eines Individuums mit einem Naturheilmittel so etwas Ähnliches wie eine Partnervermittlung.

Im Ayurveda gibt es drei Doshas oder Konstitutionstypen, die auf den fünf Elementen beruhen: Pitta (Feuer), Vata (Luft + Äther) und Kapha (Erde + Wasser). Jeder Mensch trägt alle drei Dosha-Energien in unterschiedlicher Zusammensetzung in sich. Das Ziel besteht darin, einen Zustand zu erreichen, in dem Ihre drei Doshas im gleichen Verhältnis zueinander stehen wie zum Zeitpunkt Ihrer Geburt (das ist Ihr sogenanntes »Prakriti Dosha«). Auch Heilpflanzen und andere Naturheilmittel wurden in Kategorien eingeteilt. Man ging nämlich davon aus, dass nicht alle Arzneimittel gleich sind: Manche sind feucht (zum Beispiel Aloe vera), andere trocken (zum Beispiel Brennnessel); einige sind kalt (beispielsweise Minze), andere heiß (so wie Cayennepfeffer). Für eine sachgerechte Behandlung musste man Heilpflanzen also in Gruppen einteilen, um ihre energetischen Eigenschaften so gut wie möglich auf die energetischen Eigenschaften der jeweiligen Einzelperson abzustimmen.

In vielen anderen traditionellen medizinischen Systemen gibt es ähnliche Kategorien. Die TCM teilt die Menschen in neun verschiedene Konstitutionen oder Körpertypen ein. In der westlichen vitalistischen Tradition, in der Danielle ausgebildet wurde, gibt es vier Konstitutionen oder Körpertypen. Jeder Mensch fällt in eine dieser vier Konstitutionen, die auf den Elementen Luft, Wasser, Feuer und Erde beruhen; und diesen Elementen sind wiederum bestimmte Temperaturen und Feuchtigkeitsgrade zugeordnet: Luft ist heiß und feucht, Wasser kalt und feucht, Feuer heiß und trocken und Erde kalt und trocken.

Vielleicht erscheint Ihnen das alles auf den ersten Blick ein bisschen verwirrend; deshalb möchten wir es an dieser Stelle genauer erklären. Jeder Mensch neigt dazu, (sowohl wörtlich als auch im übertragenen Sinn) entweder etwas feuchter oder etwas trockener zu sein. Das ist von Geburt an so festgelegt, kann aber auch durch Ihre Ernährung oder durch das Klima beeinflusst werden, in dem Sie leben. Wenn Sie beispielsweise am Meer wohnen, haben Sie vielleicht eine feuchtere Konstitution als jemand, der in 1000 oder noch mehr Metern Höhe im Gebirge lebt, wo das Klima naturgemäß trocken ist. Den Feuchtigkeitsgrad Ihres Körpers kann man an Ihrer Haut, Ihrer Verdauung und dem allgemeinen Zustand Ihrer Gewebe ablesen: An diesen Körpersystemen können Sie erkennen, ob Sie übermäßig feucht oder übermäßig ausgetrocknet sind.

Außerdem befinden wir uns alle an einem bestimmten Punkt des Temperaturspektrums »heiß« oder »trocken«. Dies kann auch durch Lebensstilfaktoren wie Umfeld, körperliche Aktivität und Ernährung beeinflusst werden. Doch in gewisser Weise werden unsere Temperatur und unsere Feuchtigkeit schon bei der Geburt festgelegt. Selbst wenn Geschwister am selben Ort leben, sich gleich ernähren, das gleiche Wasser trinken und den gleichen Aktivitäten nachgehen, kann das eine Geschwisterkind feuriger und kontaktfreudiger sein, während das andere schüchterner und ruhiger ist.

Hier ein kurzes Beispiel dazu. Zwei Menschen haben genau das gleiche Symptomprofil: Sie leiden unter den gleichen Verdauungsbeschwerden. Die eine Person hat eine heiße und trockene Konstitution (Feuer, Pitta), die andere eine feuchte und kalte Konstitution (Wasser, Erde, Kapha).

Auch wenn Ingwer oft gegen Magenbeschwerden eingesetzt wird, muss man berücksichtigen, dass es sich dabei um eine heiße und trockene Wurzel handelt. Wenn dieses Heilmittel von einem ohnehin bereits heißen, trockenen Körper eingenommen wird, kann es das System dieses Menschen *zu* heiß und trocken machen und seine Symptome dadurch womöglich sogar noch verschlimmern.

Wird derselbe Ingwer jedoch einem feuchten und kalten Körper verabreicht, kann er eine sehr heilsame Wirkung haben. Daher müssen wir diesem Buch eine wichtige Information vorausschicken: Zwar haben wir die hier beschriebenen Adaptogene in Kategorien eingeteilt, die unserem heutigen Gebrauch und Verständnis vertrauter sind; trotzdem ist es sehr wichtig, sowohl Ihre eigene Energetik als auch die energetischen Eigenschaften Ihrer Naturheilmittel zu kennen, denn nur so können Sie das Heilmittel auswählen, das sich zum jeweiligen Zeitpunkt am besten für Ihre Bedürfnisse eignet.

Ihren Körpertyp, Ihre Konstitution, Ihr Temperament oder Ihr Dosha zu kennen, ist für die Arbeit mit ganzheitlichen Naturheilmitteln also von entscheidender Bedeutung; und das Gleiche gilt auch für die Adaptogene. Anhand der folgenden Grafik können Sie Ihren persönlichen Konstitutionstyp ermitteln.

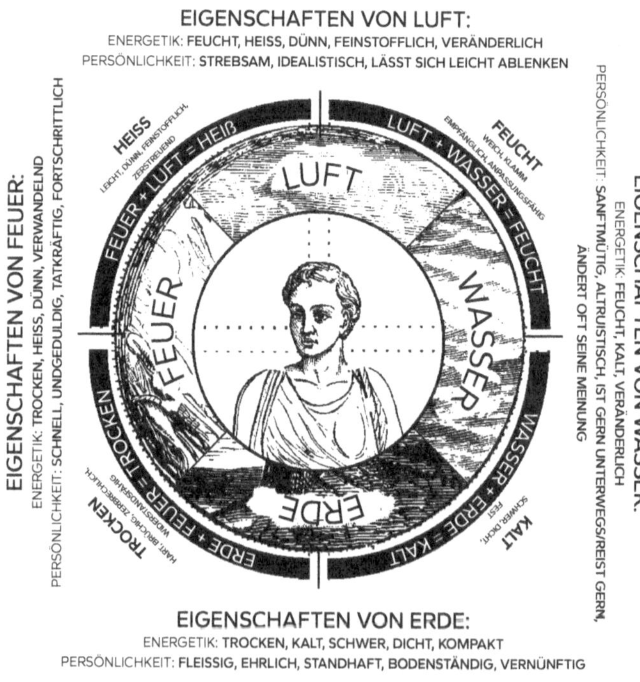
EIGENSCHAFTEN VON LUFT:
ENERGETIK: FEUCHT, HEISS, DÜNN, FEINSTOFFLICH, VERÄNDERLICH
PERSÖNLICHKEIT: STREBSAM, IDEALISTISCH, LÄSST SICH LEICHT ABLENKEN
EIGENSCHAFTEN VON FEUER:
ENERGETIK: TROCKEN, HEISS, DÜNN, VERWANDELND
PERSÖNLICHKEIT: SCHNELL, UNGEDULDIG, TATKRÄFTIG, FORTSCHRITTLICH
EIGENSCHAFTEN VON WASSER:
ENERGETIK: FEUCHT, KALT, VERÄNDERLICH
PERSÖNLICHKEIT: SANFTMÜTIG, ALTRUISTISCH, IST GERN UNTERWEGS/REIST GERN, ÄNDERT OFT SEINE MEINUNG
EIGENSCHAFTEN VON ERDE:
ENERGETIK: TROCKEN, KALT, SCHWER, DICHT, KOMPAKT
PERSÖNLICHKEIT: FLEISSIG, EHRLICH, STANDHAFT, BODENSTÄNDIG, VERNÜNFTIG
HEISS
LEICHT, DÜNN, FEINSTOFFLICH, ZERSTREUEND
FEUCHT
EMPFÄNGLICH, WEICH, KLAMM, ANPASSUNGSFÄHIG
KALT
SCHWER, DICHT, FEST
TROCKEN
HART, BRÜCHIG, WIDERSTANDSFÄHIG, ZERBRECHLICH
FEUER + LUFT = HEIß
LUFT + WASSER = FEUCHT
WASSER + ERDE = KALT
ERDE + FEUER = TROCKEN
LUFT
WASSER
ERDE
FEUER

Sie sollten sich unbedingt über Ihren persönlichen Konstitutionstyp informieren, um die besten Naturheilmittel für Ihre individuellen Bedürfnisse auswählen zu können. Es gibt auch hervorragende naturheilkundliche Ärztinnen und Ärzte, die Ihnen helfen können, die für Ihren Körper am besten geeigneten Heilmittel zu finden.

DIE WIEDERENTDECKUNG DER ADAPTOGENE IN UNSERER HEUTIGEN ZEIT

In einem fernen Land vor langer Zeit – genauer gesagt: in dem Teil der Sowjetunion, der heute Russland ist,– trug es sich im Jahr 1940 zu, dass der Wissenschaftler und Militärarzt Nikolai Lazarev mit seinem Team auf die Suche nach den wirksamsten Substanzen dieses Planeten ging, die uns helfen, Stress zu bekämpfen, Krankheiten vorzubeugen oder ihnen entgegenzuwirken, Körper und Geist zu stärken und die Bevölkerung stark und widerstandsfähig zu machen. Dr. Lazarev interessierte sich ganz besonders für traditionelle pflanzliche Arzneimittel, die Soldaten zu mehr Kraft und Ausdauer verhelfen konnten. Eine der ersten Studien seines Teams aus den 1950er-Jahren untersuchte die starken Wirkungen des Ginsengs. Diese bahnbrechende Untersuchung ebnete den russischen Wissenschaftlern den Weg für ihre Suche nach weiteren, ähnlichen Arten – »medizinischen Substanzen, die einen Zustand unspezifisch erhöhter Widerstandskraft« gegen Stress hervorrufen.[1] Dr. Lazarev und sein Team suchten den ganzen Erdball nach solchen Pflanzen ab und stießen nach jahrelanger Forschungsarbeit auf eine Gruppe von Naturheilmitteln, die sie *Adaptogene* nannten.

Das Wort stammt von dem lateinischen Wort *adaptare* ab, das so viel wie »anpassen« bedeutet. Die erste Definition von Dr. Lazarev aus dem Jahr 1947 lautete: »ein Wirkstoff, mit dessen Hilfe der Körper schädlichen physischen, chemischen oder biologischen Stressfaktoren entgegenwirken kann, indem er die unspezifische Widerstandskraft gegen solchen Stress stärkt, sodass der Organismus sich an die stressigen Lebensumstände ›anpassen‹ kann.«[2] Diese Definition stellt nach wie vor die Grundlage für unser heutiges Verständnis von Adaptogenen dar.

Nachdem Lazarev seine erste Definition des Begriffs »Adaptogene« formuliert hatte, widmete sich einer seiner Schüler und langjähriger Freund Dr. Israel Brekhman in den nächsten 50 Jahren weiterhin dem Studium dieser seltenen Heilpflanzen und -pilze. Ihn faszinierte ihre Fähigkeit, Stressfaktoren in der Natur zu widerstehen, also beispielsweise Eiszeiten zu überleben und extremen Umweltbedingungen standzuhalten. Dr. Brekhman war der Meinung, dass diese Eigenschaften auch dem menschlichen Körper helfen könnten, sich an ähnliche Stressoren anzupassen und besser damit umzugehen. (Daher der Name *Adapt*-ogene: Sie geben unserem Körper die Werkzeuge in die Hand, die er braucht, um sich besser an die Stressfaktoren zu adaptieren, mit denen wir in unserem Leben konfrontiert werden.)

Dr. Brekhman erweiterte sein Team und versammelte rund 1200 Mediziner und Biologen um sich, um diese Naturheilmittel zu untersuchen. Diese Forscher führten mehr als 3000 Studien über die Pflanzen und Pilze durch, aus denen die Gruppe der Adaptogene damals bestand. Diese Untersuchungen und klinischen Studien waren der erste wissenschaftliche Beweis für die enorme immunstärkende und vor Stress schützende Wirkung dieser Pilz- und Pflanzenarten. Außerdem haben diese Untersuchungen bewiesen, dass Adaptogene ungiftig sind, die körperliche und geistige Leistungsfähigkeit verbessern, bei der Stressbewältigung helfen und sämtliche Körpersysteme ins Gleichgewicht bringen.

In den letzten Jahrzehnten wurden diese Pflanzen- und Pilzarten anhand klinischer Studien, die dem Goldstandard (randomisiert, doppelblind und placebokontrolliert) entsprachen, untersucht, um herauszufinden, ob die Wirkungen, die man ihnen in früheren Kulturen zuschrieb, sich durch die moderne Wissenschaft bestätigen lassen. Diese Untersuchungen, die auch heute noch durchgeführt werden, betrachteten die Komplexität dieser Naturheilmittel, ihre Fähigkeit, mit verschiedenen Systemen des Körpers in Interaktion zu treten und tiefgreifende heilende Wirkungen zu erzielen, sowohl aus historischer Perspektive als auch mit den Augen der Wissenschaft. Diese Synthese aus verschiedenen Sichtweisen – uralter Erfahrungswissenschaft, über Generationen hinweg gesammelten Fallgeschichten und Experimenten in Kombination mit moderner Forschung – macht die Adaptogene zu einer ungeheuer faszinierenden Bereicherung für unsere heutige Zeit.

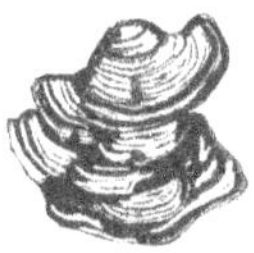

KAPITEL 2

ADAPTOGENE: EINE GANZHEITLICHE HEILMETHODE

Nun, da Sie wissen, welchen traditionellen Heilsystemen wir die Adaptogene verdanken und wie sie in unsere westliche Welt gekommen sind, wollen wir das Alte und das Neue miteinander verbinden. Denn wenn man Adaptogene aus diesem Blickwinkel betrachtet, kann man unserer Meinung nach den größten Nutzen aus ihnen ziehen. Diese Perspektive ist eine Kombination aus traditionellen Anschauungen und moderner Wissenschaft – eine Sichtweise, die wichtige Konzepte aus der alten (Ayurveda und TCM) und der neuen Welt (westliche Medizin) miteinander verbindet. Diesen neuen Blickwinkel sollten Sie für den Rest Ihrer Lektüre dieses Buches (und am besten auch für den Rest Ihres Lebens mit Adaptogenen!) beibehalten.

Betrachten Sie Ihren Körper als Ökosystem – ein System, das sich in einem rhythmischen Tanz immer wieder neu kalibriert, damit die unzähligen Vorgänge, die dort ständig ablaufen, optimal funktionieren können. Es gibt bestimmte

Schwellenwerte, bei denen wir uns am wohlsten fühlen: Das heißt, Blutzuckerspiegel, Körpertemperatur, die Menge an Kohlendioxid in unserer Lunge und vieles andere mehr sollten sich in einem bestimmten, relativ eng umgrenzten Bereich bewegen. Wenn wir diese Systeme im Gleichgewicht halten, kann unser Immunsystem uns gut vor eindringenden Krankheitserregern schützen; unsere Nervenzellen können optimal arbeiten, und wir können mühelos einschlafen und in einem Zustand der Gesundheit und Vitalität leben. Der häufigste Störfaktor, der dieses wunderbare Gleichgewicht durcheinanderbringt, ist Stress.

Stress wird als gewaltsam ausgeübter Druck definiert, der uns leiden lässt und uns körperliche oder psychische Energie raubt. Im Grunde genommen ist Stress ein Faktor, der eine Veränderungs- oder Anpassungsreaktion erfordert: Er bringt uns aus dem Gleichgewicht, sodass wir Energie benötigen, um wieder in diesen Zustand des Gleichgewichts zurückzukehren. Stress ist an und für sich nichts Schlechtes, sondern eine geniale evolutionäre Reaktion.

Die Wurzeln unserer Stressreaktion reichen weit in graue Vorzeit zurück. Die ersten Stressoren, mit denen wir als Menschen früher konfrontiert waren, bedrohten unser Überleben. Ein Paradebeispiel für evolutionären Stress, wie Menschen ihn in früherer Zeit oft erlebten, ist ein Angriff von einem gefährlichen Tier. In dieser lebensbedrohlichen Situation ist Stress für unser Überleben unverzichtbar: Unser Körper gerät in einen Zustand, der ihn dazu befähigt, entweder zu kämpfen, zu fliehen, sich totzustellen oder zu unterwerfen. Unsere Nebennieren fluten unseren Blutkreislauf mit Stresshormonen wie Cortisol und Adrenalin. Diese verleihen uns die nötige Energie, um das Tier, das uns angreifen will, entweder abzuwehren oder so schnell wie möglich wegzulaufen. Zu diesem Zweck lösen sie in unserem ganzen Körper Stressreaktionen aus: erhöhter Blutdruck, schnellere

Atmung, Ausschüttung von Zucker in den Blutkreislauf (um uns rasch verfügbare Energie zu liefern) usw. In dieser akuten Stresssituation konzentriert sich unsere ganze Energie auf das Überleben.

Glauben Sie, dass Ihr Körper Ihnen in den Sekunden kurz vor dem Angriff eines gefährlichen Tiers Signale darüber vermittelt, ob Sie hungrig oder müde sind oder Lust auf Sex haben? Nein, natürlich nicht! Jetzt schalten alle anderen Systeme auf »Flugmodus«. Verdauung, Immunfunktion, Sexualtrieb und andere physiologische Funktionen, die für das unmittelbare Überleben keine Rolle spielen, werden unterdrückt: Sie treten in den Hintergrund, damit Sie Ihre ganze Energie dazu nutzen können, auf die wahrgenommene akute Bedrohung zu reagieren. Dank dieser Stressreaktion konnten wir Menschen als Spezies im Lauf unserer Existenz viele Bedrohungen überstehen.

Probleme entstehen erst dann, wenn der Stress chronisch wird. Leider erleben wir diesen systemischen, den ganzen Körper betreffenden Stresszustand in unserer heutigen Welt nicht mehr nur in Situationen, in denen es ums nackte Überleben geht. Und was noch schlimmer ist: Gegen unsere heutigen Stressoren kämpfen wir normalerweise nicht auf physischer Ebene und laufen auch nicht davor weg; wir können die vielen Stresshormone also nicht verbrennen, und unser Körper hat daher auch keine Möglichkeit, in einen Zustand harmonischen Gleichgewichts zurückzukehren.

Stattdessen stürmen Stressoren tagtäglich, wenn nicht sogar alle paar Minuten oder Stunden auf uns ein. Wenn Sie die Nachrichten hören – bumm! Stressreaktion. Sie fahren zur Arbeit und jemand nimmt Ihnen die Vorfahrt – bumm! Stressreaktion. Sie kommen zur Arbeit und Ihr Chef schickt Ihnen eine wütende E-Mail – bum! Stressreaktion. So geht es immer weiter, und dann sitzen wir im Auto, im Büro oder vor dem Fernseher, während all diese Stresshormone in unserem Körper zirkulieren. Kein Wunder, dass wir Kopfschmerzen bekommen, zunehmen, müde und energielos sind, schlecht einschlafen können und unter vielen weiteren typischen Krankheitssymptomen unserer heutigen Zeit leiden.

Auf physiologischer Ebene »glaubt« unser Körper nämlich, sich fast ständig im Überlebensmodus zu befinden. Die Signale darüber, wann wir hungrig oder müde sind oder Lust auf Sex haben, und andere grundlegende biologische Funktionen werden buchstäblich abgeschaltet. Erst wenn wir aus diesem akuten Stresszustand herauskommen, können diese anderen Systeme sich wieder einschalten. Der Stress ist wie eine Stecknadel, die in einen bestimmten Teil Ihres Körpers sticht: Solange die Nadel da ist, können Sie nur diesen einen Punkt spüren und wahrnehmen. Sobald sie verschwindet, fließt die Energie wieder in Ihren ganzen Körper hinein – da, wo sie eigentlich hingehört.

Die Lebensumstände in unserer heutigen Welt haben uns darauf konditioniert, ständig auf den nächsten Stressfaktor gefasst zu sein. Ein Nadelstich nach dem anderen. Physiologisch gesehen wird unser Blutkreislauf dadurch immer wieder mit Stresshormonen überflutet, um uns in höchster Alarmbereitschaft zu halten. Ein dauerhaft erhöhter Stresshormonspiegel aber führt früher oder später zu körperlicher und geistiger Erschöpfung. Keine Sorge, wir wollen Sie mit dieser Prophezeiung nicht stressen – doch mit der Zeit verursacht dieser Zustand tatsächlich psychische und physische Schäden.

Da wir aber nicht allen Stressfaktoren unseres täglichen Lebens aus dem Weg gehen können, stellt sich die Frage, wie wir unseren Körper beim Umgang mit diesem vielen Stress unterstützen können. Unserer Meinung nach sind Adaptogene die wirksamste, sicherste und natürlichste Methode zur Bekämpfung des Stress-Teufelskreises.

WISSENSCHAFTLICHE ERKENNTNISSE ZUR WIRKUNG VON ADAPTOGENEN IN UNSEREM KÖRPER

Was bedeutet »Normalisierung« eigentlich? Wir wollen die wichtigsten Systeme Ihres Körpers nun einmal der Reihe nach mit Ihnen durchgehen und Ihnen zeigen, wie Adaptogene dazu beitragen, all diese Systeme – Immun-, Verdauungs-, Nerven- und Hormonsystem, Kreislauf und Atmung – ins Gleichgewicht zu bringen.

Adaptogene wirken auf sämtliche Körpersysteme. Viele dieser Heilmittel üben einen starken Einfluss auf Ihr Hormon-, Nerven- und Immunsystem aus; doch manche Körpersysteme werden besonders stark von *bestimmten* Adaptogenen beeinflusst. Wir werden uns in diesem Buch eingehend mit den Auswirkungen von Adaptogenen (vor allem Reishi und Ashwagandha) auf das neuroendokrine System und das Immunsystem befassen (wo die meisten Heilpilze besonders erstaunliche Wirkungen erzielen). Anschließend werden wir auf die anderen Systeme Ihres Körpers eingehen und Ihnen erklären, wie Adaptogene mit diesen Systemen interagieren, sie ins Gleichgewicht bringen und wieder mit neuer Energie versorgen.

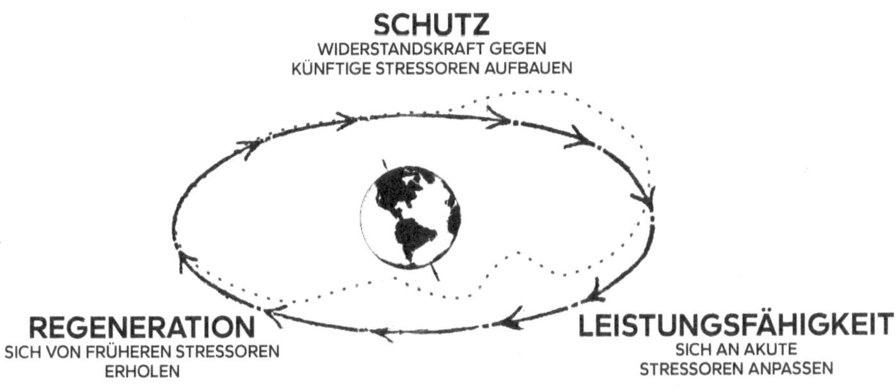

***Schutz:* Immunsystem + Verdauungssystem:** Diese beiden Systeme stehen eng miteinander in Verbindung, denn rund 70 Prozent unserer Immunzellen befinden sich im Darm (und zwar in unserem sogenannten Mikrobiom, auch als »Darmflora« bezeichnet). Daher hängt die Gesundheit Ihres Darms eng mit der Stärke Ihres Immunsystems zusammen. Adaptogene sind eine wichtige Unterstützung für beide Systeme, denn sie haben eine immunmodulierende Wirkung. Wir bezeichnen die Immunmodulation gern als »Tempomat« unseres Immunsystems: Wenn das Immunsystem nicht aktiv genug ist – zum Beispiel in stressigen Zeiten oder während der Erkältungs- und Grippesaison –, kann ein Immunmodulator die Aktivität der Immunzellen *anregen*. Ist das Immunsystem dagegen überaktiv (etwa bei einer Autoimmunerkrankung), kann ein Immunmodulator die Aktivität unserer körpereigenen Abwehr *herunterregulieren*. Alle in diesem Buch erwähnten Heilpilze sind Immunmodulatoren, und es gibt auch einige pflanzliche Adaptogene, die dazu beitragen, das Immunsystem ins Gleichgewicht zu bringen und zu stärken.

Kommen wir nun zu unserem Verdauungssystem. Es gibt nur wenige Bereiche des menschlichen Körpers, die zurzeit so intensiv erforscht werden wie die Darmgesundheit. Allmählich wird uns klar, dass das Mikrobiom nicht nur für die Verdauung selbst, sondern auch für unser Immunsystem, unsere Stimmung, unseren Schlaf, ja sogar für die Gesundheit unserer Haut eine wichtige Rolle spielt. In unserem Darm leben mehr Mikroorganismen, als es menschliche Zellen in unserem Körper gibt; und vom Gleichgewicht dieser Mikroorganismen hängt unsere Gesundheit ab. Alles, was wir essen, liefert entweder den guten oder den schlechten Mikroorganismen in unserem Darm Nahrung. Glücklicherweise versorgen die komplexen phytochemischen Profile der Adaptogene den Darm mit genügend Vitaminen,

Mineralstoffen, Aminosäuren, ja sogar Präbiotika, um die optimalen Voraussetzungen für ein gesundes Ökosystem im Darm zu schaffen.

Kurz gesagt: Adaptogene wirken sich positiv auf das Immunsystem und die Darmgesundheit aus und helfen Ihnen dabei, sich gegen die Stressfaktoren unserer heutigen Zeit zu wappnen.

***Leistungsfähigkeit:* Herz-Kreislauf- + Atmungssystem:** Zum Herz-Kreislauf-System gehören das Herz, die Blutgefäße (Venen, Arterien und Kapillaren) und das Blut. (Das Lymphsystem wird oft als Ergänzung zum Herz-Kreislauf-System betrachtet.) Die Hauptaufgabe dieses Systems besteht darin, alle Gewebe, Organe, Muskeln und Knochen Ihres Körpers ausreichend mit Blut (Sauerstoff und Nährstoffen) zu versorgen. Dieses Transportsystem liefert den Zellen Nährstoffe, beseitigt Stoffwechselabfälle und zerstört Krankheitserreger, die womöglich in Ihrem Blut zirkulieren.

Außerdem hängt es eng mit dem Fortpflanzungssystem zusammen, denn eine gute Durchblutung ist eine wichtige Voraussetzung für sexuelle Leistungsfähigkeit. Wie Sie später noch erfahren werden, regen bestimmte Adaptogene (beispielsweise Ginseng und Sibirischer Ginseng) das Herz-Kreislauf-System an. Eine gute Durchblutung der Geschlechtsorgane ist für sexuelle Lust und Erregung unerlässlich. Viele Adaptogene, die das sexuelle Verlangen steigern, wirken auf das Herz-Kreislauf-System und regen die Durchblutung an, sodass die Geschlechtsorgane mit nährstoffreichem Blut versorgt werden. Auf diese Weise tragen diese Mittel zur Steigerung der sexuellen Leistungsfähigkeit bei.

In engem Zusammenhang mit dem Herz-Kreislauf-System steht das Atmungssystem. Dieses System reguliert den Gasaustausch, also den Transport von Sauerstoff in Ihren Körper hinein und von Kohlendioxid aus Ihrem Körper hinaus. Obwohl man davon ausgeht, dass das Atmungssystem nicht bewusst gesteuert wird, gehört es zu den einmaligsten und faszinierendsten Systemen unseres Körpers. Es funktioniert, ohne dass wir auch nur einen Gedanken daran verschwenden; man kann es aber auch bewusst steuern und manipulieren. Wenn Sie dieses System unter Kontrolle bringen, hat das eine systemische Wirkung auf Ihren ganzen Körper.

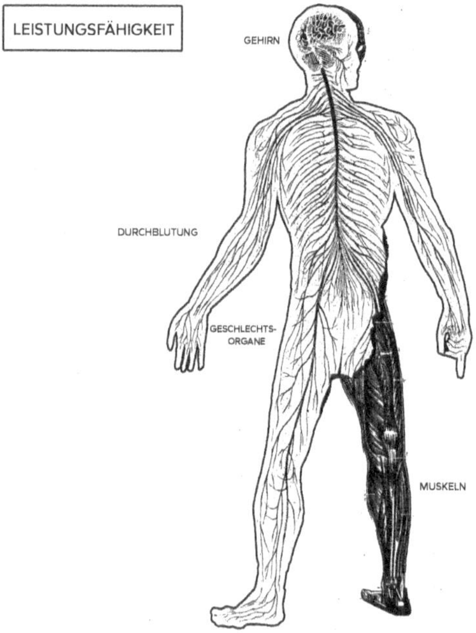

Faszinierende alte Forschungsarbeiten in Kombination mit neueren experimentellen Studien zeigen, wie wichtig dieses System für die Gesundheit unseres ganzen Körpers sein kann. Ohne Einwirkung von Adaptogenen besteht unsere autonome (unwillkürliche) Reaktion auf einen Stressfaktor unter anderem darin, dass unsere Herzfrequenz steigt, wodurch sich wiederum unsere Atmung beschleunigt. Zu schnelles Atmen führt zu Hyperventilation; und nicht nur das: Je schneller Sie atmen, umso mehr Sauerstoff nimmt Ihr Körper auf. Das bereitet Ihren Körper auf eine »Kampf oder Flucht«-Reaktion vor.

Wenn sich die Menge an Luft, die Sie ein- und ausatmen, verändert, wirkt sich das auf die gesamte Chemie Ihres Körpers aus. Adaptogene mildern die Intensität Ihrer Reaktion auf Stressfaktoren und somit auch die körperlichen Folgen dieser Stressreaktion – erhöhte Herzfrequenz und schnellere Atmung – ab. Infolgedessen beruhigt Ihr Atmungssystem sich wieder. Auf diese Weise kann Ihr Körper Energie sparen, ruhig bleiben und dem Stressor aus einem stabilen Zustand heraus begegnen. Außerdem kann die Energie, die Ihr Körper sonst für die Atmung und die erhöhte Herzfrequenz aufwenden müsste, dann in andere Organe Ihres Körpers (beispielsweise Gehirn und Geschlechtsorgane) umgeleitet werden.

Unserer Meinung nach könnte der Einfluss von Adaptogenen auf das Atmungssystem ein Hauptgrund dafür sein, dass diese Naturheilmittel eine schützende Wirkung auf unseren ganzen Körper haben und uns bei der Bewältigung von Stresssituationen helfen. Um die Bedeutung dieses Systems zu veranschaulichen, erinnert Tero gern daran, dass ein Mensch zwar wochenlang ohne Nahrung, tagelang ohne Wasser, aber nur ein paar Minuten lang ohne Atemluft überleben kann. Diese beiden Systeme – Atmung und Herz-Kreislauf-System – unter Kontrolle zu halten, ist für die Instandhaltung und Regulation aller anderen Körpersysteme also unerlässlich.

Die Adaptogene, die Kreislauf und Atmung unterstützen, helfen Ihnen in Situationen, in denen Sie trotz akuter Stressfaktoren Leistungen erbringen müssen.

Regeneration: **Neuroendokrines System (NES):** Dieses System wird von Neurotransmittern und hormonellen Botenstoffen gesteuert, die überall in Ihrem Körper zirkulieren. Es stellt die Verbindung zwischen dem Nervensystem und dem endokrinen System oder Hormonsystem dar. Das neuroendokrine System besteht aus dem Hypothalamus, der Hypophyse und den Nebennieren; diese bilden zusammen die Hypothalamus-Hypophysen-Nebennierenrinden-Achse (HPA), die für unsere Hormonproduktion und Stressregulation zuständig ist.

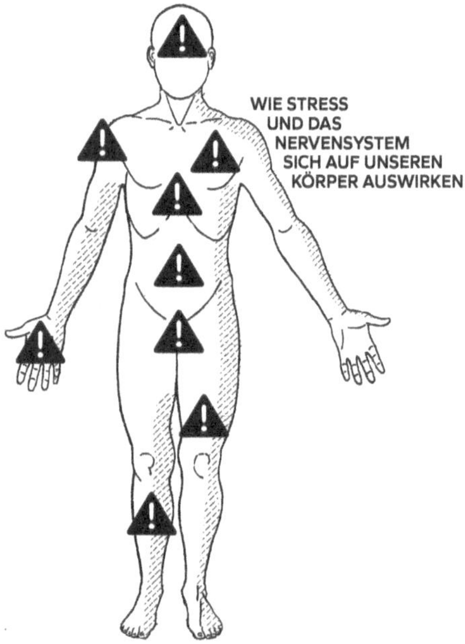

Man geht davon aus, dass die HPA-Achse ein wichtiger Weg ist, über den Adaptogene Ihren Körper ins Gleichgewicht bringen und ihn Stresssituationen leichter bewältigen lassen. Gelegentlich wird diese Achse auch als HPAT bezeichnet (wobei das T für Schilddrüse, auf Lateinisch: »Thyreoidea«

steht), aber wir wollen hier bei dem Namen »HPA-Achse« bleiben.

Der *Hypothalamus* ist ein kleiner, aber wichtiger Teil des Gehirns. Er fungiert als Kontrollzentrum für verschiedene autonome (unwillkürliche) Funktionen wie beispielsweise Schlaf, Wachstum, Appetit und Körpertemperatur und verbindet das Nervensystem über die *Hypophyse* (eine erbsengroße Drüse im Gehirn, die oft als »Meisterdrüse« bezeichnet wird) mit dem Hormonsystem. Diese Drüse ist klein, aber ebenfalls sehr wichtig. Sie sitzt an der Basis des Gehirns hinter dem Nasenrücken und produziert Hormone, die mehrere wichtige Funktionen Ihres Körpers steuern. Zum Beispiel ist sie für die Freisetzung von adrenocorticotropem Hormon ins Blut zuständig. Dieses Hormon gibt der Nebennierenrinde das Signal dafür, Kortikoide auszuschütten, und erteilt dem Nebennierenmark außerdem den Befehl zur Ausschüttung von Noradrenalin. Zusammen mit dem Hypothalamus ist die Hypophyse für die Freisetzung vieler Hormone zuständig. Dazu gehört unter anderem auch das Stresshormon Cortisol. Als Nächstes kommen die *Nebennieren* (die beiden Drüsen, die im unteren Rückenbereich oberhalb der Nieren sitzen): Sie schütten Hormone aus, die unseren Körper in die Lage versetzen, auf Stress zu reagieren (beispielsweise Kortikosteroide und Katecholamine).

Die letzte Drüse, die in der Medizin manchmal diesem System zugeordnet wird, ist die *Schilddrüse*. Sie sitzt in unserem Hals in der Nähe der Luftröhre und schüttet Hormone aus, die für Herzfrequenz, Körpertemperatur und Stoffwechsel zuständig sind. Alles in allem kann man sich die HPA-Achse als endokrinen »Energiemanager« vorstellen, der Kontrolle darüber ausübt, wie unser Körper physiologisch auf Stress reagiert. Wenn Stressoren auftreten, werden diese Informationen über die HPA-Achse an den Körper weitergeleitet. Diese Achse trägt dazu bei, dass Stresshormone ausgeschüttet werden, die Herz, Immunsystem, Stoffwechsel- und Nervensystem in Gang halten. Eine Hyperaktivität der HPA-Achse ist für die meisten gesundheitlichen Probleme (einschließlich Krankheit und Alterungsprozess) von großer Bedeutung: Wenn Ihr Körper ständig Stressfaktoren (beispielsweise Schreckensmeldungen in den Medien, nervigem Straßenverkehr, angespannten zwischenmenschlichen Beziehungen, beruflicher Überlastung oder Pestiziden, Herbiziden und Kunststoffen) ausgesetzt ist, wirkt sich das negativ auf die Funktion der HPA-Achse aus. All diese Stressoren belasten die zur HPA-Achse gehörenden Drüsen und schwächen dadurch wiederum die vielen Körpersysteme, deren Funktion von diesen Drüsen reguliert wird.

Und nun wollen wir uns einmal anschauen, was passiert, wenn Ihr Körper unter chronischem Stress steht, der die HPA-Achse belastet. Die drei wichtigsten Folgen einer aus dem Gleichgewicht geratenen HPA-Achse sind: Unterdrückung des Immunsystems, Beeinträchtigung der Gehirnfunktion und Alterung. Unter Stress sondern die Nebennieren nämlich große Mengen an Vitamin C und Vitamin B_5 in den Blutkreislauf ab. Vitamin C spielt für ein gesundes Immunsystem eine sehr wichtige Rolle (und erfüllt außerdem auch noch andere wichtige Funktionen in Ihrem Körper). Vitamin B_5 ist an der zellulären Energieversorgung Ihres Körpers beteiligt. Durch eine übermäßige Ausschüttung dieser Vitamine ins Blut wird das Immunsystem geschwächt. Doch Adaptogene können die Nebennieren vor dem Verlust von Vitamin C bewahren, sodass das Immunsystem durch den Stress nicht zu stark belastet wird.

Auch das Gehirn wird durch eine dauerhaft zu hohe Ausschüttung von Stresshormonen in Mitleidenschaft gezogen. Erhöhte Cortisol- und Glukokortikoidspiegel wurden mit Störungen der Gedächtnisleistung in Verbindung gebracht.[1] Und wenn die Drüsen der HPA-Achse überlastet sind, werden dadurch auch unsere Organsysteme geschwächt. Denn bei ständiger Belastung müssen diese Systeme immer wieder aufs Neue versuchen, ins Gleichgewicht zu kommen. Mit der Zeit führt das zu einer Hyperaktivierung der HPA-Achse und einer übermäßigen Cortisolausschüttung.

Ein zu hoher Cortisolspiegel fördert den Katabolismus (Abbau) und die Atrophie (Schwund) von Muskeln und Organgewebe; sogar die Knochendichte nimmt dadurch ab. Hier können Adaptogene Ihnen direkt auf physiologischem Weg helfen – unter anderem, indem sie Sie vor dem Alterungsprozess schützen, Ihr Immunsystem stärken und sich positiv auf Ihre Gehirngesundheit auswirken. Adaptogene geben unserem Körper die Werkzeuge in die Hand, die er braucht, um effizienter auf Stress zu reagieren und sich leichter davon zu erholen, indem sie die Abwärtsspirale und Erschöpfung der HPA-Achse verhindern. Außerdem können sie dem hormonellen Ungleichgewicht, das durch Stress und Alterung entsteht, entgegenwirken. Die in Adaptogenen enthaltenen Antioxidanzien, Polysaccharide, Triterpene und anderen Wirkstoffe tragen dazu bei, dass Ihr Körper sich stets jugendlich und ausgewogen fühlt.

Adaptogene, die das neuroendokrine System unterstützen, helfen Ihnen in Situationen, in denen Ihr Organismus sich von den vielen Stressoren des täglichen Lebens erholen und wieder neue Kraft schöpfen muss.

Mit der Einteilung »Schutz, Leistungsfähigkeit und Regeneration« möchten wir Ihnen dabei helfen, die wichtigsten Systeme Ihres Körpers, mit denen Adaptogene in Interaktion treten, besser zu verstehen. Aber denken Sie stets daran, dass Ihr Körper ein Ökosystem ist, in dem alle Komponenten sich gegenseitig beeinflussen!

Insgesamt gibt es elf verschiedene Körpersysteme. Adaptogene interagieren mit den sechs oben aufgezählten Systemen

(Nerven-, Hormon-, Immun-, Verdauungs-, Herz-Kreislauf- und Atmungssystem) und indirekt auch mit den fünf übrigen Systemen (Skelett-, Fortpflanzungs-, Muskel-, Harn- und Integumentsystem, d. h. Haut, Haare und Nägel). Und sie haben eine unspezifische Wirkung; daher beeinflussen sie die Systeme Ihres Körpers oft in einer Art Kaskadenreaktion: Eine einzelne Veränderung wirkt sich auf alle nachgeschalteten Systeme aus. So hat beispielsweise eine Veränderung der Atemfrequenz Auswirkungen auf die Zusammensetzung des Blutes, was wiederum das Herz-Kreislauf-System beeinflusst, den Grad Ihrer geistigen Wachheit und Aufmerksamkeit verändert, den Blutfluss zu den Geschlechtsorganen blockiert und sich somit auf die sexuelle Leistungsfähigkeit auswirkt, usw.

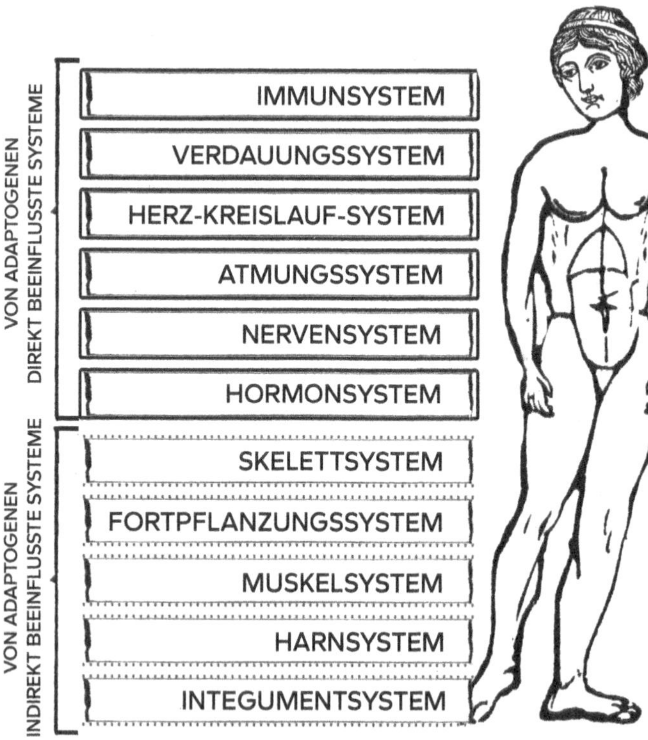

DIE WISSENSCHAFT DER ADAPTOGENE, ANHAND IHRER WICHTIGSTEN WIRKSTOFFE ERKLÄRT

Inzwischen wissen Sie, dass bei den Adaptogenen das Ganze mehr ist als die Summe seiner Teile. Es bringt einem also mehr, nicht nur einen einzelnen Inhaltsstoff des betreffenden Heilmittels, sondern lieber gleich die ganze Pflanze oder den ganzen Pilz einzunehmen. Trotzdem muss die moderne Wissenschaft die verschiedenen Inhaltsstoffe von Adaptogenen benennen und analysieren, um genau einschätzen zu können, wie sie sich auf den Körper auswirken. Und da dieses Buch eine Kombination aus traditionellem Heilwissen und moderner wissenschaftlicher Forschung ist, müssen wir einige Wirkstoffe, die in besonders vielen Adaptogenen enthalten sind, in Kategorien einteilen und genauer beschreiben.

Bei der Analyse einer klinischen Studie, die die positiven medizinischen oder heilenden Wirkungen einer Pflanze oder eines Pilzes nachzuweisen versucht, untersucht man bestimmte Inhaltsstoffe, um Klarheit darüber zu gewinnen, welcher Wirkmechanismus hinter diesem Heilmittel steckt – wie es mit bestimmten Teilen unseres Körpers in Interaktion tritt und sie positiv beeinflusst. Viele dieser Inhaltsstoffe sind unter der Bezeichnung »sekundäre Pflanzenstoffe« oder »Phytochemikalien« bekannt, wobei »phyto« für »Pflanze« steht und »Chemikalien« die winzigen Einheiten (Atome) sind, aus denen beispielsweise Mineralstoffe (wie Magnesium) oder Zucker (Polysaccharide) bestehen. Hier eine Übersicht über die wichtigsten sekundären Pflanzenstoffe, die in Adaptogenen vorkommen:

Saponine: Dieser Begriff leitet sich von dem lateinischen Wort für Seife *(sapo)* her. Saponine besitzen seifenähnliche

Eigenschaften und erzeugen Schaum, wenn man sie mit Wasser vermischt. Einige saponinhaltige Pflanzen wurden früher als natürliche Seifen verwendet.

Doch diese Substanzen sind nicht nur nützlich, sondern haben auch einen enormen Gesundheitswert. Dank ihrer seifenähnlichen Wirkung können sie sich an fettlösliche Moleküle und Gallensäuren im Magen-Darm-Trakt binden. Auf diese Weise tragen sie zur Ausscheidung von Giftstoffen (und »schlechtem« Cholesterin) bei und verhindern, dass diese Stoffe vom Körper wieder aufgenommen werden. Man kann sich das so vorstellen, als würden Saponine unerwünschte toxische Substanzen aus Ihrem Körper »herauswaschen« (also in Ihrem Inneren den gleichen Effekt erzielen, wie Seife es von außen tut).

Außerdem unterstützen Saponine aufgrund ihrer antimikrobiellen, antimykotischen, antiparasitären und insektiziden Eigenschaften das Immunsystem in seiner Funktion.[2,3] Pflanzen brauchen Saponine, um Parasiten und Krankheitserreger zu bekämpfen, mit denen sie in ihrem natürlichen Lebensraum konfrontiert werden. Wenn wir pflanzliche Saponine zu uns nehmen, kommt uns diese Schutzwirkung ebenfalls zugute. Zu den bekanntesten Saponinen gehören die Ginsenoside aus Ginseng und die Gypenoside aus dem Unsterblichkeitskraut.

Polysaccharide: Diese langen Zuckerketten sind vor allem für ihre positiven Auswirkungen auf das Immunsystem bekannt. Im Griechischen bedeutet »poly« »viele«, und Saccharide sind Zucker. Diese Molekülketten sind in den starren Zellwänden von Pilzen und auch in einigen adaptogenen Heilpflanzen wie Ginseng, Goji-Beere, Tragant und Sibirischem Ginseng enthalten. Viele Zellen unseres körpereigenen Abwehrsystems – zum Beispiel Makrophagen, natürliche Killerzellen, dendritische Zellen, Neutrophile und

Monozyten – besitzen spezifische Rezeptoren für Polysaccharide.

Die häufigsten Polysaccharide, die in Heilpilzen vorkommen, sind 1,3- und 1,6-Beta-D-Glucane. Polysaccharide sind für die Modulation von Immunzellen zuständig. Sie haben eine antibakterielle und antivirale Wirkung und können die Aktivität unseres Immunsystems je nach Bedarf anregen oder unterdrücken. Übrigens kommen sie nicht nur in Adaptogenen, sondern auch in anderen Pflanzen (beispielsweise Hafer und Algen) vor, doch Heilpilze enthalten die größte Vielfalt an Polysacchariden.

Neuere Untersuchungen deuten darauf hin, dass Beta-Glucane sich auch positiv auf die Darmgesundheit auswirken:[4] Als Präbiotika sind sie eine wichtige Voraussetzung für ein gesundes Mikrobiom. Präbiotika bieten Probiotika (den »guten« Bakterien in unserem Darm) Nahrung und können daher die Anzahl und Vielfalt gesunder Darmbakterien

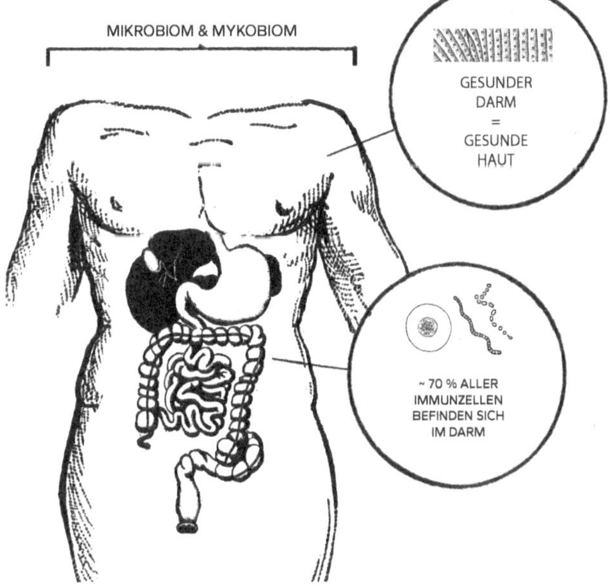

erhöhen. Das kann sich auch positiv auf das Immunsystem und den Gesundheitszustand Ihres gesamten Körpers auswirken.

Triterpene: Dabei handelt es sich um eine spezielle Art von Terpenen. Terpene kommen in der gesamten Pflanzenwelt und auch in Pilzen vor. Wir bezeichnen sie gern laienhaft als »Öle der Natur«, denn sie erzeugen viele natürliche Duftstoffe – beispielsweise das Terpen Linalool (ein im Lavendel enthaltenes ätherisches Öl) oder Cineol (manchmal auch als Eukalyptol bezeichnet), das dem Teebaum seinen kräftigen Duft verleiht. Terpene gehören zu den ältesten Naturheilmitteln und werden schon seit Jahrtausenden für heilende Zwecke eingesetzt; zum Beispiel hat man früher die Harze von Kiefer und Eukalyptus inhaliert, um Erkältungen zu bekämpfen. Das Wort »Terpen« leitet sich von »Terpentin« her, einer Substanz, die aus dem Harz von Kiefern gewonnen und früher als Antiseptikum zur Wundreinigung verwendet wurde. Später hat man die Nachsilbe »tin« weggelassen, wodurch der Begriff »Terpen« entstand.

Bei Pflanzen und Pilzen sind die Terpene ein Bestandteil ihres Abwehrsystems. Triterpene bestehen aus drei Terpeneinheiten und haben eine etwas komplexere Molekularstruktur. In der Natur gibt es über 5000 verschiedene Triterpene, von denen viele in Heilpilzen vorkommen. Als man die Triterpene auf ihre zahlreichen biologischen Wirkungen hin untersuchte, hat man festgestellt, dass sie unter anderem antitumorale, entzündungshemmende, leberschützende, immunmodulierende, antimikrobielle, antibakterielle, antioxidative und hypoglykämische (den Blutzucker senkende) Eigenschaften besitzen und gegen HIV, Hepatitis und Malaria wirken.[5] Nach den Polysacchariden sind sie die in Heilpilzen am zweithäufigsten vorkommenden Metabolite (Stoffwechselprodukte).

Von den Triterpenen, die hauptsächlich in den Fruchtkörpern von Pilzen enthalten sind, rührt übrigens auch der bittere Geschmack echter Pilzextrakte her. Triterpene haben eine besonders starke Wirkung gegen Viren und Bakterien. Außerdem wirken sie entzündungshemmend und beugen übermäßigen Entzündungsprozessen vor, ohne dabei jedoch die weißen Blutkörperchen an ihrer Arbeit zu hindern. Durch diese einzigartige Fähigkeit, die natürliche Immunabwehr Ihres Körpers anzuregen, ohne überschießende Immunreaktionen hervorzurufen, unterscheiden Triterpene sich von vielen anderen natürlichen immunanregenden Substanzen. Beispiele für solche Triterpene sind die Ganoderinsäure im Reishi-Pilz und die Betulinsäure im Chaga-Pilz. Außerdem sind Triterpene in Ginseng, Tragant, Sibirischem Ginseng und Tulsi enthalten.

Antioxidanzien: Diese Substanzen spielen für unseren allgemeinen Gesundheitszustand, unser Wohlbefinden und unsere Lebenserwartung eine sehr wichtige Rolle und sind in fast allen in diesem Buch beschriebenen Adaptogenen enthalten. Antioxidanzien kommen vor allem in den Farbstoffen von Pflanzen oder Pilzen vor. Die schwarzen Pigmente, die dem Chaga Pilz seine dunkle Farbe verleihen, das leuchtende Rot der Schisandra-Beeren oder Acerola-Kirschen, ja sogar bestimmte Vitamine (beispielsweise Vitamin A, C und E) haben eine antioxidative Wirkung: Das heißt, sie fangen »freie Radikale« ab. Dabei handelt es sich um gefährliche ungebundene Moleküle, die andere Moleküle angreifen und ihnen Elektronen »stehlen«. Sobald ein Molekül angegriffen und ihm ein Elektron weggenommen wurde (ein Prozess, der auf atomarer Ebene abläuft), wird es selbst zum freien Radikal. Dadurch tritt sehr schnell ein Dominoeffekt ein.

Wenn Ihrem Körper nicht genügend Antioxidanzien zur Verfügung stehen, um diese freien Radikale zu binden und die verhängnisvolle Kaskade auf diese Weise zu stoppen, entstehen oxidative Schäden an Ihren Zellen. Dieser oxidative Stress wird mit verschiedenen Erkrankungen in Verbindung gebracht; er kann sich negativ auf Gehirn, Herz und Lunge auswirken, ja sogar Krebs verursachen.[6] Leider sind freie Radikale allgegenwärtig, sodass man ihnen nicht aus dem Weg gehen kann. Teilweise entstehen sie bei alltäglichen Prozessen wie beispielsweise Stoffwechsel, körperlicher Aktivität und Alterung. Andere freie Radikale entstehen durch Umweltfaktoren wie Strahlung, Umweltverschmutzung, Rauch, Herbizide, Pestizide und Schwermetalle. Antioxidanzien sind »Radikalfänger«: Sie neutralisieren, verhindern oder reparieren die durch freie Radikale verursachten Schäden.

Phenole: Das ist die größte Kategorie der sekundären Pflanzenstoffe. Die drei wichtigsten Phenole, die wir mit der Nahrung aufnehmen, sind Flavonoide, Phenolsäuren und Polyphenole.

Flavonoide sind eine Gruppe pflanzlicher Stoffwechselprodukte, von denen man weiß, dass sie eine starke entzündungshemmende, antioxidative, antimutagene, vor Alterung schützende, ja sogar krebshemmende Wirkung haben.[7] Es gibt über 4000 verschiedene Subtypen von Flavonoiden. Die häufigsten Flavonoide, die sich positiv auf unsere Gesundheit auswirken, sind Anthozyane (in Acerola-Kirschen), Flavanole (in Kakao) und Isoflavone (in Tragant).

Phenolsäuren sind vor allem für ihre antioxidative Wirkung bekannt; außerdem besitzen sie antimikrobielle, krebshemmende, entzündungshemmende und antimutagene Eigenschaften.[8] Sie sind in Acerola-Kirsche, Moringa, Juckbohne und Schmetterlingstramete enthalten.

Und last but not least: die *Polyphenole.* Diese Stoffe kann man sich als Antioxidanzien vorstellen, die in Pflanzen eine adaptogenähnliche Funktion erfüllen: Sie sind in Kurkuma,

Juckbohne, Kakao, Acerola-Kirsche und Schmetterlingstramete enthalten und helfen diesen Pflanzen, besser mit verschiedenen Stressfaktoren zurechtzukommen. Alle Phenol-Untergruppen spielen beim Schutz Ihres Körpers vor Stress, Giftstoffen und chronischen Entzündungen eine ungeheuer wichtige Rolle.

Diese sekundären Pflanzenstoffe sind nur ein paar der wichtigen Inhaltsstoffe, denen die Adaptogene ihren Status als hochwirksame Naturheilmittel verdanken.

Adaptogene haben aber auch noch andere wertvolle Inhaltsstoffe wie beispielsweise Vitamine, Mineralstoffe, Alkaloide und gesunde Lipide; doch diese Substanzen kommen nur in bestimmten Arten von Adaptogenen vor. An dieser Stelle möchten wir darauf hinweisen, was das Besondere an der Ganzpflanzen- und Pilzmedizin ist: Im Gegensatz zu westlichen Arzneimitteln (die oft aus von natürlichen Wirkstoffen abgeleiteten, isolierten Substanzen bestehen) wirken dabei stets mehrere Substanzen zusammen und erzielen in dieser Synergie einen positiven Effekt in Ihrem Körper.

Wenn Wissenschaftler versuchen, eine chemische Substanz zu isolieren, bleibt die Wirkung dieser Substanz oft hinter den Erwartungen zurück. Das liegt daran, dass nicht eine *einzelne*, isolierte Arzneimittelsubstanz den gesundheitlichen Nutzen bringt, sondern die *Kombination*, in der diese Substanzen zusammenwirken. Adaptogene sind ganze Pflanzen und Pilze, durch die Sie Ihre Vitalität bei richtiger Anwendung erheblich steigern können.

TEIL II

DIE 21 WICHTIGSTEN ADAPTOGENE

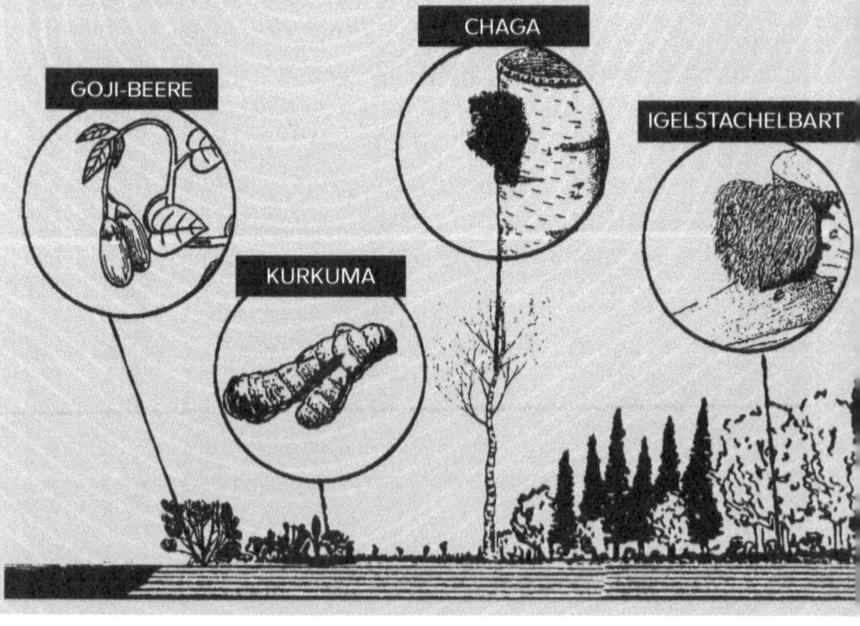

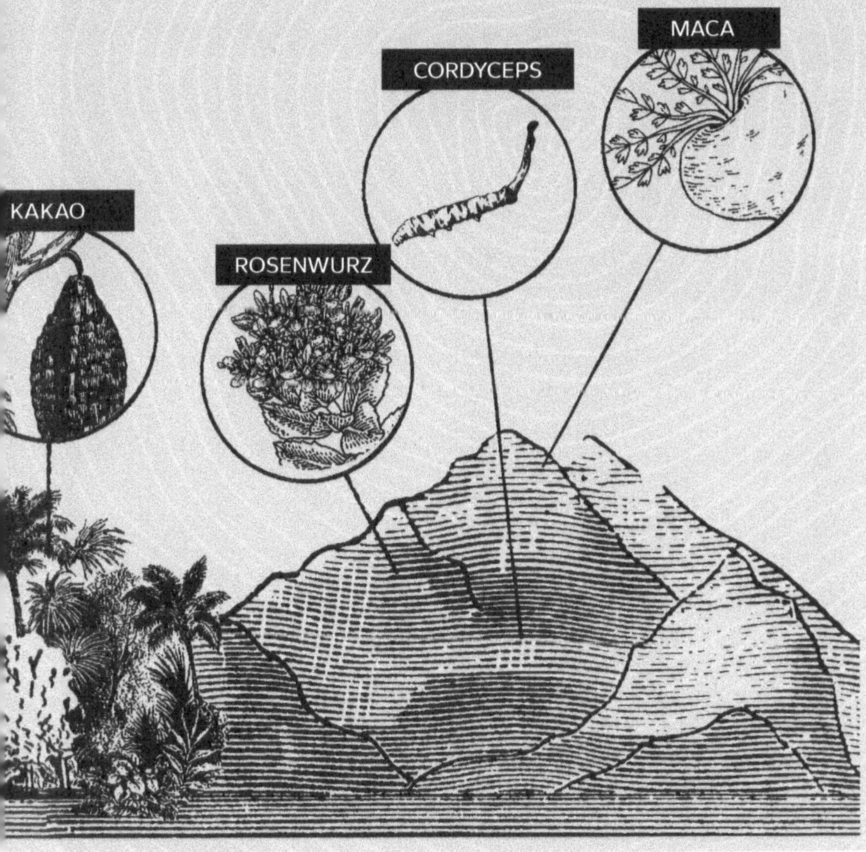

KAKAO
ROSENWURZ
CORDYCEPS
MACA

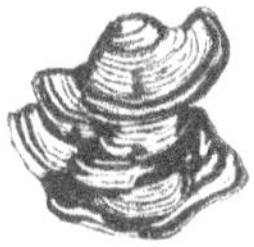

Und nun kommen wir zum spannendsten Teil dieses Buches: den Adaptogen-Profilen. Jedes Profil beginnt mit einer Faktenbox voller wissenswerter und unterhaltsamer Informationen. Anschließend steigen wir tiefer in die Eigenschaften und den Gesundheitswert des jeweiligen Adaptogens ein.

Vollständiger Name: An dieser Stelle nennen wir den lateinischen (botanischen) Namen der betreffenden Art und ihre taxonomische Familie. Das ist wichtig, da Pflanzen überall andere Bezeichnungen oder »Spitznamen« haben. In jeder Sprache gibt es mindestens einen Trivialnamen für eine bestimmte Pflanzen- oder Pilzart. Der lateinische Name dagegen ist überall derselbe, unabhängig vom Land oder der Sprache. Er ist genau wie Ihr vollständiger rechtlicher Name: Egal wohin Sie reisen – an diesem Name ändert sich nie etwas.
Spitznamen: Das sind die Namen, die die betreffenden Pflanzen- oder Pilzarten in verschiedenen Sprachen haben. Je nachdem, mit wem Sie gerade sprechen oder welchen alten Text Sie lesen, werden Ihnen vielleicht verschiedene solcher Namen begegnen. Sie sind ein weiterer Anhaltspunkt, der Ihnen verrät, um was für eine Spezies es sich handelt.
Verwendeter Teil: der Teil der Pflanze oder des Pilzes, der für medizinische Zwecke genutzt wird und somit am wertvollsten für Ihre Gesundheit ist.
Heimat: die Region(en), wo das Adaptogen in freier Natur vorkommt.
Energetik: die Temperatur (heiß, kalt, neutral) und der Feuchtigkeitsgrad (feucht, trocken, neut-

ral) des Adaptogens. Anhand dieser Informationen können Sie das Adaptogen finden, das am besten zu Ihrer individuellen Konstitution passt.

Positive Auswirkungen auf: die drei wichtigsten Heilwirkungen des Adaptogens, auf die später im Profil näher eingegangen wird.

Inhaltsstoffe: die wichtigsten Wirkstoffe beziehungsweise sekundären Pflanzenstoffe, die in diesem Adaptogen enthalten sind. Es ist aus zwei Gründen wichtig, diese Substanzen zu kennen: Erstens werden Sie die klinischen Studien und andere modernen wissenschaftlichen Untersuchungen, die im Zusammenhang mit dem Adaptogen durchgeführt wurden, dann besser verstehen, und zweitens können Sie sich mithilfe dieses Grundwissens auch besser mit den Inhaltsstoffen des Adaptogens und seinem Gesundheitswert vertraut machen.

Häufige Verwendungszwecke: die Situationen, in denen das Adaptogen besonders hilfreich ist.

Beste Freunde: andere Heilpflanzen oder -pilze, mit denen zusammen das Adaptogen synergetische Effekte bewirkt. Sie können es mit einem oder mehreren dieser anderen Adaptogene kombinieren, um seine Wirkung zu verstärken.

Auf jede Faktenbox folgt eine kurze Einführung in die Geschichte des jeweiligen Adaptogens (uraltes Heilwissen und Informationen darüber, wie das betreffende Heilmittel in früheren Kulturen weltweit eingesetzt wurde, woraus sich dann wiederum sein Gesundheitswert ergibt), außerdem eine eingehende Analyse seiner wichtigsten Wirkungen. Darüber hinaus erhalten Sie Empfehlungen für die optimale

Aufbereitung, Beschaffung und Dosierung und praktische Vorschläge für die Verwendung des betreffenden Adaptogens. Bei den Informationen zu den positiven Auswirkungen dieser Heilpflanzen und -pilze führen wir auch wissenschaftliche Studien an, um ihre Wirkung auch auf der Basis unserer heutigen Forschung zu veranschaulichen. Dieses Buch soll Ihnen ein Leben lang als Leitfaden zum Umgang mit Adaptogenen dienen. Wir empfehlen Ihnen, sich die Profile durchzulesen, in Ihrem täglichen Leben mit diesen Heilmitteln zu experimentieren und sich dann näher mit den als Quellen angegebenen wissenschaftlichen Untersuchungen zu beschäftigen (die Sie am Ende dieses Buches finden). So können Sie sich möglichst ausgewogene Informationen über die Adaptogene beschaffen und Ihren Wissensschatz ständig erweitern.

DIE DREI KATEGORIEN SCHUTZ, LEISTUNGSFÄHIGKEIT UND REGENERATION

Ähnlich wie in der TCM und im Ayurveda haben wir ein Klassifikationssystem entwickelt, das es Ihnen hoffentlich erleichtert, sich in diesem Buch zurechtzufinden und die Adaptogene richtig einzusetzen. Genau wie die alten Klassifikationssysteme geht auch unser System auf die Ursache Ihres Problems oder Ihrer Krankheit ein und zielt darauf ab, Ihr Qi (also Ihre Lebensenergie) zu stärken, um den Heilungsprozess zu unterstützen. Gleichzeitig wird unser Klassifikationssystem aber auch der modernen medizinischen Sichtweise gerecht, der zufolge man sich aufgrund ihres medizinischen Nutzens für eine bestimmte Behandlungsmaßnahme oder -methode entscheiden sollte.

Aus den gleichen Gründen beschreiben wir in jedem Adaptogen-Profil die energetischen Eigenschaften des jeweiligen Heilmittels, gehen aber auch auf seine wichtigsten Verwendungszwecke ein. So können Sie sich anhand ihrer Herkunft, ihres Feuchtigkeits- und Temperaturniveaus und ihrer wichtigsten gesundheitlichen Wirkungen einen genauen Einblick in die verschiedenen Adaptogene verschaffen.

Danielle schärft ihren Klienten immer wieder ein, dass eine Medizin nur dann wirken kann, wenn man sie auch einnimmt. Das bedeutet, dass die praktische Anwendbarkeit eine wichtige Rolle spielt. Egal was für Vorteile ein Adaptogen Ihnen bringen mag – wenn es abscheulich schmeckt, sich nicht in Ihr Alltagsleben einbauen lässt oder in einer Form angeboten wird, die Sie nicht kennen, werden Sie es höchstwahrscheinlich nicht einnehmen. Und Adaptogene muss man nicht nur einmal, sondern regelmäßig nehmen, sonst bringen sie nicht viel. Um in den Genuss des enormen Gesundheitswerts dieser Heilmittel zu kommen, müssen Sie also zunächst einmal verstehen, warum und wie man sie anwendet, und diese Informationen möchten wir Ihnen auf eine Art und Weise vermitteln, die genau dort ansetzt, wo die meisten Menschen Hilfe brauchen: in den Bereichen Schutz, Leistungsfähigkeit und Regeneration.

Schutz: Adaptogene für ein starkes Immunsystem und eine schöne Haut

Möchten Sie Ihren Körper vor Viren und chronischem Schnupfen **schützen**? Wie wäre es, wenn Sie Ihren Heuschnupfen oder Ihre Hausstauballergie für immer loswerden könnten? Oder soll Ihre Haut endlich diesen taufrischen Glanz bekommen, den kein noch so raffiniertes Pflegeprodukt bisher auf Ihren Teint zaubern konnte? Oder sind Sie an einer Schönheitsbehandlung interessiert, die Ihre Haut – Ihr größtes Organ – vor Schäden bewahrt, bevor diese überhaupt erst entstehen können?

Die Rubrik **Schutz** umfasst drei Adaptogene, die das *Immunsystem* stärken (Chaga, Sibirischer Ginseng und Schmetterlingstramete), und vier Adaptogene, die sich positiv auf Ihre *Schönheit* und Ihre *Haut* auswirken (Kurkuma, Goji-Beere, Schisandra-Beere und Acerola-Kirsche).

Leistungsfähigkeit: sowohl körperlich als auch geistig

Brauchen Sie mehr körperliche Energie, um durch den Tag zu kommen? Hätten Sie gern mehr Ausdauer bei körperlichen Aktivitäten oder einfach bei der Verrichtung alltäglicher Aufgaben? Wären Sie im Bett gern ein bisschen leistungsfähiger? Möchten Sie, dass Ihr Gehirnnebel sich endlich lichtet?

Unter dieser Rubrik finden Sie drei hochwirksame Adaptogene, die Ihnen pure Energie liefern (Ginseng, Cordyceps und Maca). Und da es im Leben nicht unbedingt immer nur auf Energie, sondern auf *bessere* Energie ankommt, stellen wir Ihnen außerdem vier großartige Adaptogene *für das Gehirn* und *die Konzentrationsfähigkeit* (Igelstachelbart, Juckbohne, Gotu Kola und Rosenwurz) vor. Diese sieben Adaptogene können Ihren Körper bei Bedarf leistungsfähiger machen, ohne die Erholungsphase zu beeinträchtigen, die nach einem anstrengenden Spurt zwangsläufig folgen muss.

Regeneration: Stressbewältigung, Ruhe und gute Laune

Brauchen Sie unbedingt ein bisschen mehr Entspannung? Leiden Sie unter Ein- oder Durchschlafstörungen? Sind Sie oft aufgedreht und bräuchten dringend etwas mehr innere Ruhe, um Ihre Stimmung zu verbessern? Oder wie wäre es mit einem Biohack, mit dessen Hilfe Sie über 100 Jahre alt werden können – und das bei optimaler Lebensqualität?

Manchmal brauchen wir mehr Hilfe im Kampf gegen *Stress* und gedrückte *Stimmung* als gegen irgendwelche anderen Probleme. In dieser Rubrik möchten wir Ihnen drei unserer absoluten Lieblinge unter den Adaptogenen vorstellen: Ashwagandha, Reishi und Tulsi – hervorragende Heilmittel im Kampf gegen Stress und für die tägliche Regeneration. Und da es uns auch um langfristige Gesundheit geht, umfasst diese Rubrik zusätzlich vier hervorragende Adaptogene für mehr *Wohlbefinden* und *ein längeres Leben* (Kakao, Unsterblichkeitskraut, Moringa und Tragant). Diese sieben Adaptogene runden Ihr Gesundheitsprogramm ab und tragen dazu bei, Ihren Körper zu nähren und zu regenerieren.

Denken Sie daran, dass wir die Adaptogene in diesem Buch zwar in die Kategorien Schutz, Leistungsfähigkeit und Regeneration eingeteilt haben, dass sie darüber hinaus aber auch noch andere positive Eigenschaften besitzen. Wie Sie bald erfahren werden, unterstützen Adaptogene Ihren Körper auf sehr vielseitige Art und Weise; genau das macht sie so einzigartig. Unsere drei Kategorien beruhen lediglich auf den *wichtigsten* Wirkungen dieser Naturheilmittel und sollen Ihnen daher als Ausgangspunkt für Ihre Entdeckungsreise in die Welt der Adaptogene dienen. Je besser Sie diese Mittel kennenlernen, umso mehr positive Wirkungen werden Sie an ihnen entdecken, die weit über das hinausgehen, was man auf den ersten Blick erkennt.

WIE HOLT MAN DAS BESTE AUS DEN ADAPTOGENEN HERAUS?

Sie können die folgenden 21 Adaptogen-Profile der Reihe nach durchlesen oder einfach nur diejenigen herausgreifen, für die Sie sich am meisten interessieren. Wenn Sie sich noch nicht sicher sind, welches Adaptogen das richtige für Sie ist, lesen Sie folgende Teile dieses Buches:

- die Profile für die Kategorien »Schutz«, »Leistungsfähigkeit« und »Regeneration« in diesem Kapitel

- die Abschnitte »Positive Auswirkungen auf« und »Beste Freunde« in den Faktenboxen
- die Rubrik »Energetik« in den Faktenboxen (nachdem Sie anhand der Grafik auf Seite 38 die energetische Konstitution Ihres Körpers bestimmt haben)

Sobald Sie dann in den Adaptogen-Profilen auf irgendetwas stoßen, das zu Ihren Bedürfnissen oder Ihrem Körpertyp passt, lesen Sie weiter, um sich nähere Informationen über das betreffende Heilmittel zu beschaffen.

Und nun ist für Sie der lang ersehnte Zeitpunkt gekommen, um die 21 Adaptogene kennenzulernen. Also treten Sie Ihre Entdeckungsreise ins Reich der wirksamsten, nährstoffdichtesten und anerkanntesten Naturheilmittel dieses Planeten an!

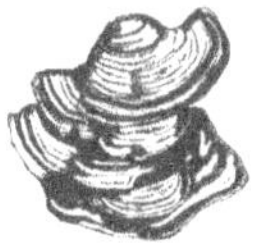

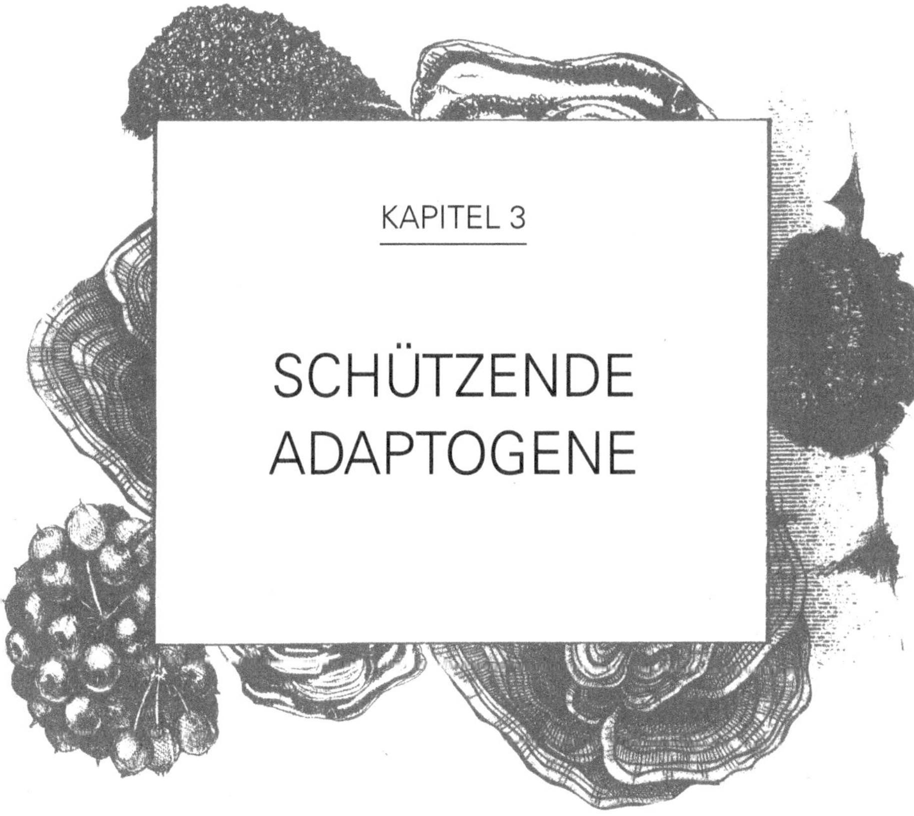

KAPITEL 3

SCHÜTZENDE ADAPTOGENE

Für ein starkes Immunsystem

CHAGA

Vollständiger Name: *Inonotus obliquus* aus der Familie der Borstenscheibenverwandten (Hymenochaetaceae)

Spitznamen: *König der Pilze, Schiefer Schillerporling, Krebspilz.* (Chaga hasst es, Sklerotium genannt zu werden!)

Verwendeter Teil: sterile Knolle, die an Birken wächst

Heimat: Sibirien, Skandinavien und der Nordosten Amerikas

Energetik: neutrale Temperatur, leicht trocken

Positive Auswirkungen auf:

1. Immunsystem
2. Lebenserwartung
3. Schönheit

Inhaltsstoffe:

- Antioxidanzien
- Triterpene: Betulin und Betulinsäure
- Superoxid-Dismutase (SOD)
- Melanin
- Polysaccharide

Häufige Verwendungszwecke: frühmorgens oder als Wachmacher an langen Wintertagen

Beste Freunde: Sibirischer Ginseng, Kaffee, Hagebutte, Zimt und Holunder

KURZER HISTORISCHER ÜBERBLICK: ZUNDERPILZ, ANTI-KREBS-MITTEL UND KAFFEE-ERSATZ

Chaga ist auch unter dem Namen »König der Pilze« bekannt. Im Lauf der Geschichte wurde dieser Pilz für die verschiedensten, teils sehr merkwürdigen Zwecke verwendet. Überall, wo er wächst (meist in nördlichen, kälteren Klimazonen), dient er in irgendeiner Form als Hilfs- oder Heilmittel. In Kanada verwendeten die Heiler vom Stamm der Cree ihn als Räucherwerk und als Zunder zum Feuermachen. In Sibirien setzten die Heilkundigen der Chanten ihn zur Behandlung von Verdauungsproblemen ein. In China wird er im Rahmen der Moxibustion verbrannt. (Das ist eine uralte Praxis, bei der man Heilpflanzen zur Behandlung von Krankheiten oder Beschwerden über Akupressurpunkten verbrennt.) Und in Sibirien dient das Baden in Chaga-Tee Frauen während der Menstruation als Reinigungsritual. Weitere traditionelle Verwendungszwecke sind: Blutreinigung, Schmerzlinderung, Krebsbekämpfung und Stärkung des Immunsystems.

Eine unserer Lieblingsgeschichten über den Chaga-Pilz spielt in Teros Heimat Finnland. Dort trinken die Menschen pro Kopf mehr Kaffee als in allen anderen Gegenden der Welt. Der Durchschnitt liegt bei fünf bis sechs Tassen pro Tag! Als der Kaffee im Zweiten Weltkrieg rationiert wurde, konnten die Finnen sich nicht mehr genügend Kaffeebohnen beschaffen; also verwendeten sie stattdessen Chaga. In aufgebrühtem Zustand hat Chaga eine tiefschwarze Farbe und einen erdigen Geschmack, der an Kaffee erinnert. Das war der absolute Hit! Heute mischt man den Pilz in gehobenen Restaurants und trendigen Food Trucks unter den Kaffee, um dieses Getränk dadurch aufzuwerten. Seine erstaunliche antioxidative Wirkung, seine positiven Auswirkungen auf das Immunsystem und seine einfache Anwendung – all das spricht dafür, Chaga zu einem festen Bestandteil unserer täglichen Mahlzeiten und Getränke zu machen.

UNTERSTÜTZT DAS IMMUNSYSTEM

Dieser Pilz ist vor allem für seine immunstärkende Wirkung bekannt, und das nicht ohne Grund. Im Jahr 1966 schrieb der russische Schriftsteller und Nobelpreisträger Alexander Solschenizyn in seinem Buch *Krebsstation*, dass Chaga seinen bösartigen Tumor geheilt habe. Dadurch kam die potenzielle immunstärkende Wirkung des Chaga-Pilzes in der westlichen Welt ins Gespräch. Heute ist Chaga für seine antitumoralen und krebshemmenden Eigenschaften bekannt. In einer japanischen Studie aus dem Jahr 2016 verabreichte man krebskranken Ratten täglich sechs Milligramm eines Chaga-Absuds pro Kilogramm Körpergewicht. Nach drei Wochen waren ihre Tumore um 60 Prozent geschrumpft. Die Studie kam zu dem Ergebnis, dass Chaga-Extrakt Krebs unterdrückt, indem er den Energiestoffwechsel fördert.[1] Außerdem hat dieser Pilz eine ziemlich starke antivirale Wirkung und spielt daher bei der Bekämpfung von Viruserkrankungen – beispielsweise dem Herpes-simplex-Virus (HSV) und dem Humanen Immundefizienz-Virus (HIV) – eine wichtige Rolle.[2,3] Aufgrund seiner antiviralen Aktivität hat man auch untersucht, ob Chaga gegen SARS-CoV-2 wirksam sein könnte,[4] doch um in dieser Frage zu einem endgültigen Ergebnis zu kommen, sind noch weitere wissenschaftliche Untersuchungen erforderlich.

Chaga unterstützt unser Immunsystem gleich mehrfach. Einige Untersuchungen zeigen, dass er die Apoptose (den Zelltod) von Krebszellen auslöst.[5] Andere Forschungsarbeiten weisen auf seinen hohen Gehalt an Antioxidanzien hin, die zur Bekämpfung der negativen Nebeneffekte von Krankheiten beitragen.[6] Außerdem haben die im Chaga-Pilz enthaltenen Polysaccharide eine modulierende Wirkung auf das Immunsystem. Wie viele andere ganze Heilpflanzen und -pilze enthält Chaga eine Vielzahl verschiedener Substanzen, die ihm in ihrer Synergie immunschützende Eigenschaften verleihen.[7,8] Dank seines heilkräftigen Dreiergespanns aus Beta-Glucanen, Antioxidanzien und Triterpenen ist dieser Pilz eine hervorragende Ergänzung zu konventionellen immunstärkenden Therapien.

VERLÄNGERT DAS LEBEN

Wenn wir älter werden, baut unser Körper körperlich und geistig ab. Auf zellulärer Ebene handelt es sich bei diesem Alterungsprozess um ein Absterben oder eine Atrophie von Zellen. Eine der Hauptursachen für Zellatrophie ist Stress – und damit meinen wir nicht etwa Stress aufgrund endloser To-do-Listen, der katastrophalen Nachrichten, die tagtäglich auf uns einstürmen, der Sorge für die Kinder und des anstrengenden Berufslebens: Eine Studie aus dem Jahr 2019 hat ergeben, dass die im Chaga-Pilz enthaltenen *Inonotus obliquus*-Polysaccharide (IOPS) oxidativen Stress modulieren und die mitochondriale Apoptose verlangsamen. Das bedeutet, dass die Mitochondrien (die »Kraftwerke« unserer Zellen) trotz Stressfaktoren länger am Leben bleiben. Außerdem zeigt diese Studie, dass der Körper sich mithilfe der IOPS von Stress erholen kann, ohne dass dieser zum Zelltod führt.[9,10] Auch andere wissenschaftliche Untersuchungen bestätigen, dass Chaga »dem Alterungsprozess vorbeugen kann, indem er oxidativen Stress abschwächt«.[11]

Eine weitere unvermeidliche Auswirkung des Alterungsprozesses besteht darin, dass es dabei zu einer allgemeinen

Verlangsamung kommt: Geistige und körperliche Erschöpfung führt dazu, dass sich die Aktivitäten des Körpers verlangsamen. Chaga kann diesen körperlichen Ermüdungsprozess hinauszögern und auch der geistigen Ermüdung entgegenwirken.[12] In einer 14-tägigen Studie verlängerte Chaga die Schwimmzeit von Mäusen, ohne toxische Auswirkungen auf die Organe der Tiere zu haben, was die Wirkung dieses Heilpilzes gegen Müdigkeit bestätigt.[13] Je länger der Körper braucht, um abzubauen und seine Aktivitäten zu verlangsamen, umso länger leben wir.

MACHT SCHÖN

Chaga enthält erstaunlich viele Antioxidanzien, die sich besonders positiv auf die Gesundheit und Schönheit der Haut auswirken. Erstens gehört dieser Pilz zu den Heilmitteln mit dem höchsten Gehalt an Melanin – jenem dunklen Pigment, das für die Farbe der menschlichen Haut, Haare und Augen verantwortlich ist. Melanin hat die Aufgabe, den Körper (vor allem die Haut) vor den negativen Auswirkungen von oxidativem Stress – beispielsweise Schäden durch Sonneneinstrahlung – zu schützen. Sie können sich diesen Heilpilz wie eine Art Anti-Aging-Serum vorstellen, das von innen heraus wirkt. Außerdem ist Melanin ein sehr wirksames Antioxidans mit einem der höchsten ORAC-Werte. Der ORAC-Wert gibt die antioxidative Wirkung einer Substanz an. Die Abkürzung steht für »oxygen radical absorbance capacity«, was so viel bedeutet wie »Fähigkeit zum Abfangen von Sauerstoffradikalen«. Tatsächlich enthält der Chaga-Pilz ungefähr 1300-mal so viele Antioxidanzien wie Blaubeeren! Außerdem liefert er Betulinsäure, eine antibakterielle, antivirale und entzündungshemmende Substanz, die die Haut vor allen möglichen Problemen schützt; zum Beispiel hemmt sie das Wachstum von Melanomzellen (schwarzem Hautkrebs).[14]

Die im Chaga-Pilz enthaltenen Antioxidanzien werden schon seit Jahrhunderten sowohl äußerlich als auch innerlich zur Verbesserung der Hautgesundheit eingesetzt. Chaga enthält Superoxid-Dismutase (SOD), ein Enzym, das von Natur aus in allen menschlichen Zellen vorkommt. Die Aufgabe dieses Enzyms besteht darin, Superoxid-Radikale abzubauen, die den Zellen schaden können. Auf diese Weise schützt Superoxid-Dismutase Ihre Zellen vor Mutationen oder Schäden. Daher wird sie in erster Linie als Anti-Aging-Mittel eingesetzt.

Chaga hilft sogar nachweislich gegen Psoriasis (Schuppenflechte), eine als unheilbar geltende Hautkrankheit. Bei dieser Erkrankung bilden sich rote, juckende Flecken auf der Haut, die dadurch rissig werden oder sich ablösen kann; außerdem kann eine Schuppenflechte brennende Schmerzen verursachen. Manchmal greift sie auch die Gelenke an, was mit chronischen Gelenkschmerzen und -beschwerden einhergeht. Die einzigen auf dem Markt erhältlichen Psoriasis-Medikamente lindern die Symptome nur vorübergehend, so wie ein Pflaster, das man auf eine Wunde klebt. In einer russischen Studie an 50 Psoriasis-Patienten konnten bei konsequenter innerlicher und äußerlicher Anwendung von Chaga-Extrakt jedoch 14 Betroffene vollständig geheilt werden. Bei den anderen kam es zu einer deutlichen Verbesserung der Symptome – und das ganz ohne unerwünschte Nebenwirkungen.[15]

AUFBEREITUNG, BESCHAFFUNG UND DOSIERUNG

Bei der Beschaffung von Chaga sollten Sie vor allem darauf achten, dass der Pilz wild geerntet wurde: Echter Chaga muss in der freien Natur gesammelt werden, wo er hauptsächlich auf Birken wächst. Einige seiner wichtigsten Inhaltsstoffe (beispielsweise Betulinsäure) stammen aus der Birkenrinde. Im Labor gezüchtetes Chaga-»Pilz«-Myzel ist nicht zu empfehlen, da ihm die meisten Wirkstoffe fehlen, die der Pilz aus seinen Wirtsbäumen bezieht.

Es gibt viele Debatten darüber, wie nachhaltig die Chaga-Pilzernte ist. Manchen Behauptungen zufolge sollte man keine wild wachsenden Heilpflanzen und -pilze sammeln, da dies keine nachhaltige Nutzungsmethode ist. Das entspricht jedoch ganz und gar nicht der Wahrheit – vor allem, wenn es um Chaga geht, der nicht auf gesunden, sondern nur auf kranken oder absterbenden Bäumen wächst. Es kann bis zu 20 Jahre dauern, bis der Chaga reif ist. Dann stirbt sowohl der Wirtsbaum als auch der Pilz ab. Um Chaga in der freien Natur zu sammeln, braucht man also keine Bäume zu töten. Trotzdem sollten Sie auf nachhaltig geernteten Chaga achten, bei dem nur ein Teil des Pilzes entnommen wird, um den »Tod« des Baums nicht zu beschleunigen und damit der Chaga für zukünftige Erträge weiterwachsen kann.

Chaga kommt vor allem im größten Waldgebiet der Welt – der Taiga – vor, die eine größere Landmasse hat als die USA. Gemäß den Angaben des Natural Resources Institute of Finland ist Chaga auf rund 30 Prozent der Bäume im Norden Finnlands und Schwedens und auf ungefähr sechs Prozent der Bäume in Südfinnland und -schweden zu finden,[16] und einer Studie russischer Wissenschaftler zufolge wächst dieser Pilz auf bis zu 20 Prozent aller Bäume in den Wäldern Russlands.[17] Da man pro Tag nur sehr wenig Chaga-Extrakt

Pilzextraktion

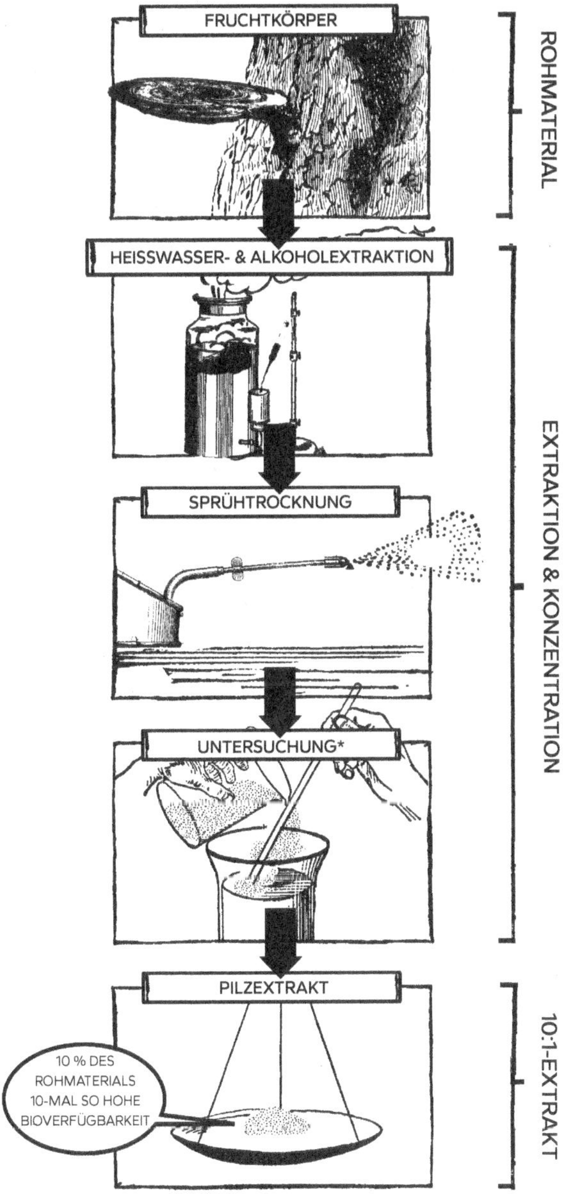

* durch ein unabhängiges Labor

benötigt, gibt es kaum Beweise dafür, dass es nicht nachhaltig ist, diesen Pilz – wie es bei einem qualitativ hochwertigen Chaga-Produkt erforderlich ist – in der freien Natur zu sammeln.

Wissenswertes zum Thema Pilzextraktion

Die Zellwände von Heilpilzen enthalten Chitin, eine Substanz, die auch in den Schalen von Krustentieren (beispielsweise Krabben, Hummern oder Garnelen) vorkommt. Dieses Chitin wirkt wie eine Tür, die Ihrem Körper den Weg zu den wertvollen Inhaltsstoffen des Pilzes versperrt. Daher müssen die Zellwände zunächst einmal durch Extraktion aufgebrochen werden, um diese Wirkstoffe für Ihren Körper bioverfügbar zu machen. Wenn Sie einen Pilz verzehren, der nicht extrahiert wurde (Pilzextrakt liegt normalerweise in Pulver- oder Kapselform vor), kann Ihr Körper ihn nur in Form unlöslicher Ballaststoffe verwerten. Das ist zwar nicht unbedingt schlecht, bedeutet aber, dass Ihr Organismus viele der enormen gesundheitlichen Wirkungen des Pilzes nicht nutzen kann – das betreffende Produkt liefert Ihnen dann eben einfach nur einen teuren Ballaststoff!

Es gibt zwei Hauptmethoden, um alle Vitalstoffe aus einem Pilz zu extrahieren: mit heißem Wasser (Absud) oder mit Alkohol (Tinktur). Da manche Bestandteile des Pilzes wasserlöslich und andere alkohollöslich sind, hängt die Wirksamkeit des Endprodukts von der Art der Extraktion ab. Wenn Sie alle wertvollen Inhaltsstoffe nutzen möchten, benötigen Sie eine doppelte oder zweifache Extraktion, bei der der Pilz ausgekocht *und* eine Tinktur daraus hergestellt wurde. Das ist der Goldstandard. Diese doppelte Extraktion sorgt dafür, dass alle nützlichen Inhaltsstoffe des Pilzes aufgeschlossen und für Ihren Körper verfügbar gemacht werden.

Warnhinweis: Es gibt viele Pilzprodukte auf dem Markt, bei denen gar keine Extraktion stattgefunden hat. Um solche Produkte sollten Sie einen großen Bogen machen! Wählen Sie zumindest ein Produkt, das mit heißem Wasser extrahiert wurde.

Wenn Sie ein in freier Natur geerntetes, doppelt extrahiertes Chaga-Produkt verwenden, sollten Sie mit einer Dosis von 500 bis 1500 Milligramm pro Tag beginnen. Ab 3000 Milligramm (drei Gramm) pro Tag lässt sich keine Verbesserung der Wirkung mehr erzielen; daher ist das die Tageshöchstdosis. Beginnen Sie stets mit kleinen Dosen und steigern Sie diese dann langsam, je nachdem, wie Ihr Körper darauf reagiert.

WIE SIE CHAGA IN IHREM TÄGLICHEN LEBEN NUTZEN KÖNNEN

- ***Für das Immunsystem:*** als Nahrungsergänzung, die viele Antioxidanzien enthält und im Winter täglich eingenommen werden sollte.
- ***Für ein langes Leben:*** als koffeinfreie Kaffeealternative mit einem Spritzer Pflanzenmilch und einer Prise Zimt für das allgemeine Wohlbefinden (täglich trinken).
- ***Für die Schönheit:*** geben Sie einen Esslöffel von dem pulverisierten Extrakt in Ihren Thermobecher, um Ihre Haut während Ihres nächsten Tropenurlaubs von innen heraus vor Sonnenschäden zu schützen.

Fallstudie: *Chaga als schützendes Adaptogen für ein starkes Immunsystem*

Im jugendlichen Alter von 31 Jahren erzählte eine Frau, bei der Brustkrebs im Stadium 3 diagnostiziert worden war, uns ihre Leidensgeschichte: Sie kämpfe »um ihr Leben« und lasse nichts unversucht, um geheilt zu werden. Zunächst unterzog sich diese Patientin einer konventionellen Therapie, die den Krebs zwar beseitigte, aber mit starken Schmerzen einherging und sie auch emotional sehr belastete. Aufgrund ihres jungen Alters und der Schwere ihrer Krebserkrankung eröffneten ihr die Ärzte, dass es wahrscheinlich zu einem Rezidiv kommen würde. Nach den ersten Behandlungen ging es der Frau sehr schlecht: Sie versuchte, ihre Krankheit zu bekämpfen und bemühte sich gleichzeitig, ihren Körper zu stärken, um künftigen Rezidiven vorzubeugen.

Ein paar Jahre nach dieser Therapie begann sie mit der Einnahme einer Mischung aus adaptogenen Pilzextrakten (unter anderem Chaga). Diese Heilpilzmischung ist nun schon seit mehreren Jahren ihr täglicher Begleiter und wirkt sich sehr positiv auf ihre Gesundheit und ihr Wohlbefinden aus. Körperlich hat diese Patientin inzwischen schon wieder so viel Energie, dass sie sogar anfangen konnte, Krafttraining zu betreiben. Auch ihr Gedächtnis hat sich verbessert, und sie hat jetzt wieder einen klaren Kopf – was für sie als Autorin und Redakteurin, die zuvor unter »Chemo-Brain« gelitten hatte, eine große Erleichterung ist. Sie schreibt diesen Heilerfolg großenteils ihrer Behandlung mit adaptogenen Pilzen zu.

SIBIRISCHER GINSENG

Vollständiger Name: *Eleutherococcus senticosus* (chinesische Botaniker nennen ihn *Acanthopanax senticosus*) aus der Familie der Araliengewächse (Araliaceae)

Spitznamen: Taigawurzel, Eleutherokokk, Wucha, Borstige Fingeraralie, Stachelpanax (Achtung: Bei dieser Pflanze handelt es sich nicht um einen echten Ginseng!)

Verwendeter Teil: Wurzel (In der traditionellen Medizin verwendet man auch Stamm und Rinde.)

Heimat: nördliche Gebirgsregionen Chinas und Russlands

Energetik: warm, trocken

Positive Auswirkungen auf:

1. Immunsystem
2. Ausdauer
3. Gesundheit des Gehirns

Inhaltsstoffe:

- Eleutheroside C, D, B (Syringin), E (Syringaresinol)
- Triterpenoide Saponine
- Cumarine
- Polysaccharide
- Flavonoid-Verbindungen
- Kaffeesäure, Isofraxidin, Glykoside

Häufige Verwendungszwecke: gibt Ihnen einen Energieschub, wenn Sie sich müde und träge fühlen

Beste Freunde: Chaga, Schisandra, Rosenwurz und Echinacea

KURZER HISTORISCHER ÜBERBLICK: VON OST NACH WEST

Der Sibirische Ginseng war die erste Pflanze, die als Adaptogen bezeichnet wurde, obwohl man sie schon 2000 Jahre vor dieser Benennung als Naturheilmittel verwendet hatte. Erstmals wurde diese Pflanze im ältesten Arzneibuch der Traditionellen Chinesischen Medizin erwähnt. Der chinesische Kräuterheilkundige Li Shih-chen schrieb über sie: »Ich hätte lieber eine Handvoll Wucha [Sibirischen Ginseng] als eine Wagenladung Gold und Juwelen.« Sie war bekannt für ihren würzigen und anregenden Charakter – Eigenschaften, die sie vor allem als Mittel gegen Gelenkschmerzen prädestinieren.

Russischen Forschern haben wir es zu verdanken, dass der Sibirische Ginseng schließlich auch seinen Weg in den Westen gefunden hat, denn auf ihrer Suche nach den wirksamsten Heilmitteln der Welt stießen die Wissenschaftler unter anderem auch auf diese Pflanze. Sie untersuchten die Wirkung des Sibirischen Ginsengs in Studien, die sich über mehrere Jahrzehnte erstreckten, an mehr als 2000 Menschen und stellten fest, dass er die Widerstandsfähigkeit gegenüber Stress (einschließlich Arbeitsbelastung) signifikant erhöhte.[18] Außerdem verbesserte er die Ausdauer, Sauerstoffaufnahme, Leistung und die Erholung nach dem Training bei Sportlern.

Aufgrund dieser erfolgreich verlaufenen ersten russischen Studien wurde der Sibirische Ginseng dann auch weiterhin für medizinische Zwecke eingesetzt: Zum Beispiel verabreichte man ihn den Bewohnern von Tschernobyl, damit sie die körperlichen Belastungen durch die radioaktive Strahlung besser verkrafteten. Auch die sowjetischen Kosmonauten und die Teilnehmer des Sojus-Raumfahrtprogramms wurden damit behandelt. Dabei zeigte sich, dass Sibirischer Ginseng den Körper sogar vor den negativen Auswirkungen von Schwerelosigkeit schützen kann!

UNTERSTÜTZT DAS IMMUNSYSTEM

Zu den traditionellen Einsatzgebieten dieser Heilpflanze gehört die Stärkung des Immunsystems: Man nimmt Ginseng ein, um Erkältungen und Grippe vorzubeugen. Die wichtigsten Wirkstoffe des Sibirischen Ginsengs, die mit Ihrer körpereigenen Abwehr in Interaktion treten, sind die Eleutheroside, die das *angeborene Immunsystem* – die erste Verteidigungslinie Ihres Körpers – aktivieren. Eine Stärkung des angeborenen Immunsystems macht Sie weniger krankheitsanfällig. Außerdem schützt sie Ihren Körper vor akuten Erkrankungen.

In einer doppelblinden, placebokontrollierten Studie kam es bei den Versuchspersonen, die Sibirischen Ginseng erhielten, zu einer »drastischen Zunahme« der Gesamtanzahl immunkompetenter Zellen und zu einer Verbesserung des Aktivierungsstatus von T-Lymphozyten (wichtiger weißer Blutkörperchen, die vor Krankheitserregern schützen). Außerdem verbesserte sich die Funktion der zytotoxischen T-Zellen (einer Gruppe von Lymphozyten, die vor Toxizität schützen) und der natürlichen Killerzellen. (Das sind Lymphozyten, die bei der Bekämpfung mit Viren infizierter Zellen eine wichtige Rolle spielen.)[19]

Die positive Wirkung des Sibirischen Ginsengs – vor allem in Kombination mit anderen Heilpflanzen – ist klinisch erwiesen. Eine placebokontrollierte Doppelblindstudie untersuchte eine Kombination aus Sibirischem Ginseng und Kalmegh. Diese manchmal auch als »Indischer Sonnenhut« bezeichnete Heilpflanze wird in der ayurvedischen Medizin wegen ihrer positiven Auswirkungen auf das Immunsystem eingesetzt: Wenn man beide Mittel innerhalb von 72 Stunden nach Beginn der ersten Erkältungssymptome einnimmt, verläuft der Infekt weniger schwer und klingt schneller wieder ab.[20]

VERBESSERT DIE AUSDAUER

Mithilfe von Sibirischem Ginseng kann der Körper über lange Zeiträume hinweg Leistung erbringen, ohne auszubrennen oder zu ermüden. In Russland und China wurden die leistungssteigernden Eigenschaften dieser Wurzel eingehend untersucht; außerdem wurde klinisch nachgewiesen, dass sie bei der Bekämpfung physischer Stressfaktoren hilft. In einer Studie, die Wasserextrakte von fünf verschiedenen Eleutherosiden aus dem Sibirischen Ginseng untersuchte, ließ sich die Schwimmzeit von Ratten durch die Eleutheroside C, D und E deutlich verlängern. Außerdem senkten Eleutherosid D und E den Corticosteronspiegel (der häufig auf eine Entzündung hinweist), während Eleutherosid E Ermüdungserscheinungen während der körperlichen Belastung eines langen Schwimmtrainings entgegenwirkte.[21]

An dieser Stelle möchten wir noch einmal daran erinnern, dass die Summe mehr ist als ihre einzelnen Teile. Wie bei allen Adaptogenen bringt Ihnen auch bei dieser Heilpflanze nicht nur ein einzelner Inhaltsstoff gesundheitliche Vorteile. Die Eleutheroside sind lediglich *eine* Gruppe von sekundären Pflanzenstoffen, die sich positiv auf Ihren Körper auswirken. Eine achtwöchige Studie an männlichen Sportlern hat ergeben, dass Sibirischer Ginseng die Ausdauer verbessert, und zwar durch eine bessere Nutzung von Lipiden und eingespartem Glykogen.[22] Dadurch baut sich weniger Milchsäure in den Muskeln auf, der Körper wird besser mit Sauerstoff versorgt und kann die ihm zur Verfügung stehende Energie besser nutzen (das heißt, die Blutzucker- und Lipidverwertung verbessert sich).[23] Der Sibirische Ginseng gehört zu den unbedenklichsten und wirksamsten Heilpflanzen – nicht nur für Profi- und Leistungs-, sondern auch für Freizeitsportler.

VERBESSERT DIE GEHIRNLEISTUNG

Die positiven Auswirkungen dieser Wurzel auf das Gehirn und das Gedächtnis werden schon seit Langem in den höchsten Tönen gepriesen. Sie kann gegen geistige Ermüdung helfen, die Konzentration steigern und die Stimmung heben. Dieser Effekt könnte auf die im Sibirischen Ginseng enthaltenen Eleutheroside zurückzuführen sein, die in Rattengehirnen eine regenerative Wirkung auf die Synapsen von Nervenzellen gezeigt haben.[24] Außerdem haben Wissenschaftler festgestellt, dass die Regeneration von Axonen und Dendriten sich durch eine Behandlung mit Sibirischem Ginseng signifikant verbessert. In Rattenversuchen schützte Eleutherosid B vor Zelltod, förderte die Gedächtnisleistung[25] und zeigte außerdem antidepressive Wirkungen.[26]

Mehrere Tierstudien deuten darauf hin, dass Sibirischer Ginseng in einer Tagesdosis von ein bis zwei Gramm pro Kilogramm Körpergewicht dazu beiträgt, den Spiegel von Serotonin, Adrenalin und Dopamin zu erhöhen – jenen Neurotransmittern, die für die Regulation von Depressionen, Stimmung und freudigen Empfindungen in unserem Gehirn zuständig sind.[27,28]

AUFBEREITUNG, BESCHAFFUNG UND DOSIERUNG

Auf dem Markt gibt es viele Produkte, die fälschlicherweise als Sibirischer Ginseng ausgegeben werden; also achten Sie darauf, Präparate zu kaufen, die aus echtem *Eleutherococcus senticosus* hergestellt wurden! Viele Produkte, die als »Eleutherokokk« oder »Sibirischer Ginseng« bezeichnet werden, sind nicht die echte *senticosus*-Art. Der beste Schnelltest besteht darin zu prüfen, ob die wichtigsten Inhaltsstoffe

(Eleutheroside) auf der Verpackung angegeben sind. Die von uns empfohlene Dosierung beträgt ein bis drei Gramm pro Tag (ungefähr 1/2 Teelöffel) Pulver oder 50 bis 100 Tropfen Tinktur bis zu dreimal täglich.

Wir haben festgestellt, dass man die besten Ergebnisse erzielen kann, wenn man zunächst einmal mit einer kleinen Dosis anfängt. Beobachten Sie genau, wie Ihr Körper auf die erste Einnahme reagiert. Nachdem Sie dieses Heilmittel ungefähr eine Woche lang in niedriger Dosierung eingenommen haben, können Sie die Dosis je nach den Bedürfnissen Ihres Körpers allmählich steigern oder senken.

WIE SIE DEN SIBIRISCHEN GINSENG IN IHREM TÄGLICHEN LEBEN NUTZEN KÖNNEN

- ***Für das Immunsystem:*** Nehmen Sie dieses Heilmittel in Zeiten, in denen Ihre körpereigene Abwehr besonders viel leisten muss (zum Beispiel im Herbst), oder bei den ersten Krankheitszeichen ein.
- ***Für die Ausdauer:*** Als Sportler sollten Sie Sibirischen Ginseng in der Erholungsphase nach dem Training einnehmen. Man kann ihn aber auch prophylaktisch vor einer großen Reise einnehmen, bei der mit Jetlag zu rechnen ist.
- ***Für das Gehirn:*** Nehmen Sie diese Heilpflanze anstelle von Kaffee oder koffeinhaltigen Getränken morgens oder mittags ein, um Ihre Energie zu steigern.

SCHMETTERLINGSTRAMETE

Vollständiger Name: *Trametes versicolor* aus der großen Familie der Stielporlingsverwandten (Polyporaceae). Dieser Pilz hat zwei verschiedene lateinische Namen: In Asien wird er normalerweise als *Coriolus* und in anderen Ländern als *Trametes* bezeichnet.

Spitznamen: Wolkenpilz, Flusspilz, Truthahnschwanz

Verwendeter Teil: Pilzfruchtkörper

Heimat: Als echter Nomade lebt der Truthahnschwanz in Wäldern auf der ganzen Welt.

Energetik: leicht warm, leicht trocken

Positive Auswirkungen auf:

1. Immunsystem
2. Darmgesundheit
3. Lebenserwartung

Inhaltsstoffe:

- Polysaccharid K (PSK)
- Polysaccharid P (PSP)
- Ergosterol
- Vitamin D

Häufige Verwendungszwecke: unterstützt die Verdauung, lässt uns den Wechsel der Jahreszeiten besser verkraften und hilft uns über die Erkältungs- und Grippezeit hinweg

Beste Freunde: Reishi, Chaga, Shiitake, Maitake, Hagebutten und wärmende Gewürze wie Zimt und Ingwer

KURZER HISTORISCHER ÜBERBLICK: DAS MEISTVERKAUFTE ANTI-KREBS-MITTEL IN JAPAN

In der freien Natur fällt dieser erstaunliche Pilz sofort auf, denn er sieht aus wie der gespreizte Schwanz eines Truthahns – daher sein Name. In asiatischen Kulturen nennt man ihn »Wolkenpilz«, da Wolken für Langlebigkeit und spirituelle Erfüllung stehen. Seine Verwendung als Heiltee ist bereits in der Ming-Dynastie des 15. Jahrhunderts belegt. In China, Asien und Europa und bei den amerikanischen Ureinwohnern wird er seit 3000 Jahren verwendet. Den Lappländern in Finnland diente er als Aphrodisiakum. In Mexiko wurde er zur Behandlung von Eiter- und Ringelflechte eingesetzt. Die Chinesen setzten ihn zur Förderung der Durchblutung und zur Behandlung von Fieber ein, die Malaysier zur Behandlung der Ruhr. Die Ureinwohner von North und South Dakota entdeckten, dass man mit den Enzymen aus diesem Pilz Kleidungsstücke bleichen kann; und die australischen Ureinwohner lutschten daran, um Aphthen zu behandeln. Äußerlich wurde er bei Hautkrankheiten (beispielsweise Ekzemen) angewendet.

Die Schmetterlingstramete gehört zu den Pilzen, die in der Natur besonders leicht zu erkennen sind. Sie kommt in fast allen bewaldeten Ökosystemen der Erde vor und wächst oft auf Kiefern, die immergrün sind, also niemals ihre Nadeln verlieren. Die Taoisten glaubten, dass der Pilz die Yang-Energie dieser Bäume in sich aufnimmt. Yang ist in der chinesischen Philosophie das positive, helle, männliche Prinzip, das mit Licht, Kraft, Vitalität und Stärke in Verbindung gebracht wird. Man geht davon aus, dass die Yang-Energie der Schmetterlingstramete an alle Menschen weitergegeben wird, die diesen Pilz verzehren.

Die Schmetterlingstramete gehört zu den am besten erforschten Heilpilzen. Außerdem ist sie ein Paradebeispiel dafür, wie viele pharmazeutische Medikamente ihren Ursprung einem Naturheilmittel verdanken: Im Jahr 1965 hatte ein Chemieingenieur, der bei der Kureha Corporation (einem japanischen Chemieunternehmen) arbeitete, einen Nachbarn mit Magenkrebs. Der Krebs war schon so weit fortgeschritten, dass alle Kliniken und Krankenhäuser die Behandlung dieses Patienten ablehnten; also versuchte er, seine Krebserkrankung mit der Schmetterlingstramete zu heilen. Nachdem er diesen Pilz ein paar Monate lang täglich zu sich genommen hatte, konnte er völlig geheilt wieder zur Arbeit gehen. Der Ingenieur war von der wundersamen Genesung seines Nachbarn so überwältigt, dass er seinen Arbeitgeber davon überzeugte, den Pilz genauer zu untersuchen. Dabei stieß das Unternehmen auf zwei wasserlösliche Polysaccharide mit starker Anti-Tumor-Wirkung. Eines davon wurde Polysaccharid K (PSK) genannt – das K steht für »Kureha«, den Namen des Unternehmens, das diesen Wirkstoff entdeckt hatte.[29] PSK wurde von der japanischen Regierung als erstes aus Pilzen hergestelltes Krebsmedikament zugelassen.

UNTERSTÜTZT DAS IMMUNSYSTEM

Die Schmetterlingstramete ist ein hochwirksamer Immunmodulator und vor allem für ihre immunstärkenden Eigenschaften bekannt. Während PSK mittlerweile als Krebsmedikament gilt, wird der Extrakt aus dem ganzen Pilz (denken Sie daran, wie wichtig Synergieeffekte sind!) in *Kombination* mit konventionellen Krebstherapien verwendet. Der Pilzextrakt kurbelt ein geschwächtes Immunsystem wieder an, obwohl die Schmetterlingstramete in unseren Augen eigentlich eher eine Art »Ausbildungslager« für das Immunsystem ist, egal in welchem Zustand es sich gerade befindet.

Eine Metaanalyse, die 13 »Goldstandard-Studien« zur Behandlung von Krebspatienten mit der Schmetterlingstramete untersuchte, hat ergeben, dass die Überlebensrate deutlich ansteigt, wenn man diesen Heilpilz als Zusatztherapie zu anderen Behandlungsmethoden einsetzt. Als besonders wirksam hat er sich bei Brust-, Magen- und Darmkrebs erwiesen.[30] Eine andere Metaanalyse, die insgesamt 8000 Patienten aus acht randomisierten Studien umfasste, hat gezeigt, dass PSK sich vor allem nach der operativen Entfernung von Krebsgewebe positiv auswirkt: Bei solchen Patienten verbesserte eine Kombination aus PSK und Chemotherapie die Überlebensraten signifikant.[31]

Doch die in der Schmetterlingstramete enthaltenen Polysaccharide lindern nachweislich auch allgemeine Krankheitssymptome. Zum Beispiel hat sich gezeigt, dass Extrakte aus diesem Pilz die Anzahl der Makrophagen »im Vergleich zur Kontrollgruppe um das 7,2-Fache erhöhen«.[32]

VERBESSERT DIE DARMGESUNDHEIT

Die Gesundheit des Darms wird zurzeit sehr intensiv erforscht, denn sie ist nachweislich ein wichtiger Indikator für den Zustand unseres Immunsystems, unsere Hautgesundheit und unsere Stimmung. Allmählich wird immer klarer, dass das Mikrobiom für fast alle Körpersysteme von enormer Bedeutung ist.

Eine möglichst vielfältige und ausgewogene Besiedelung mit Mikroorganismen ist eine wichtige Voraussetzung für einen gesunden Darm. Probiotika kennt mittlerweile fast jeder, während der Begriff »Präbiotika« für die meisten Menschen noch relativ neu ist.

Wie die Vorsilbe bereits vermuten lässt, dienen *Prä*biotika den *Pro*biotika als Nahrung; und die Polysaccharide aus der Schmetterlingstramete (vor allem PSP) sind ein sehr wirksames Präbiotikum. In einer achtwöchigen Studie hatte sich das Mikrobiom bei Versuchspersonen, denen man PSP verabreichte, im Vergleich zu denjenigen, die entweder Antibiotika oder gar keine Behandlung erhielten, durchweg deutlich verändert, was die präbiotische Wirkung von PSP beweist.[33] In einer anderen Humanstudie erhöhten die Polysaccharide aus diesem Heilpilz die Anzahl an Bifidobacterium- und Lactobacillus-Arten; beides sind »gute Bakterien«, die für unsere Darmgesundheit eine wichtige Rolle spielen. Außerdem reduzierte der Extrakt die Anzahl gefährlicher Bakterienarten.[34,35,36,37]

VERLÄNGERT DAS LEBEN

Die Schmetterlingstramete ist ein echter Superpilz, wenn es darum geht, zwei unserer wichtigsten Körpersysteme zu unterstützen, die dazu beitragen, einem physischen Abbau im Alter vorzubeugen: das Immunsystem und das Verdauungssystem. Neben seinen Polysacchariden enthält dieser Pilz nämlich auch noch andere hochwirksame Substanzen, die das Leben verlängern – zum Beispiel Ergosterol, die Vorstufe der Vitamine D_2 und D_3. Ähnlich wie unsere menschliche Haut verwandelt die Schmetterlingstramete Ergosterol unter Einwirkung von UV-Licht in Vitamin D. Dieses Vitamin ist für ein gesundes Immunsystem, einen gesunden Darm und gesundes Altern sehr wichtig. Eine ausreichende Menge an Vitamin D trägt zur Verlängerung der Lebenserwartung bei. Einer Studie des Buck Institute for Research on Aging zufolge kann ein zu niedriger Vitamin-D-Spiegel im Blutserum den Boden für verschiedenste altersbedingte

Krankheiten bereiten. Umgekehrt ist ein ausreichender Vitamin-D-Spiegel ein wichtiges Anti-Aging-Erfolgsrezept.[38]

Außerdem hat die Schmetterlingstramete einen hohen Gehalt an Antioxidanzien. Wie Sie inzwischen wissen, sind diese Radikalfänger sehr wichtig, weil sie Ihren Körper vor chronischen Entzündungsprozessen und den vielen unerwünschten Begleiterscheinungen des Alterungsprozesses schützen. Die in der Schmetterlingstramete enthaltenen Antioxidanzien (die Flavonoide Quercetin und Baicalein sowie eine Reihe von Phenolen) tragen dazu bei, durch oxidativen Stress entstandene Schäden abzumildern. Neue wissenschaftliche Untersuchungen zeigen, dass der Fruchtkörper der Schmetterlingstramete bis zu 35 verschiedene Phenolverbindungen enthalten könnte, die nur in diesem Pilz vorkommen.[39] Diese Phenole schützen vor vielen in unserer heutigen Zeit besonders häufig vorkommenden Krankheiten wie beispielsweise Krebs, Herz-Kreislauf-Erkrankungen, Magen-Darm-Problemen und neurodegenerativen Erkrankungen wie Alzheimer.[40]

AUFBEREITUNG, BESCHAFFUNG UND DOSIERUNG

Wie bei allen Heilpilzen ist es am besten, den Fruchtkörper von dem Holz abzuernten, auf dem er unter natürlichen Bedingungen wächst. Bei der Schmetterlingstramete kann das bedeuten, dass sie entweder wild geerntet oder auf Baumstämmen kultiviert werden muss. Außerdem sollten Sie daran denken, dass die Extraktion für die Bioverfügbarkeit der Inhaltsstoffe von Heilpilzen eine sehr wichtige Rolle spielt. Da es sich bei PSP und PSK um Polysaccharide handelt und Zucker wasserlöslich ist (denken Sie daran, wie leicht Zucker sich mit Wasser vermischt!), ist eine Abkochung (Absud) die beste Methode, um diese wertvollen Inhaltsstoffe zu extrahieren.

Wenn Sie selbst einen Absud aus wild geernteten Schmetterlingstrameten herstellen möchten, sollten Sie diese Pilze mehrere (am besten sechs bis acht) Stunden lang in einem Schongarer auskochen. Verwenden Sie dazu einen Teil Schmetterlingstrameten-Fruchtkörper auf zehn Teile Wasser. Dieser Pilz ist aber auch in Form von Ethanol- oder Alkoholextrakten erhältlich; auch das ist eine gute Extraktionsmethode. Wie bei allen Heilpilzen besteht der Goldstandard jedoch in einer doppelten Extraktion, bei der seine Wirkstoffe am besten aufgeschlossen werden können.

Normalerweise liegt die empfohlene Schmetterlingstrameten-Dosis zwischen 500 und 1500 Milligramm pro Tag. Bei Krebspatienten darf die Dosis während der Behandlungszeit bis zu sechs Gramm pro Tag betragen. Wenn Sie PSP und PSK als isolierte Extrakte einnehmen möchten, nehmen Sie für präventive Zwecke ein bis zwei Gramm pro Tag. Im Rahmen eines Therapieregimes können Sie bis zu sechs Gramm täglich davon einnehmen, wobei Sie allerdings daran denken sollten, zwischendurch Pausen einzulegen (zum Beispiel zwei Wochen einnehmen, zwei Wochen aussetzen).

WIE SIE DIE SCHMETTERLINGSTRAMETE IN IHREM TÄGLICHEN LEBEN NUTZEN KÖNNEN

- ***Für das Immunsystem:*** Verwenden Sie sie in einer Mischung mit anderen Heilpilzextrakten, um das Immunsystem in Zeiten zu unterstützen, in denen es besonders großen Belastungen ausgesetzt ist.
- ***Für die Darmgesundheit:*** Geben Sie den Extrakt in Kaffee, schwarzen Tee oder Chai und mixen Sie sich daraus

ein Getränk, das einen hohen Gehalt an Präbiotika hat, um etwas für die Gesundheit Ihrer Darmflora zu tun.

- ***Für ein langes Leben:*** Geben Sie den pulverisierten Extrakt in Smoothies, um Ihr allgemeines Wohlbefinden zu steigern.

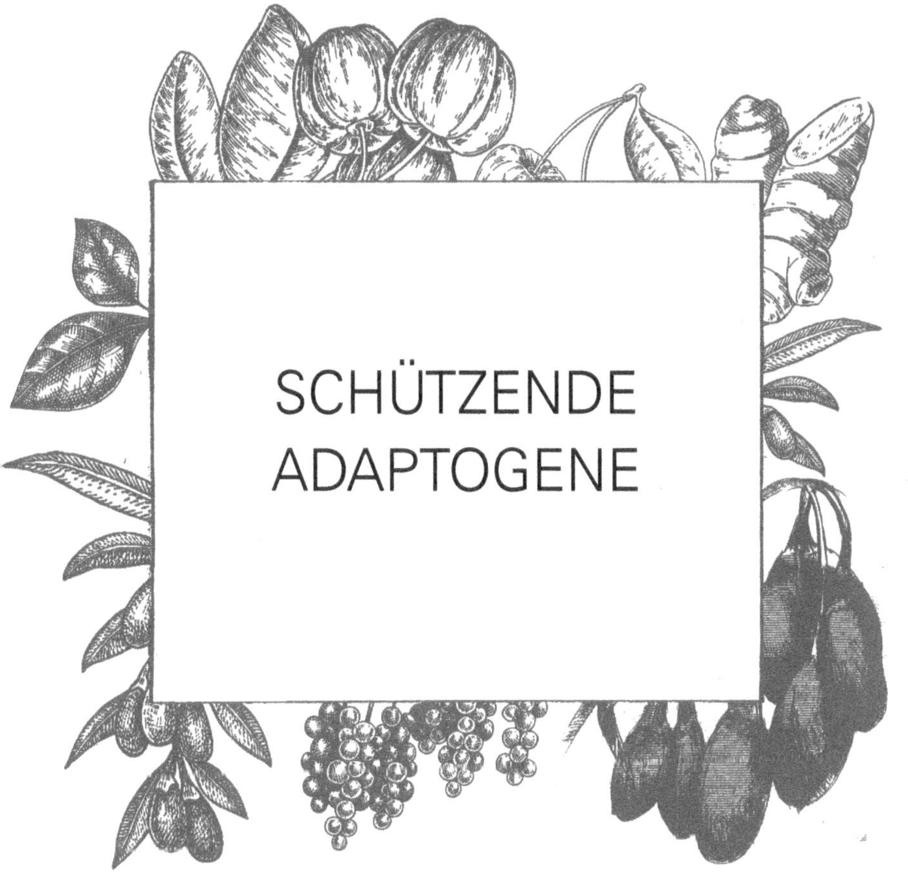

SCHÜTZENDE ADAPTOGENE

Für die Haut und für die Schönheit

KURKUMA

Vollständiger Name: *Curcuma longa* aus der Familie der Ingwergewächse (Zingiberaceae)

Spitznamen: Gelbwurz, Gewürz des Lebens, Indischer Safran, Gelber Ingwer und über 50 verschiedene Sanskrit-Namen

Verwendeter Teil: Wurzel

Heimat: Indien, China und Südostasien (am häufigsten Indonesien)

Energetik: warm, trocken

Positive Auswirkungen auf:

1. Schönheit
2. Immunsystem
3. Lebenserwartung

Inhaltsstoffe:

- Curcuminoide
  - Curcumin (Diferuloylmethan)
  - Demethoxycurcumin
  - Bisdemethoxycurcumin
- Öle: Zingiberen und Turmeron

Häufige Verwendungszwecke: Macht Sie bei den ersten Anzeichen von Entzündungssymptomen (Kopfschmerzen, Verdauungsproblemen, Schnupfen) wieder fit und kann morgens, mittags oder abends eingenommen werden.

Beste Freunde: Schmetterlingstramete, schwarzer Pfeffer, Ingwer, Kokosnuss, Zimt und Honig

KURZER HISTORISCHER ÜBERBLICK: WIE DIE GOLDENE WURZEL AUS DER AYURVEDISCHEN MEDIZIN IHREN WEG IN DEN WESTEN FAND

Diese leuchtend orangefarbene Wurzel wird in Indien und Asien schon seit über 4000 Jahren als Gewürz, Farbstoff, Nahrungsmittel und Medizin verwendet. In antiken Töpfen, die in der Nähe von Delhi entdeckt wurden, fanden sich 2500 Jahre alte Rückstände von Kurkuma, Ingwer und Knoblauch. Kurkuma wurde erstmals im Jahr 659 nach Christus in der vedischen *Tang Materia Medica* als Arzneimittel erwähnt. In Indien, dem weltgrößten Kurkuma-Produzenten, ist diese Knolle ein tägliches Grundnahrungsmittel. Sie wird als wichtige Zutat für Currys verwendet und äußerlich bei Hautproblemen wie Akne, Verbrennungen, Schuppenflechte und Gürtelrose angewendet. In der ayurvedischen Medizin dient Kurkuma als Arzneimittel gegen Verdauungsprobleme und Übelkeit – was eigentlich auch kein Wunder ist, denn dieses Gewürz ist ein Cousin des Ingwers. Außerdem gilt die Wurzel als Glück verheißend und heilig. In Indien wird Kurkuma zum Schutz vor bösen Geistern um den Hals getragen und spielt auch in Hochzeitszeremonien eine Rolle, bei denen der Bräutigam der Braut als Symbol der Ehe eine mit Kurkuma gefärbte Schnur um den Hals legt. Dank ihres schönen goldenen Farbtons wird diese Knolle auch als Farbstoff für die leuchtenden Farben der buddhistischen Gewänder verwendet.

Man kann wohl sagen, dass Kurkuma nach dem Kakao das zweitbekannteste und am zweithäufigsten verwendete Adaptogen in unserer modernen westlichen Welt ist. Nachdem die Briten Indien kolonisiert hatten, brachten sie Kurkuma mit in unsere westliche Welt. Doch erst in den letzten Jahrzehnten wurde dieses Gewürz wegen seiner medizinischen

Wirkung populär. Aufgrund des wachsenden Interesses an Entzündungsprozessen setzte eine rege wissenschaftliche Forschung rund um Kurkuma ein. Sein Hauptinhaltsstoff Curcumin ist ein sehr wirksames Antioxidans. Curcumin wurde im Jahr 1842 von zwei deutschen Wissenschaftlern entdeckt und in über 4000 Studien auf seinen Gesundheitswert hin untersucht.[1] Heute wird diese Substanz wegen ihrer positiven Auswirkungen auf die Schönheit, das Immunsystem und die Lebenserwartung weltweit empfohlen und könnte es womöglich sogar mit den entzündungshemmenden Eigenschaften von Medikamenten wie Ibuprofen aufnehmen.

MACHT SCHÖN

Einer der vielen Sanskrit-Namen für Kurkuma lautet »matrimanika«, was – ins Deutsche übersetzt – »schön wie das Mondlicht« bedeutet. Bei fast allen Anti-Aging-Produkten spielen Antioxidanzien eine wichtige Rolle, weil sie den größten Schutz vor gefährlichen freien Radikalen bieten. Leider kann man freien Radikalen nicht aus dem Weg gehen, da sie durch Sonneneinstrahlung, Giftstoffe und den ganz normalen Alterungsprozess tagtäglich aufs Neue entstehen. Ohne die schützende Wirkung von Antioxidanzien verursachen diese Radikale Zellschäden, die zum Absterben von Gewebe, zu Funktionsstörungen der Organe und zu Krankheiten (unter anderem auch Krebs) führen können – und hier kommt die antioxidative Superwurzel Kurkuma ins Spiel: Sie sorgt sowohl von innen als auch von außen für eine schöne, gesunde Haut. Hunderte von Studien bestätigen die entzündungshemmende, antimikrobielle und antibakterielle Wirkung von Curcumin auf die Haut.[2,3]

UNTERSTÜTZT DAS IMMUNSYSTEM

Curcumin hat eine immunmodulatorische Wirkung: Das heißt, dieser Wirkstoff kann die Aktivität des Immunsystems je nach Bedarf anregen oder unterdrücken. Er moduliert die Aktivität von T-Zellen, B-Zellen, Makrophagen, Neutrophilen, natürlichen Killerzellen (NK) und dendritischen Zellen.[4] Außerdem kann er die Expression verschiedener entzündungsfördernder Zytokine herunterregulieren. Das deutet darauf hin, dass dieser Wirkstoff bei entzündlichen Krankheiten wie Arthritis, Allergien, Herz-Kreislauf-Erkrankungen, Alzheimer, ja sogar Krebs von Nutzen sein könnte.

Neben seiner immunmodulatorischen und entzündungshemmenden Wirkung hat Curcumin auch eine antivirale Aktivität gezeigt.[5] Es wirkt nachweislich antimutagen und schützt die DNA vor oxidativem Stress. In einer randomisierten, kontrollierten Studie, die in Westbengalen (Indien) durchgeführt wurde, erhielten Teilnehmer, die von Arsen verunreinigtem Grundwasser ausgesetzt waren, täglich Kurkuma. Nach drei Monaten waren die DNA-Schäden zurückgegangen, und der Prozess der oxidativen Schädigung der Lipide hatte sich verlangsamt - ein eindeutiger Beweis für die schützende Wirkung von Curcumin gegen durch Arsen verursachte DNA-Schäden.[6]

VERLÄNGERT DAS LEBEN

Chronische Entzündungsprozesse sind heutzutage ein gemeinsamer Nenner vieler schwerer Krankheiten. Kurzfristige akute Entzündungen erfüllen eine notwendige biologische Aufgabe. Probleme entstehen erst dann, wenn die Entzündung chronisch wird. Länger andauernde Entzündungsprozesse können unter anderem zu Müdigkeit, Hautproblemen und Herz-Kreislauf-Erkrankungen führen und das Immunsystem schwächen. Unser heutiger Lebensstil, unsere Ernährung und der schlechte Zustand unserer Umwelt sind nur ein paar Faktoren, die zu den Entzündungsprozessen beitragen, unter denen heutzutage die meisten Menschen leiden. Die Bekämpfung von Entzündungen ist eine entscheidende Voraussetzung für die Heilung Ihres Körpers von Krankheiten.

Kurkuma ist eines der stärksten entzündungshemmenden Naturheilmittel, die es gibt. Diese Wirkung verdankt das Gewürz vor allem den Curcuminoiden, einem der drei in der Wurzel enthaltenen Polyphenole. Das am besten untersuchte und wirksamste Curcuminoid ist Curcumin, das Entzündungen und aggressive Zytokine herunterreguliert und mehrere Moleküle hemmt, die bei Entzündungsprozessen eine Rolle spielen. Diese Eigenschaften machen Kurkuma zu einem großartigen Verbündeten im Kampf gegen Herz-Kreislauf-, Stoffwechsel- und neurologische Erkrankungen.[7,8]

BESCHAFFUNG, DARREICHUNGSFORM UND DOSIERUNG

Es gibt viele Kurkuma-Produkte auf dem Markt. Daher sollten Sie auf ein paar wichtige Kriterien achten, um sicherzugehen, dass Sie auch wirklich ein qualitativ hochwertiges Nahrungsergänzungsmittel erhalten. Zwar kann Ihnen auch ein regelmäßiger Konsum kleiner Mengen Kurkumapulver auf die Dauer gesundheitliche Vorteile bringen; doch die besten Resultate erzielt man normalerweise mit Kurkuma, das auf einen 95-prozentigen Curcumin-Extrakt standardisiert wurde. Einige uns bekannte naturheilkundliche Ärztinnen und Ärzte haben bei ihren Patienten durch längere konsequente Einnahme von einfachem Kurkumapulver gute Heilerfolge erzielt; doch wenn möglich sollten Sie sich lieber einen Extrakt beschaffen. Damit scheidet das Kurkumapulver, das man im Gewürzregal findet, von vornherein aus, weil es sich dabei in der Regel um die pulverisierte Wurzel und nicht um Extrakt handelt.

Es gibt eine Vielzahl von Kurkuma-Produkten auf dem Markt, die sich in ihrer Qualität sehr stark voneinander unterscheiden. Außerdem können solche Produkte große Mengen an Pestiziden enthalten. Diese Gefahr ist bei Kurkuma größer als bei den meisten anderen Adaptogenen. Daher ist Reinheit gerade bei dieser Heilpflanze ein sehr wichtiges Kriterium. Der beste Weg, um die Reinheit eines Produkts zu beurteilen, sind unabhängige Laboruntersuchungen. Geht aus dem Etikett nicht eindeutig hervor, ob solche Untersuchungen durchgeführt wurden, fragen Sie direkt beim Unternehmen nach. Wenn dieses die Inhaltsstoffe seiner Produkte durch unabhängige Laboruntersuchungen testen lässt, wird es normalerweise auch bereit sein, Ihnen die Ergebnisse mitzuteilen. Halten Sie Ausschau nach Produkten, die auf Schwermetalle, Herbizide und Pestizide getestet und für unbedenklich befunden wurden.

Und schließlich sollten Sie der Kurkuma, die Sie zu sich nehmen, stets schwarzen Pfeffer *(Pipera nigra)* hinzufügen; denn dieses Gewürz erhöht die Aufnahme von Curcumin in Ihrem Körper um bis zu 2000 Prozent.[9] Wenn Sie Wurzelextraktpulver verwenden, liegt die effektive Tagesdosis bei einem Gramm oder ungefähr einem Viertel Teelöffel. Höhere Dosen sind zwar immer noch unbedenklich,[10] aber nicht notwendig, wenn Sie Kurkuma mit schwarzem Pfeffer kombinieren. Sie können auch ausprobieren, Kurkuma in hochwertigem Bio-Honig oder Kokosöl mit schwarzem Pfeffer zu vermischen. Geben Sie einen halben Teelöffel von dieser Mischung in Tee, Dressings oder Suppen.

In vielen Lebensmittelgeschäften sind inzwischen auch ganze, frische Kurkumawurzeln erhältlich, die sich hervorragend zum Kochen oder Entsaften eignen. Aber denken Sie daran, dass die frische Wurzel längst nicht so wirksam ist wie ein Extrakt! Die empfohlene Tagesdosis frischer Kurkumawurzel liegt zwischen 1,5 und 3 Gramm pro Tag. Egal für welche Darreichungsform Sie sich entscheiden – denken Sie daran, diese Wurzel regelmäßig einzunehmen, um eine spürbare gesundheitliche Wirkung zu erzielen.

WIE SIE KURKUMA IN IHREM TÄGLICHEN LEBEN NUTZEN KÖNNEN

- ***Für die Schönheit:*** Kombinieren Sie das Pulver mit schwarzem Pfeffer und streuen Sie es über alle herzhaften oder pikanten Gerichte, damit Ihre Haut von innen heraus zu strahlen beginnt. (Sie können es auch mit einem Basisöl vermischen und regelmäßig äußerlich anwenden – auch das hat eine ganze Reihe positiver Auswirkungen auf Ihre Haut.)
- ***Für das Immunsystem:*** Stellen Sie goldenen Honig oder goldenes Öl her, indem Sie Kurkuma und schwarzen Pfeffer mit qualitativ hochwertigem Honig oder Kokosöl vermischen. Geben Sie diese Mischung in Tee, Suppen und Smoothies oder nehmen Sie einen Löffel davon ein, wenn Ihr Immunsystem ein Stärkungsmittel braucht.
- ***Für ein langes Leben:*** Vermischen Sie Kurkuma mit schwarzem Pfeffer, wärmenden, blähungslösenden Gewürzen wie Ingwer, einem Hauch von Süße (beispielsweise Honig) und Ihrer bevorzugten Pflanzenmilch. Diese selbst gemachte goldene Milch ist ein hervorragendes Tonikum für ein langes Leben.

Fallstudie: ***Kurkuma als schützendes Adaptogen für die Haut und für die Schönheit***

Ein junger Mann in den Zwanzigern, der an einer Autoimmunerkrankung litt, klagte über starke Verdauungsprobleme, die auf eine chronische Entzündung seines Magen-Darm-Trakts zurückzuführen waren. Er sollte ein starkes, verschreibungspflichtiges Medikament einnehmen, was er aufgrund der vielen unerwünschten Nebenwirkungen aber unbedingt vermeiden wollte. Er beschloss, sechs Monate lang andere Wege zu versuchen, und kam mit dieser Frist zu Danielle. Die beiden begannen sofort, seine Ernährung umzustellen und seinem Körper die Nährstoffe zuzuführen, die er brauchte, um die Entzündung einzudämmen und den Heilungsprozess einzuleiten. Die Nahrungsmittelunverträglichkeiten des Patienten, die die Entzündung verursachten, ließen sich dadurch vollständig beheben. Er begann eine pflanzliche Rezeptur einzunehmen, die sich positiv auf seine Darmgesundheit und sein Immunsystem auswirkte und auch gegen die Entzündungsprozesse in seinem Körper half. Die Hauptbestandteile dieser Rezeptur waren Kurkuma und (natürlich) schwarzer Pfeffer. Obwohl viele verschiedene Faktoren zur Eindämmung seiner Entzündung und zur Verbesserung seiner Darmgesundheit beitrugen (diese Heilerfolge hatte er in erster Linie der konsequenten Durchführung seiner Therapie, seinem Engagement, der Umstellung seiner Ernährung und den anderen pflanzlichen Verbündeten von Kurkuma zu verdanken), war sein Entzündungsprozess innerhalb von sechs Monaten immerhin so weit zurückgegangen, dass er die vom Arzt empfohlenen, das Immunsystem unterdrückenden Medikamente nicht mehr einzunehmen brauchte. Danke, Kurkuma!

GOJI-BEERE

Vollständiger Name: *Lycium barbarum/chinense* aus der Familie der Nachtschattengewächse (Solanaceae)

Spitznamen: Wunderbeere, Wolfsbeere, Hochzeitsrebe, Roter Diamant

Verwendeter Teil: Beeren

Heimat: ursprünglich Tibet, heute vor allem China und die Mongolei

Energetik: neutrale Temperatur, leicht feucht

Positive Auswirkungen auf:

1. Schönheit
2. Immunsystem
3. Sexuelle Leistungsfähigkeit

Inhaltsstoffe:

- Antioxidanzien: Carotinoide, Flavonoide, Zeaxanthin und Lutein
- Sesquiterpene
- Polysaccharide
- 18 Aminosäuren (ein vollwertiges Eiweiß)
- Vitamin B_1, B_2, B_6, A und C
- 22 Mineralstoffe, darunter Zink, Eisen, Kupfer, Kalzium, Kalium, Selen, Natrium, Phosphor, Magnesium, Germanium und Mangan

Häufige Verwendungszwecke: nach den Mahlzeiten (und bevor Sie alle Hüllen und sämtliche Hemmungen fallen lassen)

Beste Freunde: Kakao, Maca, Unsterblichkeitskraut, Maulbeere, Süßholz, Cashewnüsse, Minze

KURZER HISTORISCHER ÜBERBLICK: EIN SEHR, SEHR ALTER MANN UND EINE MODERNE SUPERFRUCHT

Die kleine, aber wirksame Goji-Beere ist schon seit Jahrtausenden ein Symbol für Jugend und Langlebigkeit, um das sich viele Legenden ranken. Man glaubt, dass diese Beere Weisheiten über das Leben enthält; ihr lateinischer Name *lycium* bedeutet »Schule des Lernens«. Gleichzeitig galt die Goji-Beere während ihrer 5000-jährigen Geschichte als Kulturpflanze schon immer als Erfolgsgeheimnis für ein langes Leben.

Der kräuterheilkundige Chinese Li Ching-Yuen behauptete, 256 Jahre lang gelebt zu haben (von 1677 bis 1933)! Er soll an der Universität von Peking gelehrt haben, als er bereits über 200 Jahre alt war. Zugegeben: Das alles klingt ein wenig unrealistisch, dennoch führte Li Ching-Yuen sein hervorragendes Sehvermögen, seine aufrechte Körperhaltung und seine Energie in sehr hohem Alter (als er »erst« 100 Jahre alt war) auf den Genuss von Quellwasser, tägliche körperliche Aktivität und das tägliche Trinken eines Tees aus Goji-Beeren, Ginseng und Reishi-Pilzen zurück. Eine andere Legende erzählt von einem chinesischen Arzt, der ein Dorf besuchte, in dem alle Bewohner über 100 Jahre alt waren. Auf der Suche nach einer Erklärung für diese Langlebigkeit ging der Arzt durch das Dorf und fand einen von Goji-Ranken überwucherten Brunnen. Die reifen Beeren fielen in den Brunnen und gaben ihre Wirkstoffe an das Wasser ab. So entstand ein an wertvollen Inhaltsstoffen reicher Goji-Tee, von dem die Dorfbewohner tranken – ein wahres Jugendelixier!

Diese überlieferten Geschichten haben dazu beigetragen, dass die Goji-Beere heute in aller Munde ist: Sie gilt als Superfood, das in Naturkostläden verkauft wird und auf den Speisekarten von Spitzenrestaurants steht. Moderne wissenschaftliche Untersuchungen bestätigen, dass Goji-Beeren eine Anti-Aging-Wirkung haben und sich positiv auf das Immunsystem und die Gesundheit von Augen, Nieren und Leber auswirken.[11]

MACHT SCHÖN

Die meisten Schönheitsprodukte werben in erster Linie mit ihrem hohen Gehalt an Vitamin C, Vitamin B oder Antioxidanzien. Die Goji-Beere hat all das und noch viel mehr zu bieten. Erstens ist sie eine vollwertige Eiweißquelle mit 18 Aminosäuren. Außerdem enthält sie sechs verschiedene Vitamine, 22 Mineralstoffe, Omega-Fettsäuren und Betacarotin. Goji-Beeren haben einen 500-mal höheren Vitamin-C-Gehalt als Orangen. Dieses Vitamin schützt die Haut vor Sonnenschäden und Falten, kurbelt die Kollagenproduktion an und lässt Narben verblassen.

Ein weiterer Grund, warum Goji eine Schönheitsbeere ist, liegt in ihrem hohen Gehalt an Antioxidanzien. In einer 30-tägigen randomisierten, placebokontrollierten Doppelblindstudie stiegen die Spiegel antioxidativer Marker bei den Versuchspersonen, die Goji einnahmen, im Vergleich zur Placebogruppe signifikant an; das beweist, dass Antioxidanzien tatsächlich oxidativem Stress vorbeugen können.[12]

UNTERSTÜTZT DAS IMMUNSYSTEM

Eines der Erfolgsrezepte für ein langes Leben besteht in einer möglichst kontinuierlichen Produktion des humanen Wachstumshormons (hGH), das für die Regeneration unseres Gehirns und unserer wichtigsten Organe lebenslang unverzichtbar ist. Eine zu geringe Menge an hGH wird mit sexuellen Problemen, Energieverlust, Haarausfall und Gedächtnisverlust in Verbindung gebracht, während ein ausreichender hGH-Spiegel mit Haarwachstum, straffer Haut, Gewichtsabnahme, mehr Energie, starken Knochen, einer gesunden Sexualität, besserem Schlaf und besserer Stimmung einhergeht.[13] Vielleicht haben Sie auch schon von Bodybuildern gehört, die sich synthetisches hGH beschaffen, um ihre Muskelmasse zu erhöhen. Die in Goji enthaltenen Aminosäuren, Vitamine und Mineralstoffe fördern die Produktion von hGH auf natürliche Weise. Außerdem enthält diese Beere Sesquiterpene, die die Zirbeldrüse und die Hypophyse dazu stimulieren, die Produktion von L-Glutamin und L-Arginin anzukurbeln, wodurch wiederum die hGH-Produktion zunimmt.

hGH ist ein hormoneller Dominostein, der die Funktion vieler anderer Hormone beeinflusst. Dieses Wachstumshormon spielt für den Alterungsprozess eine wichtige Rolle, denn wenn Ihr Körper älter wird, nimmt die hGH-Produktion ab: Ein 70-jähriger Körper produziert nur noch zehn Prozent der hGH-Menge eines 20-jährigen Menschen. Dies könnte ein Hauptgrund dafür sein, warum Goji mit Jugendlichkeit und einem langen Leben in Verbindung gebracht wird.

Außerdem wird dieses Heilmittel schon seit Langem wegen seiner positiven Auswirkungen auf das Immunsystem gepriesen, was wahrscheinlich auf die in der Beere enthaltenen Lycium-Barbarum-Polysaccharide (LBPs) zurückzuführen ist. In einer randomisierten, doppelblinden, placebokontrollierten Studie kam es bei den Teilnehmern, die täglich 120 Milliliter Goji-Saft zu sich nahmen, zu einem signifikanten Anstieg mehrerer wichtiger Immunmarker (beispielsweise Lymphozyten und Immunglobulin G), während in der Placebogruppe keinerlei Veränderungen bei den Immunparametern zu beobachten waren. Die

Versuchspersonen aus der Goji-Gruppe waren auch weniger müde, schliefen besser und hatten ein besseres Kurzzeitgedächtnis – und das alles ohne unerwünschte Nebenwirkungen oder negative Reaktionen.[14]

STÄRKT DIE SEXUELLE LEISTUNGSFÄHIGKEIT

Neben ihrer immunmodulatorischen Wirkung haben die in Goji-Beeren enthaltenen LBPs auch Einfluss auf das männliche Fortpflanzungssystem: Sie erhöhen die Quantität, Qualität und Beweglichkeit der Spermien. Außerdem schützen sie die Hoden vor einer Anreicherung toxischer Substanzen, die zu sexuellen Problemen führen können.

Darüber hinaus haben die in Goji enthaltenen Antioxidanzien auch bei Männern mit erektiler Dysfunktion eine positive Wirkung. In einer im Jahr 2017 in Seoul (Korea) durchgeführten Studie wurden 24 ältere Ratten in drei Gruppen eingeteilt: Einer Gruppe verabreichte man ein Placebo, die zweite Gruppe erhielt täglich 150 Milligramm und die dritte Gruppe 300 Milligramm Goji-Extrakt. Nach sechs Wochen hat man dann bei den Versuchstieren das Körpergewicht ermittelt, den Blutdruck gemessen und mehrere Marker – Testosteron, Antioxidanzien und Parameter im Zusammenhang mit Stickstoffmonoxid (NO)/zyklischem Guanosinmonophosphat (GMP) – untersucht. Es waren mehrere Marker erforderlich, da die wissenschaftlichen Untersuchungen im Hinblick auf die Erektionsfähigkeit viel weniger linear sind als in der freien Natur! Die beiden Versuchstiergruppen, die mit Goji behandelt worden waren, wiesen höhere Serum-Testosteronwerte und eine vermehrte Durchblutung auf. Das zeigt, dass Goji-Extrakt die sexuelle Leistungsfähigkeit bei Männern mit erektiler Dysfunktion positiv beeinflusst.[15]

Auch die das sexuelle Verlangen steigernde Wirkung von Goji ist teilweise auf die in der Beere enthaltenen LBPs zurückzuführen.

AUFBEREITUNG, BESCHAFFUNG UND DOSIERUNG

Goji wird häufig mit Chemikalien wie beispielsweise Schwefeldioxid behandelt – einem giftigen Gas, das Haut, Lunge und Schleimhäute reizt. Also kaufen Sie möglichst naturbelassene, unverarbeitete Goji-Produkte, die keiner großen Hitze ausgesetzt wurden, um sicherzugehen, dass der maximale Gehalt an Nährstoffen erhalten bleibt! Wie bei vielen anderen Adaptogenen ist es auch bei Goji-Beeren wichtig, dass sie bei ihrer Einfuhr in den Westen nicht bestrahlt wurden. Ein hochwertiges, nur minimal verarbeitetes Goji-Produkt aus biologischem Anbau bringt Ihnen einen viel größeren medizinischen Nutzen und bietet außerdem mehr Verwendungsmöglichkeiten. Sie können die Beeren in Suppen oder Tees mitkochen (was der traditionellen Zubereitung entspricht), sie in eine Studentenfuttermischung geben oder mit Rohschokolade vermischen. Bei manchen Marken werden die Goji-Beeren als »frisch« bezeichnet; aber sehr viel wahrscheinlicher ist es, dass getrocknete Beeren verwendet wurden, die man vor dem Verpacken mit Feuchtigkeit angereichert hat. Wenn Sie eine gute Bezugsquelle finden, ist gegen getrocknete Goji-Beeren nichts einzuwenden. Seien Sie bei der Verwendung dieser Beeren kreativ und machen Sie sich einen Spaß daraus herauszufinden, wo und wie Sie sie verwenden können.

WIE SIE GOJI-BEEREN IN IHREM TÄGLICHEN LEBEN NUTZEN KÖNNEN

- ***Für die Schönheit:*** Lassen Sie die Beeren in heißem Wasser ziehen und trinken Sie diesen Tee täglich, um etwas für die Gesundheit Ihrer Haut zu tun und ihr einen jugendlichen Schimmer zu verleihen.
- ***Für das Immunsystem:*** Goji verleiht Suppen ein leicht süßliches Aroma (traditionell werden die Beeren als Zutat für Reissuppen verwendet, heute reichert man aber auch viele Brühen damit an) und stärkt Ihr Immunsystem während der Grippesaison oder bei Wetterumschwüngen.
- ***Für mehr sexuelle Leistungsfähigkeit:*** Nehmen Sie eine Handvoll getrockneter Beeren als Snack zu sich, bevor Sie sich dem sexuellen Vergnügen hingeben.

SCHISANDRA

Vollständiger Name: *Schisandra chinensis* aus der Familie der Sternanisgewächse (Schisandraceae)

Spitznamen: *Fünf-Aroma-Beere, Chinesische Magnolienrebe*

Verwendeter Teil: früher nur Samen, heute ganze Beere

Heimat: Nordchina, Russland und Korea; kommt vereinzelt auch auf Hawaii und im Nordosten der USA vor

Energetik: »amphoter«; kühl/feucht oder warm/trocken

Positive Auswirkungen auf:

1. Schönheit
2. Ausdauer
3. Stressresistenz

Inhaltsstoffe:

- Lignane
  - Schisandrin B (enthält auch Alpha-, Gamma-, Delta- und Deoxyschisandrin)
  - Gomisin A (auch Gomisin N genannt)
  - Schizandrol A
- Triterpenoide
- Vitamin C
- Vitamin E
- Antioxidanzien

Häufige Verwendungszwecke: morgens, auf Reisen und bei allen Arten von körperlicher Aktivität (vor allem Skilanglauf)

Beste Freunde: alle anderen Superbeeren, aber auch Rosenwurz, Sibirischer Ginseng und Cordyceps

KURZER HISTORISCHER ÜBERBLICK: WIE DIE FÜNF-AROMA-BEERE ZU EINEM STAATLICH ANERKANNTEN MEDIKAMENT WURDE

In den traditionellen medizinischen Systemen spielt das Aroma für den Gesundheitswert einer Pflanze oder eines Pilzes eine sehr wichtige Rolle. Schärfe spendet dem Körper Wärme. Ein salziger Geschmack geht mit hohem Mineral- und Nährstoffgehalt einher. Ein säuerliches Aroma regt die Verdauung an. Bitterer Geschmack kühlt, stimuliert und fördert die Entgiftung. Ein süßliches Aroma verleiht Energie. Schisandra ist das einzige Adaptogen (und übrigens auch das einzige Naturheilmittel!), das alle fünf Geschmacksrichtungen in sich vereint, und hat daher eine ganz besonders ausgleichende Wirkung auf viele verschiedene Körpersysteme. Ihr Name in der TCM, »wu wei zi«, bedeutet übersetzt »Fünf-Aroma-Beere«.

Schisandra wurde erstmals vor 2000 Jahren in der chinesischen Materia medica, dem *Bencaojing* von Shen Nong, beschrieben. Sie wird auch im Ayurveda als wichtiges Arzneimittel und in Korea und Japan als Tonikum genutzt. Traditionell verwendete man die Samen, um Müdigkeit zu bekämpfen, die Ausdauer zu verbessern und das Energieniveau zu heben. Außerdem dienten sie als Adstringens, also als pflanzliches Heilmittel zur Behandlung etwa von entzündlichen, nässenden Hauterkrankungen. Heute wird meistens die ganze Beere (oder ein Extrakt daraus) verwendet.

Einige der ersten Geschichten über die Verwendung von Schisandra stammen von wilden Nanai-Jägern: Sie nahmen auf ihre langen Wanderungen durch Sibirien stets eine Handvoll getrockneter Beeren mit. Das Kauen der Samen gab ihnen Energie, baute Stress ab, verbesserte das nächtliche

Sehvermögen und stillte den Hunger. Anfang der 1960er-Jahre wurde die russische Regierung auf die chinesische klinische Forschung und die nachweislichen Vorteile der Beere aufmerksam.[16] Daraufhin machte sie den Samenextrakt zu einem offiziellen Medikament in der Sowjetunion. Auch heute ist Schisandra in Russland immer noch ein anerkanntes Arzneimittel, das hauptsächlich bei Sehstörungen eingesetzt wird. Neben dem Sibirischen Ginseng und der Rosenwurz ist Schisandra eines der ersten »offiziellen« Adaptogene der Welt.

MACHT SCHÖN

Klinischen Studien zufolge enthält Schisandra Antioxidanzien, die sich positiv auf die Gesundheit der Haut auswirken, vor UV-Strahlung schützen und vor allem die Entgiftung der Leber unterstützen.

Dauerhafte Schönheit kommt von innen; und das bedeutet in vielen Fällen, dass man damit bei der Leber beginnen sollte. Die Leber ist unser größtes inneres Organ und erfüllt Hunderte verschiedener Aufgaben im Körper, aber man kann sie auch einfach als eine Art Filter betrachten: Wenn Giftstoffe nicht aus dem Körper herausgefiltert werden, entstehen Blockaden. Wir kommen in unserem Leben immer wieder mit Giftstoffen in Kontakt. Das lässt sich nicht vermeiden – es geschieht tagtäglich über unsere Nahrung, unser Trinkwasser und die Atemluft. Daher ist es wichtig, dafür zu sorgen, dass diese Giftstoffe auf irgendeine Weise wieder aus unserem Körper hinausgeleitet werden. Denn wenn sie nicht durch die Leber entgiftet werden, gelangen sie in andere poröse Bereiche unseres Körpers, zum Beispiel in die Haut, wo sie zur Entstehung von Akne, Ekzemen und Psoriasis führen können.

Schisandra besitzt hepatoprotektive (leberschützende) Eigenschaften. Diese Heilpflanze hilft bei der Regeneration der Hepatozyten (Leberzellen) und erhöht das hepatische (in der Leber gebildete) Glutathion. Sie schützt die Leber vor Schädigungen durch Medikamente und fördert die Abheilung bereits bestehender Schäden. Als Adaptogen schützt sie außerdem vor stressbedingten Leberschäden und trägt auf diese Weise zu einer dauerhaften, von innen heraus kommenden Schönheit bei.[17]

VERBESSERT DIE AUSDAUER

Schisandra-Beeren stehen schon seit Langem in dem Ruf, gegen Müdigkeit zu helfen. Diese uralte Erkenntnis wird nun durch moderne Forschungsergebnisse untermauert.[18] Als hochwirksames Heilmittel weisen die heilkräftigen Beeren die typische Push/Pull-Wirkung von Adaptogenen auf: Sie lindern Ängste und bewahren Ihren Körper vor dem Burnout, liefern Ihnen aber gleichzeitig auch mehr Energie. Diese sanft anregende Wirkung führt zu einem Anstieg des Energieniveaus und hilft gegen Müdigkeit, ohne dass darauf später ein plötzlicher Energieabfall folgt.

Schisandra wird auch als »Qi-stärkendes Mittel« bezeichnet[19,20] und hat eine Affinität zur Lunge, sodass man unter Einwirkung dieses Naturheilmittels tiefer und gleichmäßiger atmen kann. Das wirkt sich gleichzeitig positiv auf die Herzfrequenz und die Ausdauer beim Training aus. Diese beiden Eigenschaften machen Schisandra übrigens auch zu einem guten Potenzmittel; man kann damit also auch eine andere Art von Ausdauer fördern. Schisandra unterstützt den Körper während und nach Ausdauerleistungen und schützt vor trainingsbedingtem Stress während der Erholungsphase.

Durch intensive körperliche Aktivität erhöht sich die Ausschüttung von Stickstoffmonoxid (NO) und Cortisol. Stickstoffmonoxid ist ein freies Radikal und bei Cortisol handelt es sich um ein wichtiges Stresshormon. Beides sind Substanzen, die man nicht über längere Zeit in seinem Blutkreislauf haben möchte. In einer doppelblinden, placebokontrollierten Studie war bei den Teilnehmern, die einen Adaptogen-Extrakt aus Schisandra und Zaunrübe einnahmen, bei anstrengender körperlicher Aktivität kein Anstieg des Stickstoffmonoxid- oder Cortisolspiegels zu beobachten, während der Stickstoffmonoxidspiegel sich in der Placebogruppe erhöhte. Das beweist die stressschützende Wirkung von Schisandra bei Ausdauerleistungen und die Eignung dieser Heilpflanze zur Verbesserung der sportlichen Leistung und Erholung.[21]

HILFT GEGEN STRESS

Schisandra hat eine ganz besondere Wirkung auf das Nervensystem. Den stresslindernden Eigenschaften dieses Naturheilmittels verdanken wir seine positive Wirkung auf unsere Schönheit und Leistungsfähigkeit. Wie alle Adaptogene tritt Schisandra mit dem Nerven-, Immun- und Hormonsystem in Interaktion. Auf das zentrale Nervensystem wirkt dieses Mittel jedoch gleich in doppelter Hinsicht: Es stimuliert sowohl die Reflexe als auch die geistige Aktivität, während es gleichzeitig beruhigend wirkt und Ängste abbaut. Aufgrund seiner Wirkung auf Nervensystem und Lunge hilft es gegen Erkrankungen wie beispielsweise stressbedingtes Asthma. Eine konstante, gleichmäßige Atemfrequenz ist nicht nur für die körperliche Leistungsfähigkeit wichtig; richtiges Atmen ist auch ein wichtiges Erfolgsrezept, um Ihren Körper vor Dauerstress zu bewahren. Eine übermäßig flache, schnelle Atmung kann auf die Dauer zu Panik und Herzklopfen führen. Schisandra sorgt für eine ruhige, gleichmäßige Atmung und ermöglicht eine gleichmäßige, ausreichende Sauerstoffversorgung.

Ein Extrakt aus Schisandra-Beeren und -Samen wirkt nachweislich stimmungsaufhellend, wenn man ihn 16 bis 40 Tage lang einnimmt, und wirkt in Tiermodellen Erschöpfungszuständen des Nervensystems, Drüsenatrophie und Depressionen entgegen.[22]

AUFBEREITUNG, BESCHAFFUNG UND DOSIERUNG

Während Schisandra in den westlichen Ländern meist in Form ganzer getrockneter Beeren erhältlich ist, werden traditionelle wissenschaftliche Untersuchungen in erster Linie am Samenextrakt durchgeführt. Einer der wichtigsten Inhaltsstoffe von Schisandra, die Schisandrine, sind hauptsächlich in den Samen enthalten. Dennoch kann man auch mit einem Extrakt aus der ganzen Frucht oder den Samen positive Ergebnisse erzielen. Wenn Sie rohe Beeren verwenden, beginnen Sie mit drei bis sechs Gramm, die mindestens 10 bis 20 Minuten lang ausgekocht werden sollten. Das Verhältnis von getrockneten Beeren zu Wasser sollte 1:20 (Gewicht/Volumen) betragen. Nehmen Sie bis zu zweimal täglich 150 Milliliter von diesem Absud ein.

Das offizielle russische Arzneibuch und die Traditionelle Chinesische Medizin geben die gleichen Empfehlungen für die Dosierung von Schisandra wie wir: Wenn Sie eine Tinktur verwenden, empfehlen wir, mit etwa 30 Tropfen (oder einem Milliliter) zweimal täglich zu beginnen. Eine hochwertige, hochwirksame Tinktur sollte aus getrockneten Früchten im Verhältnis 1:6 (Gewicht/Volumen) mit

95-prozentigem Ethanol hergestellt werden. Ein standardisierter Extrakt in Pulverform sollte zu neun Prozent Schisandrine enthalten; darauf sollten Sie beim Kauf achten, um ein möglichst wirksames Produkt zu erhalten. Beginnen Sie mit der Einnahme von 400 bis 500 Milligramm täglich; die Höchstdosis beträgt zwei Gramm pro Tag. Um den Dosisbereich etwas einzugrenzen: Wir haben festgestellt, dass die meisten Menschen gut mit einer täglichen Dosis von 500 bis 1500 Milligramm (zweimal täglich) zurechtkommen. Da Schisandra Ihnen einen Energieschub geben kann, sollten Sie dieses Mittel morgens oder nachmittags als Muntermacher einnehmen. Wenn Sie schlecht schlafen, nehmen Sie es lieber nicht zu spät ein, damit Ihr Schlaf dadurch nicht gestört wird.

WIE SIE SCHISANDRA IN IHREM TÄGLICHEN LEBEN NUTZEN KÖNNEN

- ***Für die Schönheit:*** Bereiten Sie einen Absud daraus zu und trinken Sie ihn als festen Bestandteil Ihres täglichen Schönheitsprogramms.
- ***Für mehr Ausdauer:*** Trinken Sie den Tee vor einer langen Ausdaueraktivität (zum Beispiel vor dem Training, aber auch vor einer Reise oder wenn Sie vorhaben, abends lange aufzubleiben) oder mittags als guten Energiespender für den Siesta-Sex.
- ***Gegen Stress:*** Vermischen Sie das Pulver mit Rohschokolade und knabbern Sie an stressigen Tagen daran.

ACEROLA-KIRSCHE

Vollständiger Name: *Malpighia emarginata* (früher *Malpighia punicifolia)* aus der Familie der Malpighiengewächse (Malpighiaceae)

Spitznamen: Gartenkirsche, Antillen-Kirsche, Puerto-Rico-Kirsche, Westindische Kirsche, Jamaika-Kirsche, Barbados-Kirsche

Verwendeter Teil: Früchte

Heimat: stammt ursprünglich aus Yucatán (Mexiko), kommt aber heute in den meisten tropischen Regionen vor

Energetik: neutral bis warm, neutral

Positive Auswirkungen auf:

1. Schönheit
2. Immunsystem
3. Lebenserwartung

Inhaltsstoffe:

- Vitamin C
- Bioflavonoide
- Carotinoide (z. B. Lutein, Betacarotin)
- Anthozyane
- Mineralstoffe (Magnesium, Kalium, Kupfer, Zink und Eisen)
- Vitamin A
- B-Vitamine (vor allem B_5)

Häufige Verwendungszwecke: morgens, zur Vorbereitung auf Fototermine und zur Förderung der Genesung nach Operationen

Beste Freunde: Kakao, Granatapfel, Heidelbeere, Silberohr und Minze

KURZER HISTORISCHER ÜBERBLICK: EIN BISHER VIEL ZU WENIG GENUTZTES SUPERFOOD

Die Acerola-Kirsche ist eine kleine Frucht, die in fast allen tropischen und subtropischen Regionen der Welt vorkommt. In ihrem Nährstoffgehalt besitzt sie große Ähnlichkeit mit vielen anderen Beeren und Steinfrüchten. Sie hat eine leuchtend rote Farbe und ein kräftiges, süßlich-scharfes Aroma.

Alle Teile der Früchte – Beeren, Schale und auch die winzig kleinen Samen – sind essbar und dienten dem Menschen schon seit Jahrhunderten nicht nur als Nahrungsmittel, sondern auch als Medizin. Die Acerola-Kirsche schmeckt zwar auch in rohem Zustand köstlich, wurde aber früher normalerweise zu Marmelade und Sirup verarbeitet. Heute verwendet man sie in Südamerika zum Aromatisieren von Cocktails und Eiscreme. (Brasilien ist einer der größten Acerola-Produzenten.)

In der Pflanzenheilkunde wird die Acerola-Kirsche zur Vorbeugung von Vitamin-C-Mangel und Skorbut eingesetzt, da sie 50- bis 100-mal mehr Vitamin C enthält als Orangen oder Zitronen. Schon drei kleine Acerola-Kirschen decken den Tagesbedarf eines Erwachsenen an Vitamin C; und dabei handelt es sich nicht nur um ein Vitamin, sondern gleichzeitig auch um ein Antioxidans, das den Körper vor freien Radikalen schützt und die Bildung von Kollagen fördert! Vitamin C wirkt oxidativen Schäden an wichtigen Organen wie Leber, Herz und Gehirn entgegen. Als einer der wichtigsten natürlichen Vitamin-C-Lieferanten wird die Acerola-Kirsche schon seit Jahrtausenden zur Stärkung des Immunsystems und der Sehkraft, für eine gesunde Haut, eine gesunde Verdauung und zur Förderung der Genesung von Erkrankungen eingesetzt.

Die Acerola-Kirsche hat auch einen hohen Gehalt an Antioxidanzien, beispielsweise Carotinoiden und Anthozyanen – aus demselben Grund werden übrigens auch Grünkohl, Karotten und Blaubeeren als gesunde Nahrungsmittel so hoch geschätzt. Die Acerola-Kirsche enthält jedoch viel größere Mengen von diesen sekundären Pflanzenstoffen. Außerdem liefert sie viel Vitamin A, ein weiteres wichtiges Antioxidans. Alle in den Früchten enthaltenen sekundären Pflanzenstoffe wirken synergetisch zusammen, und da es sich bei der Acerola-Kirsche um ein Lebensmittel handelt, kann Ihr Körper die darin enthaltenen Vitamine, Antioxidanzien und Mineralstoffe auch besser aufnehmen und verwerten, als es bei synthetischen Formen dieser Wirkstoffe der Fall wäre.

MACHT SCHÖN

Die in der Acerola-Kirsche enthaltenen Antioxidanzien tragen dazu bei, die Haut vor Toxinen zu schützen, während ihr Vitamingehalt gleichzeitig die Kollagenbildung unterstützt.[23] Sie enthält sogar Kupfer, einen Mineralstoff, der sich positiv auf die Festigkeit der Haut und die Elastinbildung auswirkt. Die in der Acerola-Kirsche enthaltenen sekundären Pflanzenstoffe (beispielsweise Carotinoide, Anthozyanine und Flavonoide) wirken wahre Wunder, wenn Sie etwas für eine gesunde, schöne Haut tun möchten. Carotinoide verleihen Ihrer Haut einen jugendlichen Schimmer, außerdem erhalten sie die Augen gesund und wirken altersbedingten Sehstörungen entgegen. Wissenschaftlichen Untersuchungen zufolge verbessert die Acerola-Kirsche die Hautstruktur, regeneriert geschädigtes Gewebe und verlangsamt den Alterungsprozess. Außerdem schützt sie vor Falten, feinen Linien und Dehnungsstreifen und trägt zur Abheilung von Narbengewebe bei.[24]

Die Anthozyane (dieselben Farbstoffe, die auch in Blaubeeren, Rotkohl, Roter Bete, ja sogar in Roten Bohnen vorkommen) verleihen den Früchten ihre leuchtend roten, violetten und blauen Farbtöne. Es gibt buchstäblich Hunderte von Studien über den Zusammenhang zwischen Anthozyanen und einer gesunden Haut, in denen die antioxidative, entzündungs- und krebshemmende Wirkung dieser sekundären Pflanzenstoffe untersucht wurde. Man kann sich die Anthozyane wie ein Sonnenschutzmittel vorstellen, das von innen heraus wirkt: Sie schützen die Haut vor den negativen Auswirkungen längerer Sonneneinstrahlung wie beispielsweise Falten, vorzeitiger Alterung (und schlimmstenfalls sogar Krebs).

Die in der Acerola-Kirsche enthaltenen Flavonoide tragen ebenfalls dazu bei, die Haut vor UV-Schäden zu schützen, indem sie dem Körper helfen, die UV-Strahlung zu absorbieren; auf diese Weise beugen sie Sonnenbrand, Hautalterung und anderen durch übermäßige Sonneneinstrahlung verursachten Hautschäden vor. Andere in Acerola enthaltene Antioxidanzien tragen zur Entschlackung und Ausscheidung von Giftstoffen bei.

UNTERSTÜTZT DAS IMMUNSYSTEM

Die positiven Auswirkungen der Acerola-Kirsche auf das Immunsystem reichen vom Schutz vor Erkältungen bis hin zur Vorbeugung saisonaler Allergien, denn in 100 Gramm von dieser Frucht sind immerhin 1,5 bis 4,5 Gramm Vitamin C enthalten.[25] Zum Vergleich: Das ist 30- bis 90-mal mehr Vitamin C als in Erdbeeren und 38- bis 115-mal mehr Vitamin C als in Grapefruits! Dieses Vitamin fördert die Produktion von weißen Blutkörperchen, einem wichtigen Bestandteil unseres körpereigenen Abwehrsystems gegen Viruserkrankungen und andere Infektionen. Das macht Acerola vor allem in der Erkältungs- und Grippesaison zu einer wahren Superfrucht: Damit kann man einer Ansteckung vorbeugen und Erkältungssymptome lindern. Aufgrund ihres Gerbstoffgehalts hilft Acerola besonders gut gegen Atemwegserkrankungen. Wenn diese Tannine mit der Rachen- und Magen-Darm-Schleimhaut in Berührung kommen, bilden sie eine Schutzschicht, die Rachenentzündungen, Reflux und Gastritis vorbeugt. Die in der Acerola-Kirsche enthaltenen Phenolverbindungen haben außerdem eine antibakterielle Wirkung und bieten dadurch zusätzlichen Schutz vor Infektionen.

Die in der Frucht enthaltenen Antioxidanzien (beispielsweise Flavonoide und Carotinoide) bekämpfen Schäden durch freie Radikale im Körper. Wenn man diesen gefährlichen Radikalen nicht Einhalt gebietet, können sie zur Mutation gesunder Zellen führen; dadurch können unter anderem auch Krebszellen entstehen. Die Acerola-Kirsche hat sich als wirksames Nahrungsergänzungsmittel für Lungenkrebspatienten erwiesen, weil sie das Tumorwachstum verlangsamt.[26]

Außerdem trägt sie dazu bei, Häufigkeit und Schweregrad von Allergien einzudämmen, indem sie die Immunreaktion auf das Allergen verändert und außerdem die Bildung weißer Blutkörperchen anregt.

FÖRDERT DIE ERHOLUNG NACH DEM TRAINING

Die auch als Heteropolysaccharide bezeichneten Pektine aus der Acerola-Kirsche (Galacturonsäure, Arabinose, Galactose, Xylose und Rhamnose) wirken sich nachweislich positiv auf die Erholung nach dem Training aus und haben auch eine direkte Wirkung gegen Müdigkeit und Erschöpfung. Beim

Sport ist die Erholung bekanntlich der wichtigste Teil des Trainings. Manche Trainer gehen sogar so weit zu sagen, dass ohne anschließende Erholungsphase praktisch jedes Training nutzlos ist. Ähnlich wie der Schlaf, dessen tiefgreifende positive Wirkungen oft unterschätzt werden, gibt diese Erholungsphase Ihren Muskeln die Möglichkeit, sich zu reparieren. Außerdem kann Ihr Organismus während der Erholungsphase nach körperlicher, geistiger oder emotionaler Anstrengung seine Energie umverteilen, sodass sie anderen Körpersystemen für die Reparatur und Revitalisierung zur Verfügung steht.

In einer Studie zur Wirkung von Acerola gegen Müdigkeit und Erschöpfung konnten trainierte Mäuse, denen man 28 Tage lang einen Acerola-Extrakt verabreicht hatte, ihre Schwimmzeit verlängern; außerdem veränderte sich dadurch die Art, wie sie ihre Energie bei körperlicher Leistung nutzten, und der Extrakt wirkte sich auch positiv auf die Atmung während des Trainings und auf den Antioxidanzienstatus der Tiere aus.[27]

Doch die Acerola-Kirsche ist auch noch in anderer Hinsicht wichtig für eine möglichst effiziente Erholung nach dem Training: nämlich aufgrund der Wirkung von Vitamin C auf die Nebennieren. (Das sind Drüsen, die Hormone produzieren und an der Regulation von Stoffwechsel, Blutdruck, Immunsystem und Stressreaktion beteiligt sind.) Bei Vitamin-C-Mangel schütten die Nebennieren mehr Cortisol aus, was sich negativ auf den Blutdruck und den Stoffwechsel auswirken kann. Da unser Körper dieses Vitamin nicht selbst herstellen kann, müssen wir es über die Nahrung aufnehmen. Außerdem wirkt Vitamin C oxidativen Schäden an wichtigen Organen wie Leber, Herz und Gehirn entgegen.

Neben Vitamin C enthält die Acerola-Kirsche aber auch noch verschiedene B-Vitamine, zum Beispiel Riboflavin, Folsäure und Niacin. B-Vitamine sind eine Art zellulärer

Energie. Für Menschen, die sich vegetarisch ernähren und über die Nahrung nicht genug von diesen Vitaminen aufnehmen, spielt die Acerola-Kirsche als Nahrungsergänzung daher eine besonders wichtige Rolle. Außerdem sind die verschiedenen in Acerola enthaltenen Antioxidanzien wichtig für die Wiederherstellung körpereigener Substanzen, die bei physischer oder geistiger Anstrengung verloren gegangen sind oder verbraucht wurden.

AUFBEREITUNG, BESCHAFFUNG UND DOSIERUNG

Da es sich bei der Acerola-Kirsche um eine Frucht handelt, kann man sie ganz verzehren, und zwar in rohem oder gekochtem Zustand. Selbst die winzigen Kerne und die Schale sind essbar und haben einen Gesundheitswert. Die frischen Früchte kann man übrigens auch einfrieren und das ganze Jahr über essen. Doch wenn Sie keine Möglichkeit haben, sich frische Acerola-Kirschen zu beschaffen – keine Sorge: Diese Früchte werden häufig in Form von Saft, Pulver, Kapseln oder Tinkturen angeboten. Sogar in Hautpflegeprodukten sind sie enthalten. Meistens wird die Acerola-Kirsche gefriergetrocknet, zu Pulver vermahlen und dann entweder in Pulver- oder Kapselform auf den Markt gebracht. Manchmal wird auch Vitamin-C-Pulver aus Acerola hergestellt.

Wir empfehlen stets, lieber Pulver als Kapseln einzunehmen, weil man dann schmeckt, in welch konzentrierter und hochwertiger Form die Acerola-Kirsche in dem Produkt vorliegt, und der Körper die Wirkstoffe auf diese Weise auch besser aufnehmen kann. In einer Kapsel lassen sich weniger wirksame oder womöglich sogar ranzige Zutaten leichter verstecken. Wenn Sie die Möglichkeit haben, sich frische oder gefrorene Früchte zu beschaffen, sind drei Beeren pro

Tag eine ausreichende Dosis. Nehmen Sie Acerola in Pulverform ein, beginnen Sie am besten mit einem Teelöffel oder 3,5 Gramm pro Tag. In besonderen Situationen (zum Beispiel bei der Genesung von einer Operation oder einer plötzlichen Erkrankung) können Sie die Dosis auf bis zu zehn Gramm pro Tag erhöhen.

WIE SIE DIE ACEROLA-KIRSCHE IN IHREM TÄGLICHEN LEBEN NUTZEN KÖNNEN

- ***Für die Schönheit:*** Geben Sie das Pulver in einen Tee oder essen Sie täglich eine Handvoll frischer Acerola-Kirschen, um Ihre Haut gesund zu erhalten und der Hautalterung vorzubeugen.
- ***Für das Immunsystem:*** Geben Sie das Pulver in Müsli, pflanzlichen Joghurt oder in einen Smoothie, um jeden Tag etwas für Ihr Immunsystem zu tun, oder nehmen Sie es bei den ersten Anzeichen eines Schnupfens ein, um die Erkältung im Keim zu ersticken.
- ***Für die Genesung:*** Kochen Sie Acerola-Kirschen und geben Sie sie – mit etwas Zimt – in warmen Haferbrei (Porridge). Dieses wärmende, nährstoffreiche Frühstück wirkt sich positiv auf den Genesungsprozess nach einer Krankheit aus.

Morgendlicher Smoothie für die Schönheit und für ein bärenstarkes Immunsystem

Gönnen Sie sich diesen köstlichen pflanzlichen Smoothie gleich morgens, um Ihrem Körper zum Start in den Tag mehrere Adaptogene mit immunstärkender und verschönernder Wirkung zuzuführen.

350 ml kalter Chaga-Absud (oder bereiten Sie 250 ml heißen Chaga-Tee zu und geben Sie ein paar Eiswürfel hinein)
1 Tasse gefrorene Beeren (z. B. wilde Blaubeeren)
1 Portion Vanille-Proteinpulver
1 Teelöffel Acerola-Pulver
1 Teelöffel Kurkuma-Pulver
Etwas Pfeffer (Pulver oder frisch gemahlener schwarzer Pfeffer)
1 Prise Meersalz

Pürieren und vermischen Sie alle Zutaten in einem Hochleistungsmixer, bis der Smoothie glatt und cremig ist. Guten Appetit!

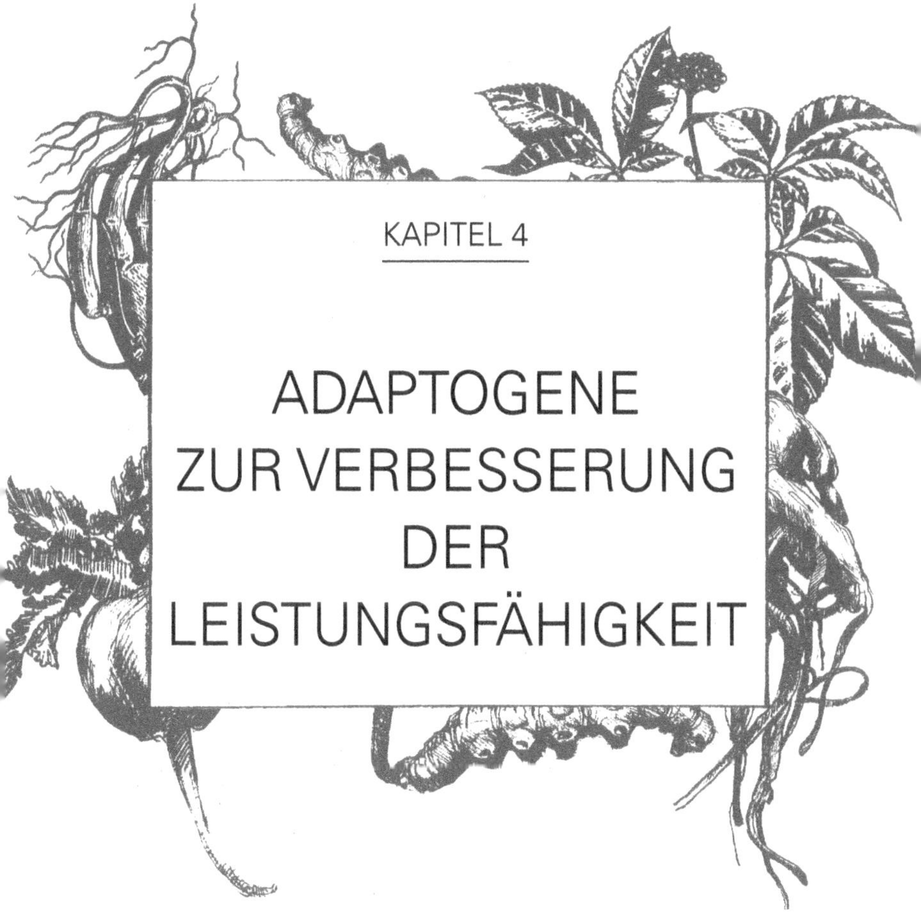

KAPITEL 4

ADAPTOGENE ZUR VERBESSERUNG DER LEISTUNGSFÄHIGKEIT

Für mehr Kraft und Energie

GINSENG

Vollständiger Name: *Panax ginseng* aus der Familie der Araliengewächse (Araliaceae)

Spitznamen: Allheilende Wurzel, Asiatischer/Koreanischer/Chinesischer Ginseng, Königswurzel

Verwendeter Teil: Wurzel

Heimat: In seiner früheren Heimat Nordchina und Korea ist der Ginseng fast ausgestorben, daher wird er heute in ganz Asien angebaut.

Energetik: warm (roter Ginseng)/leicht warm (weißer Ginseng), feucht

Positive Auswirkungen auf:

1. Energie
2. Sexuelle Leistungsfähigkeit
3. Gehirn

Inhaltsstoffe:

- Ginsenoside (Triterpensaponine)
- Polysaccharide
- Antioxidanzien

Häufige Verwendungszwecke: um als Erste(r) aus dem Bett zu springen (oder zusammen mit dem Partner einen schönen Tag unter der Bettdecke zu verbringen)

Beste Freunde: Rosenwurz, Cordyceps, Schisandra, Reishi, Ashwagandha und Tulsi

KURZER HISTORISCHER ÜBERBLICK: DIE ÄLTESTE BEKANNTE HEILPFLANZE

Der vor über 5000 Jahren in Nordchina entdeckte Ginseng ist womöglich die älteste bekannte Heilpflanze. Das griechische Wort »panákeia« bedeutet »Allheilmittel« – und genau diese Wirkung schreibt man dem Ginseng auch tatsächlich zu. Für die chinesischen Kaiser war diese Heilpflanze wertvoller als Gold. Es gab sogar eine Zeit, in der die Verwendung von Ginseng nur Mitgliedern der kaiserlichen Familie erlaubt war. Wenn ein einfacher Bürger mit einer Ginsengwurzel erwischt wurde, drohte ihm nicht selten die Todesstrafe. Es heißt, dass der erste Qin-Kaiser Qin Shi Huang im Jahr 221 vor Christus 3000 Soldaten auf eine Mission schickte, um wilden Ginseng zu finden; und jeder, der mit leeren Händen zurückkam, wurde enthauptet.

Von den über 11 000 Pflanzenheilmitteln, die in der legendären Materia medica der TCM (dem *Bencaojing* von Shen Nong) aufgeführt sind, gilt Ginseng als der König aller chinesischen Heilpflanzen und wird als »Tonikum für die fünf Eingeweide (die Organe im Inneren des Körpers), zur Beruhigung der animalischen Geister, zur Stabilisierung der Seele, zur Vorbeugung von Ängsten, zur Vertreibung der bösen Energien, um dem Auge mehr Glanz zu verleihen ... und das Leben zu verlängern« beschrieben. Ungefähr um dieselbe Zeit wurde der Ginseng in den ayurvedischen Veden, den 5000 Jahre alten heiligen Schriften aus Indien, als »die Wurzel, die aus der Erde ausgegraben wird und die Nerven stärkt« beschrieben: »Die Kraft des Pferdes, des Maultiers, der Ziege, des Schafbocks, ja sogar die Kraft des Stiers verleiht sie ihm. Dieses Kraut wird dich mit so lustvoller Kraft erfüllen, dass du, wenn du erregt bist, Hitze wie Feuer ausatmen wirst.«[1]

Ginseng verfügt über eine ganze Reihe positiver Wirkungen und kommt jedem Organismus auf andere, individuelle

Art und Weise zugute. Berühmt für ihre neuroprotektiven (nervenschützenden), aphrodisierenden, stresslindernden, immunmodulierenden und vitalisierenden Eigenschaften, ist diese Heilpflanze eine Wohltat für den ganzen Körper – für mehr Energie, mehr Gesundheit und ein längeres Leben.

Aufgrund der großen Verehrung, die der wilde Ginseng genoss, und der fast schon übersinnlichen Fähigkeiten, die man ihm zuschrieb, wurde er in seiner Heimat fast ausgerottet. Glücklicherweise baut man ihn aber in ganz Asien nach wie vor an. Und der Ruhm dieser Heilpflanze beruht nicht nur auf historischen Überlieferungen: Mittlerweile gibt es über 30 000 wissenschaftliche Untersuchungen über diese Power-Wurzel, die beweisen, dass sie sich positiv auf unser Energieniveau, unsere kognitiven Fähigkeiten und unsere sexuelle Leistungsfähigkeit auswirkt und gegen Stress hilft.

SCHENKT NEUE KRAFT UND ENERGIE

Von allen Adaptogenen hat Ginseng die stärkendste und aufbauendste Wirkung. Er ist das Heilmittel der ersten Wahl für Menschen, die erschöpft oder geschwächt sind oder einen starken Kick brauchen, um wieder in Schwung zu kommen. Besonders hilfreich ist er für Menschen über 40 Jahren; jüngere Leute, die seine stark anregende Wirkung noch nicht benötigen, sollten ihn lieber sparsam verwenden.

Im Jahr 2016 hat eine Metaanalyse mehrerer randomisierter, kontrollierter Studien Ginseng-Präparaten eine statistisch signifikante Wirkung gegen Müdigkeits- und Erschöpfungszustände bescheinigt.[2] Sowohl in Tier- als auch in Humanstudien tragen die zahlreichen wertvollen Inhaltsstoffe des Ginsengs dazu bei, den Kohlenhydratstoffwechsel und Neurotransmitterhaushalt zu regulieren und das Gehirn zu schützen.[3] Ein Bereich, in dem sich die energiesteigernden Eigenschaften von Ginseng besonders positiv auswirken, ist die Behandlung von Patienten während der Genesung von einer Krebserkrankung. In einer Studie aus dem Jahr 2020 zeigte sich bei Darmkrebspatienten, die 16 Wochen lang Ginseng einnahmen, im Vergleich zur Placebogruppe eine deutliche Verbesserung der Stimmung, Lebensfreude und Gehfähigkeit.[4]

Angesichts der Wirksamkeit von Ginseng gegen Müdigkeit und Erschöpfung und seiner positiven Auswirkungen auf die Energieproduktion mag es Ihnen verlockend erscheinen, diese Heilpflanze in Ihr tägliches Gesundheitsprogramm aufzunehmen; doch der moderne Amerikaner ist normalerweise nicht der ideale Kandidat dafür. Menschen, deren Nervensystem ohnehin schon überreizt und von übermäßigem Koffeinkonsum aufgeputscht ist und die in ihrem Alltagsleben ständig bis an ihre Grenzen gefordert werden, könnten dabei nämlich die Erfahrung machen, dass der Ginseng sie *über*fordert: Die energiespendende Wirkung dieses Arzneimittels kann Erschöpfungssymptome maskieren. Daher ist es wichtig, bei der Einnahme von Ginseng gut auf eine gesunde Ernährung, genügend Schlaf und eine adäquate Behandlung etwaiger Grunderkrankungen zu achten. Denn obwohl es sich bei dieser Pflanze um ein echtes Adaptogen handelt, sollte man bei Überlastung oder Krankheit trotzdem ein ausgewogenes Leben führen. Für alle, die sich eine etwas kühlere und mildere Wirkung wünschen: Es gibt auch noch eine verwandte, im östlichen Nordamerika beheimatete Art mit sehr ähnlichen Auswirkungen auf die Gesundheit: den Amerikanischen Ginseng *(Panax quinquefolius)*. Wenn Sie eine feurige, heiße, energiegeladene Pitta- oder Typ-A-Persönlichkeit sind, ist diese Wurzel für Sie vielleicht die bessere Wahl.

STÄRKT DIE SEXUELLE LEISTUNGSFÄHIGKEIT

Ginseng wird schon seit Jahrtausenden als Aphrodisiakum eingesetzt. Wissenschaftlichen Untersuchungen zufolge kann er die Entwicklung der Fortpflanzungsorgane beschleunigen und die allgemeine sexuelle Leistungsfähigkeit verbessern.[5] In einer randomisierten, placebokontrollierten Doppelblindstudie zeigten Probanden mit diagnostizierter erektiler Dysfunktion, die acht Wochen lang dreimal täglich 900 Milligramm Ginseng einnahmen, im Vergleich zur Placebogruppe ein stärkeres sexuelles Verlangen, mehr Zufriedenheit beim Geschlechtsverkehr und eine signifikante Verbesserung ihrer erektilen Funktion.[6]

Die positiven Auswirkungen von Ginseng auf das sexuelle Verlangen zeigen sich auch bei Frauen, vor allem in den Wechseljahren. In einer randomisierten, placebokontrollierten Doppelblindstudie nahmen Frauen in den Wechseljahren täglich drei Gramm Ginseng (auf drei Dosen zu je einem Gramm verteilt) ein. Bei den meisten Probandinnen verbesserte sich daraufhin die Fähigkeit zu sexueller Erregung.[7]

VERBESSERT DIE GEHIRNLEISTUNG

Die wichtigsten im Ginseng enthaltenen Wirkstoffe sind die Ginsenoside, die nachweislich die Aktivität der Neurotransmitter und die Durchblutung des Gehirns steigern. In einer randomisierten, placebokontrollierten Doppelblindstudie aus Dänemark zeigten Versuchspersonen im Alter von über 40 Jahren, denen man acht Wochen lang 400 Milligramm eines standardisierten Ginseng-Extrakts verabreichte, im Vergleich zur Placebogruppe schnellere Reaktionen und eine signifikante Verbesserung des abstrakten Denkvermögens.[8]

In einer anderen randomisierten, placebokontrollierten Doppelblindstudie, die von einer Fakultät für kognitive Neurowissenschaften durchgeführt wurde, stachen junge Menschen, die 400 Milligramm Ginseng pro Tag einnahmen, im Vergleich zur Placebogruppe durch eine verbesserte Langzeitgedächtnisleistung, schnellere Ausführung von Gedächtnisaufgaben und größere Genauigkeit bei Aufmerksamkeitsaufgaben hervor.[9]

AUFBEREITUNG, BESCHAFFUNG UND DOSIERUNG

In vielen seiner Heimatregionen ist der wilde Ginseng entweder in seinem Bestand bedroht oder bereits ausgestorben. Doch glücklicherweise haben Farmer inzwischen begonnen, diese Pflanze anzubauen; ihnen verdanken wir den Ginseng, der heute in der TCM verwendet und weltweit vertrieben wird. Hüten Sie sich jedoch vor unseriösen Bezugsquellen, die diese Wurzel vor allem wegen ihrer Wirkung auf das sexuelle Leistungsvermögen anpreisen! Hohe Qualität und die richtige Dosierung sind wichtige Voraussetzungen dafür, dass Sie auch wirklich in den Genuss aller positiven Wirkungen dieses Adaptogens kommen.

Es gibt auch noch ein paar andere Kriterien, die Sie beim Kauf von Ginseng beachten sollten. Auch wenn es sich um die richtige Art – *Panax ginseng* – handelt, gibt es diese Wurzel nämlich in verschiedenen Farben: Rot, Weiß und Schwarz. Roter Ginseng wird nicht geschält, sondern nur gedämpft und dann getrocknet, bevor er auf den Markt kommt. In der TCM ist das die traditionellste Aufbereitungs- und Anwendungsmethode für Ginseng. Weißer Ginseng ist ebenfalls ungeschält, wird aber vor dem Verkauf nicht gedämpft, sondern gleich getrocknet. Die neueste auf dem Markt erhältliche Art ist der schwarze Ginseng. Er wird nach einer neuen Methode aufbereitet, bei der man die Wurzel vor dem Verkauf mehrmals dämpft und trocknet.

Roter und weißer Ginseng sind die Sorten, die man auf dem Markt am häufigsten findet – meist als ganze getrocknete Wurzel, Tinktur, Flüssigextrakt, Pulver oder in Kapselform. Roter Ginseng wirkt eher wärmend, weißer Ginseng eher kühlend; daher empfehlen wir Ihnen, die Sorte zu wählen, die am besten zu Ihrem Körpertyp passt. (Wenn Sie eine kühlere Konstitution haben, nehmen Sie roten Ginseng ein; für Menschen mit wärmerer Konstitution ist weißer Ginseng besser geeignet.) Wenn Sie die ganze Ginsengwurzel verwenden möchten, fragen Sie den Lieferanten oder Hersteller nach dem Alter der Wurzel, denn dieses Kriterium kann für die Qualität von entscheidender Wichtigkeit sein. Ein guter Indikator für das Alter besteht in der »Hässlichkeit« der Wurzel: Ältere Wurzeln wurden bereits von mehr Käfern und Insekten angefressen und haben deshalb mehr Schutzstoffe gebildet, die auch uns Menschen zugutekommen. Und ältere Wurzeln schmecken normalerweise auch bitterer, was ihre Heilkraft verstärkt (bitter = besser).

Eine wirksame Dosis der trockenen Wurzel liegt im Bereich von 0,5 bis 4,5 Gramm. Wenn Sie die trockene Wurzel verwenden, empfehlen wir zwei bis drei Gramm pro Tag als starke, aber wirksame Anfangsdosis. Die Wurzel kann gekaut oder ausgekocht werden. Wenn Sie sie auskochen, bringen Sie ungefähr einen Liter Wasser zum Kochen und fügen zwei bis drei Gramm gehackte Ginsengwurzel hinzu. Lassen Sie die Wurzel mindestens 20 Minuten lang in dem Wasser köcheln und trinken Sie diesen Absud dann über den Tag verteilt.

Wenn Sie einen standardisierten Extrakt verwenden, beginnen Sie mit 200 Milligramm pro Tag. Diese Menge kann man auf einmal einnehmen oder auf zwei Dosen – morgens und nachmittags – verteilen. Bei Bedarf können Sie die Dosis auf 400 Milligramm pro Tag erhöhen, indem Sie sie alle paar Tage langsam um jeweils 50 Milligramm steigern.

Es ist stets ratsam, mit kleinen Mengen anzufangen – vor allem beim Ginseng. Wissenschaftliche Untersuchungen zeigen zwar, dass man dieses Heilmittel bedenkenlos über längere Zeit einnehmen kann, dass es aber am besten ist, nach zwei- bis zwölfwöchiger Einnahme erst mal eine Pause einzulegen,[10] denn Ginseng kann Ihnen einen so starken Energieschub verleihen, dass die Symptome einer etwaigen Grunderkrankung dadurch überdeckt werden, wenn man diese Krankheit nicht gleichzeitig mitbehandelt. Wenn Sie zwischendurch eine Einnahmepause machen, können Sie beurteilen, wie Ihr Körper sich auf die stärkende Wirkung des Ginsengs eingestellt hat, bevor Sie entscheiden, ob Sie die Einnahme fortsetzen sollten oder nicht. Vielleicht haben Sie das Ziel, das Sie mit der Einnahme dieser Wurzel verfolgten, inzwischen ja auch bereits erreicht und brauchen den Ginseng daher gar nicht mehr.

WIE SIE GINSENG IN IHREM TÄGLICHEN LEBEN NUTZEN KÖNNEN

- ***Für mehr Energie:*** Ältere Menschen sollten als tägliches Tonikum einen Ginseng-Absud einnehmen, um ihre Energie und Ausdauer zu steigern und Schwächezuständen entgegenzuwirken.
- ***Für mehr sexuelle Leistungsfähigkeit:*** Frauen in den Wechseljahren sollten die Wurzel kauen, um ihr Energieniveau zu steigern oder bei Erschöpfung das sexuelle Verlangen zu stärken.
- ***Für das Gehirn:*** Geben Sie die Wurzel sparsam als Pulver in Smoothies, um Ihre kognitiven Fähigkeiten zu verbessern.

CORDYCEPS

Vollständiger Name: *Cordyceps sinensis* (Chinesischer Raupenpilz) und *Cordyceps militaris* (Puppenkernkeule) aus der Abteilung der Schlauchpilze (Ascomycota)

Spitznamen: Himalaja-Viagra, Cordy-Sex

Verwendeter Teil: Pilzfruchtkörper

Heimat: Ursprünglich stammt dieser Pilz aus dem Himalaja und wächst am liebsten in Höhenlagen über 4000 Metern. Vereinzelt kommt er auch in Nepal, Indien, China und Tibet vor. Er ist ziemlich selten und sollte daher in freier Natur nicht gesammelt werden.

Energetik: warm, feucht

Positive Auswirkungen auf:

1. Energie
2. Ausdauer
3. Sexuelle Leistungsfähigkeit

Inhaltsstoffe:

- Cordycepinsäure (auch unter dem Namen D-Mannitol bekannt)
- Cordycepin
- Adenosin
- Polysaccharide[11]

Häufige Verwendungszwecke: vor und nach dem Training und bei Wanderungen oder Abenteuern in großen Höhenlagen

Beste Freunde: Schisandra, Kakao, Minze, Hagebutte und Ingwer

KURZER HISTORISCHER ÜBERBLICK: VON LIEBESHUNGRIGEN YAKS UND PROFISPORTLERN

Schon seit über 2000 Jahren sammeln die Bewohner des Himalaja diesen Pilz. Ursprünglich war er von Sherpas entdeckt worden, die im Frühjahr ihre Yaks an den Berghängen hüteten. Immer wenn sie sich in Höhenlagen über 4000 Metern begaben, fiel ihnen auf, dass ihre Yaks kleine Pilze fanden und fraßen. Kurz danach wurden die Tiere brünstig und sprangen in ihrer sexuellen Erregung wie wild umher. Dieses Verhalten machte die Sherpas neugierig, sodass sie den Pilz ebenfalls probierten, woraufhin sie bei sich selbst ähnliche Wirkungen feststellten: Ihre Ausdauer und ihr sexuelles Verlangen nahmen zu; außerdem konnten sie nach dem Verzehr des Pilzes in großen Höhenlagen leichter atmen.

Die Sherpas brachten den Mönchen in ihrem Dorf diese Pilze, und von dort aus verbreitete sich ihr Ruf. Schließlich erfuhr der Leibarzt des Kaisers von China davon und verschrieb dem Kaiser dieses Heilmittel – mit so hervorragenden Wirkungen, dass ein Gesetz erlassen wurde, wonach jeder Cordyceps, der im Land gefunden wurde, sofort dem Kaiser gebracht werden musste!

Zu Beginn des 18. Jahrhunderts wurde ein französischer Jesuitenpater, Perennin Jean-Baptiste Du Halde, als Gast an den kaiserlichen Hof in China eingeladen. Während seines Aufenthalts erkrankte er, und man empfahl ihm Cordyceps als Heilmittel zur Förderung seiner Genesung. Du Halde war von der Wirksamkeit dieses Pilzes begeistert und erklärte, er sei viermal so viel wert wie sein Gewicht in Silber. Bei seiner Rückkehr nach Frankreich brachte er mehrere dieser Pilze mit und veröffentlichte einen Bericht darüber, der unter den Wissenschaftlern der damaligen Zeit rasch publik wurde und sogar zu der Entdeckung führte, dass man mit bestimmten Mikroorganismen Pflanzenschädlinge bekämpfen kann. Um die Mitte des 19. Jahrhunderts sollen chinesische Einwanderer, die in den USA am Bau von Eisenbahnen mitarbeiteten, Cordyceps zur Stärkung ihrer Lunge und ihres Immunsystems eingenommen haben; und da diese Immigranten nicht unter den gleichen Beschwerden litten wie andere Bauarbeiter, hielt der Pilz bald darauf auch in den USA Einzug.[12,13]

Nach den Leichtathletik-Weltmeisterschaften 1993 in Stuttgart verbreitete sich der Ruhm des Cordyceps auf der ganzen Welt. Chinas weibliches Laufteam gewann damals nämlich sechs von neun möglichen Medaillen in der Langstrecken-Leichtathletik. Daraufhin kamen Gerüchte auf, dass die Frauen womöglich gedopt waren oder illegale Substanzen eingenommen hätten, um so beeindruckende Laufzeiten zu erzielen, doch man konnte ihnen keine illegalen Praktiken nachweisen. Ma Junren, der chinesische Trainer, erklärte jedoch, er habe Cordyceps in ihren Ernährungsplan aufgenommen. Daraufhin wurde dieser Pilz unter Profisportlern sehr schnell als legales und wirksames Mittel zur Steigerung der sportlichen Leistung populär.

LIEFERT ENERGIE

Cordyceps wird schon seit Jahrtausenden als Energiespender eingesetzt – nicht nur bei Sportlern, sondern auch bei älteren Menschen. Er ist bekannt dafür, dass er Müdigkeit bekämpft und den Körper stärkt und belebt, ohne gleichzeitig eine anregende Wirkung zu haben. Menschen, die nicht an die Wirksamkeit von Heilpilzen glauben, verabreichen wir gern eine 1,5-Gramm-Dosis Cordyceps-Fruchtkörperextrakt; denn das ist eines der wenigen Naturheilmittel, die schon innerhalb von 20 bis 30 Minuten nach der Einnahme wirken.

Die meisten Menschen berichten, dass sie daraufhin einen Energieschub und ein gesteigertes Körpergefühl verspüren.

Cordyceps ist ein sehr wirksamer Pre-Workout-Booster, der zu einer spürbaren Verbesserung der sportlichen Leistung führt. Aber wir sollten uns niemals *ausschließlich* auf irgendein Mittel verlassen, um unsere sportlichen Leistungsziele zu erreichen oder unser Wohlbefinden zu steigern. Daher sollte man nicht einfach nur ein Adaptogen einnehmen, sondern zusätzlich ein starkes Gesundheitsfundament in Form von vernünftiger Ernährung, ausreichender Bewegung und genügend erholsamem Schlaf schaffen. Um also langfristig von Cordyceps zu profitieren, empfehlen wir die Einnahme in der Erholungsphase *nach* dem Training.

In einer randomisierten, placebokontrollierten klinischen Doppelblindstudie, die im *Chinese Journal of Integrative Medicine* veröffentlicht wurde, erhöhte sich die $VO_{2\,max}$ (maximale Sauerstoffaufnahme) älterer Versuchspersonen, die sechs Wochen lang jeden Tag drei Gramm Cordyceps einnahmen, signifikant, während in der Placebogruppe keinerlei Verbesserung zu beobachten war.[14]

In einer anderen Studie zögerte *Cordyceps militaris* bei Mäusen, denen man dieses Adaptogen 28 Tage lang in niedrigen, mittleren und hohen Tagesdosen (40, 80 und 160 Milligramm pro Kilogramm Körpergewicht) verabreichte, die Erschöpfung in einem Schwimmtest signifikant hinaus; außerdem nahm die Konzentration von Milchsäure im Blut bei diesen Tieren ab – eine Bestätigung dafür, dass *Cordyceps militaris* gegen Müdigkeit und Erschöpfung hilft und die Ermüdungsresistenz erhöht.[15] Wir empfehlen Cordyceps gern Sportlern, älteren Menschen und Patienten, die an chronischer Müdigkeit leiden. Dieses Adaptogen kann aber auch Menschen mit Atembeschwerden wie beispielsweise Asthma helfen.

VERBESSERT DIE AUSDAUER

Eine wichtige Komponente der Ausdauer ist die Fähigkeit unseres Körpers, eine konstante Herzfrequenz aufrechtzuerhalten. Herzgesundheit und Ausdauer hängen eng miteinander zusammen. Das Gegenteil eines gleichmäßigen, kräftigen Herzschlags sind Herzrhythmusstörungen – ein unregelmäßiger oder abnormaler Herzschlag, der zu Schlaganfällen führen kann. Es gibt viele Studien über den Einsatz von Cordyceps zur Verbesserung der Herzgesundheit, in denen Herzrhythmusstörungen sich unter der Einwirkung dieses Adaptogens teilweise oder sogar vollständig zurückbildeten. In einer an der Medizinischen Universität Guangzhou in China durchgeführten klinischen Studie zeigte sich bei über 80 Prozent der Versuchspersonen, die täglich 1,5 Gramm Cordyceps einnahmen, im Vergleich zur Placebogruppe eine Verbesserung der Herzfunktion.[16]

Cordyceps verbessert die Funktion der HPA-Achse (des Systems in unserem Körper, das auf Stress reagiert). Wenn es gelingt, die HPA-Achse zu beruhigen, kann sich unser ganzes Nervensystem entspannen. In einer an der UCLA School of Medicine durchgeführten placebokontrollierten Doppelblindstudie erhöhte sich die Sauerstoffaufnahme bei den Probanden, die Cordyceps einnahmen, von 1,88 auf 2,00 Liter pro Minute[17] – eine Bestätigung dafür, dass dieses Adaptogen die körperliche Leistungsfähigkeit und Ermüdungsresistenz verbessern kann.

Danielle verschreibt Hochleistungssportlern in ihrer Privatpraxis oft Cordyceps, um die Erholung nach dem Training zu unterstützen und die langfristige Ausdauer zu steigern.

STÄRKT DIE SEXUELLE LEISTUNGSFÄHIGKEIT

Dieser Pilz ist ein beliebtes Mittel zur Steigerung der sexuellen Leistungsfähigkeit und hilft gegen alle möglichen Probleme in diesem Bereich – von Unfruchtbarkeit bis hin zu sexuellen Funktionsstörungen –, was ihm Spitznamen wie »Cordy-Sex« oder »Himalaja-Viagra« eingebracht hat. Er wird vor allem in der Behandlung sexueller Probleme bei Männern eingesetzt, wirkt sich aber auch positiv auf die weibliche Sexualität aus. Es wurden auch schon Studien mit Cordyceps in Kombination mit *In-vitro-Fertilisation (IVF)* zur Förderung der Fruchtbarkeit durchgeführt – mit sehr positiven Ergebnissen,[18] die wahrscheinlich darauf zurückzuführen sind, dass dieses Adaptogen die Östradiolproduktion anregt.

Eine Studie zur Untersuchung von Cordycepin (einem in diesem Pilz enthaltenen Wirkstoff) zeigt, dass Cordyceps sehr gut gegen altersbedingte sexuelle Funktionsstörungen bei Männern hilft.[19]

Eine interessante Studie, die an Ebern durchgeführt wurde, untersuchte die spermatogene Wirkung von Cordyceps, also seinen Einfluss auf die Spermienbildung. Man verabreichte den Ebern zwei Monate lang Cordyceps; während dieser Zeit wurde ihnen einmal pro Woche Sperma entnommen und analysiert. Die Qualität und Quantität der befruchtungsfähigen Spermien hatte sich bereits nach einem Monat signifikant erhöht und im zweiten Monat ihren Höhepunkt erreicht. Die positive Wirkung hielt sogar noch zwei Wochen nach Ende der Behandlung an. Außerdem erhöhten sich der Prozentsatz beweglicher Spermien in der Cordyceps-Gruppe signifikant, was ebenfalls darauf hindeutet, dass dieses Heilmittel sich positiv auf die männliche Sexualität auswirkt.[20]

AUFBEREITUNG, BESCHAFFUNG UND DOSIERUNG

Gerade bei Cordyceps spielt das Thema Beschaffung eine sehr wichtige Rolle. Weltweit wurden bisher ungefähr 600 verschiedene Cordyceps-Arten identifiziert. Die meisten klinischen Untersuchungen wurden mit *Cordyceps sinensis, Cordyceps militaris* und einer von chinesischen Mykologen in den 1960er-Jahren gezüchteten Sorte namens CS-4 durchgeführt.

Cordyceps sinensis in freier Natur zu sammeln, ist äußerst bedenklich, denn aufgrund seines hohen Werts und seiner Seltenheit wurde dieser Pilz in viel zu großen Mengen geerntet und ist daher inzwischen ausgesprochen selten. Aus ökologischen und humanitären Gründen empfehlen wir, keine wild wachsenden Arten, sondern nur Cordyceps aus Kulturen zu kaufen. Das sollte auch nicht allzu schwierig sein, denn die meisten in der freien Natur gesammelten Produkte sind entweder unverschämt teuer, oder es handelt sich dabei um Fälschungen. Zum Glück haben auch aus Kulturen stammende Cordyceps-Sorten nachweislich einen ähnlichen Gesundheitswert wie die wild wachsenden Sorten. Außerdem sind sie erwiesenermaßen vegan, während die in freier Natur gesammelten Sorten eine Mischung aus dem Pilz und dem Wirt, auf dem er gewachsen ist (also oft aus verschiedenen Insektenarten), darstellen.

Wie bei allen Heilpilzen sollten Sie niemals rohen Cordyceps oder myzelisierte Körner, sondern stets nur Fruchtkörperextrakt kaufen. Zwar warnen wir normalerweise davor, auf Getreide gezüchtete Pilze für den menschlichen Verzehr zu verwenden; doch Cordyceps stellt in dieser Hinsicht eine Ausnahme dar. Alle anderen in diesem Buch besprochenen Heilpilze wachsen auf natürliche Weise auf Holz; doch bei unserem lieben kleinen Cordyceps ist das anders. Trotzdem sollte man seinem Körper die Stärke und die Füllstoffe, die in den im Labor gezüchteten Myzelprodukten enthalten sind, nicht zuführen. Das lässt sich vermeiden, indem man Cordyceps kauft, der in einer Myzel-Flüssigkultur gezüchtet wurde. Die am häufigsten in Flüssigkulturen gezüchtete Sorte ist der *Cordyceps CS-4*, obwohl wir für die meisten Verwendungszwecke nach wie vor *Cordyceps militaris* bevorzugen, da sein Fruchtkörper die größte Ähnlichkeit mit dem seiner wild wachsenden Vorfahren hat.

WIE SIE CORDYCEPS IN IHREM TÄGLICHEN LEBEN NUTZEN KÖNNEN

- ***Für mehr Energie:*** Nehmen Sie Cordyceps ein, wenn Sie sich erschöpft oder ausgelaugt fühlen, um sich einen physischen Energieschub zu verschaffen. Oder geben Sie einen Löffel von dem pulverisierten Extrakt in ein warmes Getränk, wenn Sie sich in Gebirgsregionen begeben, wo der Sauerstoffgehalt der Luft niedriger ist.
- ***Für mehr Ausdauer:*** Trinken Sie in der Erholungsphase nach dem sportlichen Training einen heißen Cordyceps-Absud oder geben Sie einen Messlöffel von dem Extraktpulver in einen Smoothie.
- ***Für mehr sexuelle Leistungsfähigkeit:*** Trinken Sie den Tee ungefähr 30 bis 60 Minuten, bevor Sie mit Ihrem (oder Ihrer) Liebsten ins Bett gehen.

Fallstudie: *Cordyceps als Kraft- und Energiespender*

Als Danielle in den Bergen in Colorado lebte, griff sie oft zu Cordyceps – vor allem dann, wenn ihre Familie, die auf Meereshöhe in Kalifornien lebt, zu Besuch kam. Kurz nach ihrer Ankunft nahm sie ihre Eltern mit auf eine Wanderung in die Berge in der Nähe ihres Hauses, und sobald sie eine Höhe von ungefähr 2400 Metern überschritten hatten, quälten sie sich nur noch keuchend und schnaufend den Berg hinauf – wegen der dünnen Luft, die da oben herrschte, war diese Wanderung für sie sehr anstrengend. Doch als die Eltern Danielles Angebot annahmen, vor der Wanderung eine Tasse Tee aus Cordyceps-Extrakt zu trinken, konnten sie die Hügel plötzlich mit erstaunlicher Leichtigkeit ersteigen. Dank der Erhöhung ihrer maximalen Sauerstoffaufnahme konnten sie in der dünnen Gebirgsluft fast sofort besser atmen und sich leichter und ausdauernder bewegen.

Hinweis: Es gibt über 400 verschiedene Cordyceps-Arten, und jede von ihnen besitzt andere Eigenschaften; doch seinen Ruhm dürfte dieses Heilmittel wohl hauptsächlich der Art Cordyceps sinensis verdanken. Allerdings verwenden und empfehlen wir mittlerweile eine eng verwandte Art namens Cordyceps militaris, weil es sich dabei um ein pflanzliches/veganes Mittel handelt, das von seiner Heilwirkung her genauso wertvoll, wenn nicht sogar noch wertvoller ist als Cordyceps sinensis. Außerdem ist das Sammeln von Cordyceps militaris in freier Natur (im Gegensatz zu Cordyceps sinensis) nachhaltig und ethisch vertretbar, da es sich hierbei nicht um eine seltene Art handelt.

MACA

Vollständiger Name: *Lepidium meyenii* aus der Familie der Kreuzblütler (Brassicaceae)

Spitznamen: Viagra der Natur, Peruanischer Ginseng oder Peru-Ginseng (Anmerkung: Kein echter Ginseng!)

Verwendeter Teil: Wurzel; eigentlich ist die Maca-Pflanze ein Hypokotyl (Gemüse, das mit Senf, Blumenkohl, Brokkoli und Rosenkohl verwandt ist)

Heimat: hoch oben in den peruanischen Anden

Energetik: warm, feucht

Positive Auswirkungen auf:

1. Energie
2. Sexuelle Leistungsfähigkeit
3. Stress

Inhaltsstoffe:

- Essenzielle Aminosäuren
- Fettsäuren (Linolsäure, Palmitinsäure und Ölsäure)
- Phytosterine (Sitosterol, Campesterol, Ergosterol und Brassicasterol)
- Mineralstoffe und Spurenelemente: Kalium, Kalzium, Phosphor, Eisen, Mangan, Kupfer, Zink, Natrium, Jod, Wismut, Zinn
- Saponine und Gerbstoffe
- Macaene und Macamide
- Vitamin C, B_1, B_2 und B_6

Häufige Verwendungszwecke: wirkt sich positiv auf die körperliche Aktivität (vor allem auf das sexuelle Vorspiel) aus

Beste Freunde: Kakao, Goji-Beere, Probiotika, Verdauungsenzyme, Hanfsamen und Kokosöl

KURZER HISTORISCHER ÜBERBLICK: DIE SEX-WURZEL

Von den spanischen Eroberern über die Inka-Krieger bis hin zu den Bewohnern von Hochgebirgsregionen – Maca hat eine lange Tradition als Kraftnahrung für alle Menschen, die viel Kraft und Ausdauer brauchen. Diese Pflanze enthält jede Menge wertvoller Wirkstoffe: Sie besteht zu ungefähr zehn Prozent aus Eiweiß und zu 59 Prozent aus Kohlenhydraten und enthält mehr Fettsäuren als jede andere Wurzelpflanze. Ihre Verwendung geht bis auf das Jahr 1400 vor Christus zurück; in den Gebirgsregionen Perus wird sie bereits seit 1600 Jahren angebaut. Als die in den höchsten Regionen der Welt wachsende Nahrungspflanze gedeiht Maca in Höhenlagen zwischen 3000 und 4500 Metern in den Anden. Aufgrund täglicher Temperaturschwankungen um 50 Grad, heftiger Winde und karger, felsiger Böden ist diese robuste Wurzelpflanze sehr anpassungs- und widerstandsfähig – und genau diese Eigenschaften können auch wir durch den Verzehr von Maca erwerben.

Die mündlich überlieferten Legenden sind zwar älter als die schriftlichen Belege, doch in schriftlicher Form wurde diese Pflanze erstmals im Jahr 1553 in einer Chronik über die Eroberung der Anden durch die Spanier erwähnt. Der Legende zufolge nahmen die Inka-Krieger vor Kämpfen stets die Wurzel zu sich, um Kraft zu tanken. Später verfütterten die spanischen Eroberer Maca an ihre Kühe, damit sie besser mit der Höhenkrankheit zurechtkamen.

Maca ist eine Wurzel, die für Kraft steht – nicht nur im Kampf, sondern auch im Bett. Früher wurde sie so hoch geschätzt, dass man sie sogar als Währung nutzte.

LIEFERT ENERGIE

Maca genießt schon seit Langem den Ruf eines koffeinfreien Energiespenders. Diese Pflanze liefert Energie, ohne die Nebennieren zu belasten (führt also zu einem gleichbleibend hohen Energieniveau ohne anschließenden »Absturz«), und verbessert die Ausdauer, die Sauerstoffversorgung des Blutes und den Muskelaufbau. Es gibt sogar den scherzhaften Begriff »Maca-Popo«, der von Frauen stammt, die Maca einnehmen und zusätzlich ein gezieltes Gesäßmuskeltraining praktizieren, um möglichst knackige Pobacken zu bekommen!

In einer Studie wurden trainierte Radfahrer in zwei Gruppen aufgeteilt, von denen die eine Maca und die andere ein Placebo einnahm. Zuvor hatten die Sportler ein 40-Kilometer-Zeitfahren absolviert. Anschließend erhielten sie 14 Tage lang entweder Maca oder ein Placebo und absolvierten dann noch einmal den gleichen Wettkampf. Bei den Sportlern, die Maca eingenommen hatten, verbesserte sich die Radfahrleistung im Vergleich zum Ausgangstest signifikant.[21]

STÄRKT DIE SEXUELLE LEISTUNGSFÄHIGKEIT

Maca ist vielleicht am bekanntesten für seine Wirkung auf das sexuelle Durchhaltevermögen – sowohl bei Männern als auch bei Frauen. Als nährstoffreiches Tonikum stärkt diese Heilpflanze nachweislich die Vitalität und die sexuelle Funktionsfähigkeit: Sie kann die Hormonaktivität stabilisieren, Impotenz und Wechseljahrsbeschwerden entgegenwirken und die Spermienzahl erhöhen.[22] Kaum ein anderes Heilmittel steigert die sexuelle Leistungsfähigkeit so sehr wie Maca. Diese Pflanze wirkt nicht nur auf die Geschlechtsorgane, sondern auf den ganzen Körper; außerdem verbessert sie die

Stimmung und bringt einen durcheinandergeratenen Hormonhaushalt wieder in Ordnung.[23]

Es gibt mehrere Inhaltsstoffe, die mit der positiven Wirkung von Maca auf die sexuelle Funktion in Verbindung gebracht werden: Maca enthält Arginin, eine Aminosäure, die in klinischen Untersuchungen die Spermaproduktion erhöhte.[24] Auch die in der Wurzel enthaltenen Sterine stärken das sexuelle Leistungsvermögen, und die Macamide und Macaene tragen zu einer allgemeinen Erhöhung des Energieniveaus bei.[25] Mehrere Studien an Menschen und Tieren belegen, dass Maca die Samenqualität verbessert,[26] bei gesunden erwachsenen Männern den Hormonspiegel erhöht[27] und die sexuelle Ausdauer steigert.

In einer randomisierten, placebokontrollierten Doppelblindstudie, die die Wirkung von Maca bei Männern mit leichter erektiler Dysfunktion untersuchte, war in der Gruppe, die zwölf Wochen lang 2,4 Gramm Maca-Extrakt einnahm, eine stärkere Besserung der erektilen Dysfunktion und eine signifikante Steigerung der sexuellen Leistungsfähigkeit zu beobachten.[28]

Eine andere Studie untersuchte, ob Maca gegen sexuelle Funktionsstörungen hilft, die durch selektive Serotonin-Wiederaufnahmehemmer (SSRI) verursacht wurden. Diese Studie wurde vom Depression Clinical and Research Program der Abteilung für Psychiatrie am Massachusetts General Hospital durchgeführt. Patienten mit SSRI-induzierter sexueller Dysfunktion erhielten entweder eine niedrige (1,5 Gramm pro Tag) oder eine hohe (drei Gramm pro Tag) Dosis Maca. Bei den Betroffenen, die die höhere Dosis einnahmen, verbesserten sich die Messwerte zur Einschätzung der sexuellen Funktion signifikant, während sie bei den Versuchspersonen mit der niedrigeren Dosis gleich blieben. Bei denjenigen, die Maca einnahmen, nahm auch das sexuelle Verlangen signifikant zu.[29]

HILFT GEGEN STRESS

Maca ist zwar reich an Aminosäuren, Vitaminen und Mineralstoffen; doch man geht davon aus, dass die stresslindernde und den Hormonhaushalt ins Gleichgewicht bringende Wirkung dieser Heilpflanze auf zwei ganz besondere sekundäre Pflanzenstoffe zurückzuführen ist: die Macaene und Macamide.[30] Maca regt sämtliche Drüsen der HPA-Achse an und stärkt dadurch die Fähigkeit Ihres Körpers, Stress zu verkraften und danach wieder zu einem Zustand harmonischen Gleichgewichts zurückzukehren.

Wie es bei Adaptogenen häufig der Fall ist, wirkt sich die Verbesserung einer bestimmten Körperfunktion gleichzeitig auch auf andere Bereiche positiv aus. Obwohl der Hype um Maca (verständlicherweise) in erster Linie auf die Auswirkungen dieser Pflanze auf die Energie und sexuelle Leistungsfähigkeit zurückzuführen ist, verbessert sich dadurch gleichzeitig auch die Fähigkeit unseres Körpers, mit Stress umzugehen. Es kommt häufig vor, dass Menschen, die Maca einnehmen, anfangs eher die anregende Wirkung dieser Heilpflanze zu spüren bekommen. Doch wenn man sie ein bisschen länger einnimmt, erreicht der Körper schließlich ein Gleichgewicht (Homöostase), und dann wirkt Maca beruhigend. Das ist eines der besten Beispiele für die Fähigkeit von Adaptogenen, in zwei ganz unterschiedliche Richtungen zu wirken.

AUFBEREITUNG, BESCHAFFUNG UND DOSIERUNG

Normalerweise ist Maca als pulverisierter Extrakt oder in Kapselform, manchmal auch als ganze, klein geschnittene und getrocknete Wurzel erhältlich. Meistens wird die Wurzel jedoch geerntet, getrocknet und dann schnell zu einem Pulver vermahlen, um sie bestmöglich zu konservieren. Maca-Pulver kann bis zu sieben Jahre lang wirksam (haltbar) bleiben. Wenn man es richtig lagert, verdirbt das Mittel zwar nicht unbedingt, aber je länger man es aufbewahrt, umso mehr verliert es an Wirksamkeit. Am besten bewahrt man Maca-Pulver in einer dunklen, bernsteinfarbenen Flasche (wir empfehlen Miron-Glas) an einem kühlen Ort ohne direkte Sonneneinstrahlung (im Schrank oder Kühlschrank) auf.

Es gibt acht verschiedene Maca-Sorten, von denen jede ein etwas anderes phytochemisches Profil hat. Die Sorten, die man im Handel am häufigsten findet, sind gelb, rot oder schwarz. Die meisten Menschen bevorzugen die gelbe Sorte, weil sie etwas süßer schmeckt. Über 30 Prozent des auf dem Markt erhältlichen Maca sind getrocknete und pulverisierte gelbe Wurzeln. Die Qualität von Maca sollte jedoch nicht nach der Farbe, sondern nach dem Geruch und Geschmack beurteilt werden. Qualitativ hochwertiges Maca sollte einen starken, *schweren* Geruch und einen kräftigen, leicht scharfen Geschmack haben. Im Idealfall stammt die Maca-Wurzel aus ihrer natürlichen Umgebung hoch oben in den peruanischen Anden und wurde in reifem Zustand geerntet. In letzter Zeit gab es jedoch Fälle von Überernte, ja sogar Diebstahl von Maca aus den Anden zum Zweck der Ausfuhr nach China. Daher sollten Sie versuchen, Maca und andere Adaptogene von Unternehmen zu kaufen, die ihre Bezugsquellen offenlegen, um eine ethisch vertretbare und nachhaltige Vorgehensweise bei der Ernte zu gewährleisten.

Wenn Sie Pulver verwenden, ist ein Gramm pro Tag eine gute Anfangsdosis. Falls Sie empfindlich darauf reagieren, können Sie diese Portion in zwei bis drei Einzeldosen über den Tag verteilt einnehmen. Sobald Sie sich an die Ein-Gramm-Dosis gewöhnt haben, können Sie sie innerhalb weniger Tage oder über mehrere Wochen hinweg langsam bis auf ungefähr drei Gramm steigern. Manche Menschen bekommen von Maca Blähungen (wie dies leider bei manchen Knollengewächsen passieren kann). Dann sollten Sie versuchen, Maca in Kombination mit verdauungsfördernden Heilpflanzen oder Nahrungsergänzungsmitteln (beispielsweise Probiotika, Enzymen oder Goji-Beeren) einzunehmen.

WIE SIE MACA IN IHREM TÄGLICHEN LEBEN NUTZEN KÖNNEN

- ***Für mehr Energie:*** Für einen zusätzlichen Energieschub geben Sie das Pulver morgens in einen Smoothie oder rühren es als Muntermacher morgens oder mittags in Ihren Tee oder Kaffee ein.
- ***Gegen Stress:*** Geben Sie einen Löffel Maca-Pulver in Ihre selbst gemachte Rohschokolade und brechen Sie jedes Mal ein Stück davon ab, wenn der Stress überhandnimmt.
- ***Für mehr sexuelle Leistungsfähigkeit:*** Lassen Sie das Viagra weg und nehmen Sie stattdessen einen Messlöffel Maca-Pulver!

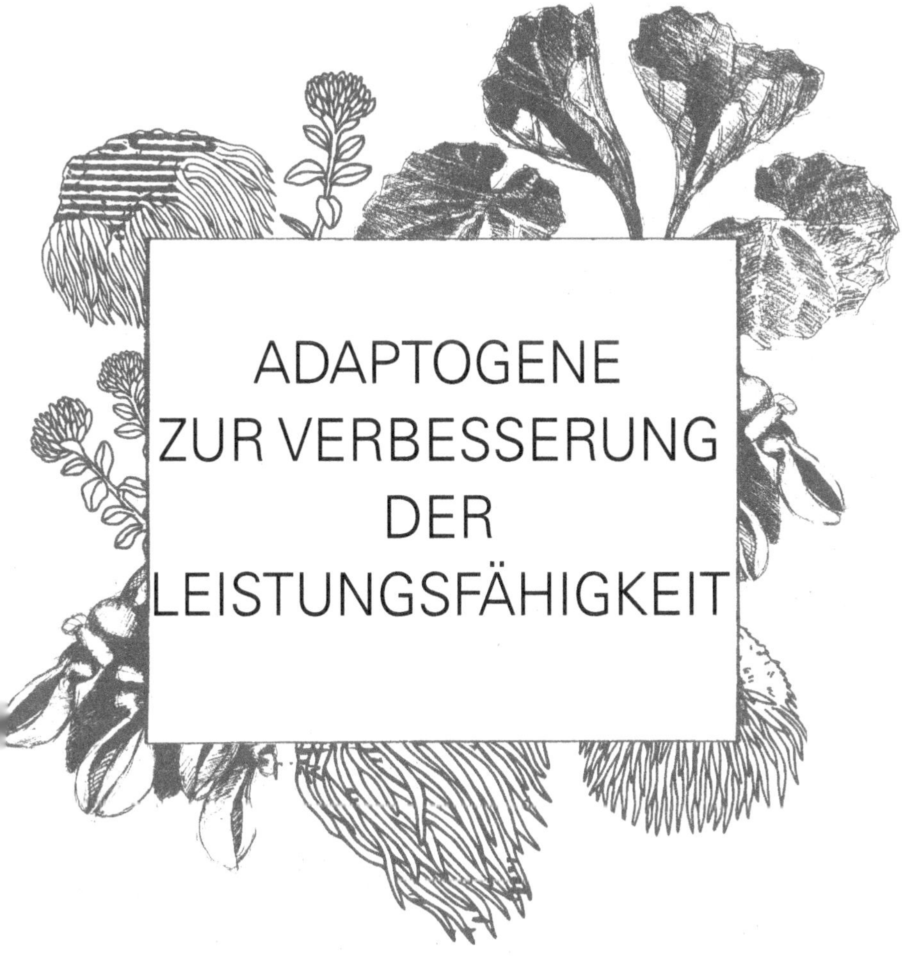

ADAPTOGENE ZUR VERBESSERUNG DER LEISTUNGSFÄHIGKEIT

Für Gehirn und Konzentration

IGELSTACHELBART

Vollständiger Name: *Hericium erinaceus* aus der Familie der Stachelbartartigen (Hericiaceae)

Spitznamen: Pom-Pom, Affenkopfpilz, Löwenmähne, Yamabushitake

Verwendeter Teil: Pilzfruchtkörper

Heimat: Asien und Nordamerika

Energetik: neutral, neutral

Positive Auswirkungen auf:

1. Gehirn
2. Lebenserwartung
3. Immunsystem

Inhaltsstoffe:

- Hericenone
- Erinacine
- Beta-D-Glucane
- Hericium-erinaceus-Polysaccharid
- Polypeptide

Häufige Verwendungszwecke: hilft bei der Überwindung von Nachmittagstiefs, sodass Ihr Gehirn wieder besser funktioniert

Beste Freunde: Kakao, Juckbohne, Rosenwurz, Vitamin C, Niacin (Vitamin B_3), Kaffee, Koffein (aus natürlichen, vollwertigen Quellen wie Guayusa, Mate oder Grüntee) und psilocybinhaltige Pilze

KURZER HISTORISCHER ÜBERBLICK: VON INDIGENEN STÄMMEN UND STERNERESTAURANTS

Der Igelstachelbart – ein leuchtend weißer Pilz mit kaskadenartig herabfallenden »Haaren« – ist das Heilmittel, das wir unseren Patientinnen und Patienten am liebsten empfehlen, um ihr Konzentrationsvermögen zu steigern. Und nein: Trotz seines englischen Namens »Lion's Mane« hat dieser Pilz – abgesehen von seinem eindrucksvollen äußeren Erscheinungsbild – nichts mit der Mähne eines Löwen zu tun! Von Asien bis nach Nordamerika wird der Igelstachelbart schon seit Jahrtausenden gesammelt, extrahiert und nicht nur als Nahrungsmittel, sondern auch für Heilzwecke verwendet. Man erzählt sich Geschichten von indigenen Stämmen, die diesen Pilz in ihren Medizinbeuteln mit sich trugen, um ihn zur Blutstillung zu verwenden. Auf der anderen Erdhälfte wurde er (nach den einsiedlerisch lebenden japanischen Zen-Bergmönchen Yamabushi) als Yamabushitake bezeichnet – vielleicht, weil diese Mönche beim Meditieren gern Igelstachelbart-Tee tranken? In der Traditionellen Chinesischen Medizin wird dieser Pilz gegen Verdauungsprobleme wie beispielsweise Magenschleimhautentzündung oder Magengeschwüre verordnet; in Skandinavien setzt man ihn zur Stärkung des Immunsystems bei Krebspatienten ein. Und weltweit ist der Igelstachelbart außerdem ein kulinarischer Leckerbissen, den man sogar auf den Speisekarten von Michelin-Sterne-Restaurants findet, weil er in Geschmack und Konsistenz eine unglaubliche Ähnlichkeit mit Krebs- und Hummerfleisch hat. (Sie müssen unbedingt mal mit Butter und einer Prise Salz sautierten Igelstachelbart probieren!)

VERBESSERT DIE GEHIRNLEISTUNG

Der auch als »intelligenter Pilz« bezeichnete Igelstachelbart verbessert nachweislich die Leistungsfähigkeit des Gehirns. In einer »Goldstandard-Studie« aus Nagano (Japan) nahmen 50- bis 80-jährige Männer und Frauen mit leichter kognitiver Beeinträchtigung 16 Wochen lang entweder dreimal täglich 250 Milligramm Igelstachelbart oder ein Placebo ein.[1] Die Probanden, die mit dem Igelstachelbart behandelt wurden, wiesen im Vergleich zur Placebogruppe eine deutlich verbesserte kognitive Funktion auf. Die Studienteilnehmer wurden auch nach der 16-wöchigen Einnahme des Pilzes noch weiter beobachtet, um seine Langzeitwirkung zu beurteilen; dabei zeigte sich, dass sein positiver Einfluss auf die kognitiven Fähigkeiten allmählich wieder nachließ, als sie den Pilz nicht mehr einnahmen.

Die beiden wichtigsten Wirkstoffe des Igelstachelbarts, die die Gehirnleistung verbessern, sind die *Hericenone* und die *Erinacine. Hericenone* helfen unserem Gehirn, mehr von einem Protein namens Nervenwachstumsfaktor (NGF) zu produzieren, das im Hippocampus gebildet wird und die Nervenzellen unseres Gehirns regeneriert. Dieses Protein wurde in den 1950er-Jahren von zwei Fakultätsmitgliedern der Washington University in St. Louis entdeckt. Ende der 1980er-Jahre erhielten die beiden Wissenschaftler für diese Entdeckung den Nobelpreis; trotzdem ist der NGF in der Welt der Medizin noch relativ neu.

Während Tragant und Nahrungsergänzungsmittel wie Vitamin D, Zink und Melatonin Nervenwachstumsfaktoren in ihrer Wirkung unterstützen können gehört der Igelstachelbart zu den wenigen natürlichen Lebensmitteln, die nachweislich an der *Produktion* dieser Proteine mitwirken. Daher wird dieser Pilz oft als eine der besten und ungefährlichsten »Smart Drugs« oder Nootropika (Substanzen, die

die Gehirnfunktion verbessern) angepriesen. Er ist das bekannteste Naturheilmittel zur Förderung der Neuroplastizität (also der Fähigkeit unseres Gehirns, synaptische Verbindungen zu bilden und neu zu strukturieren). Diese Fähigkeit ist besonders wichtig, wenn es darum geht, etwas Neues zu lernen.

VERLÄNGERT DAS LEBEN

Der zweite wichtige Inhaltsstoff des Igelstachelbarts sind die *Erinacine:* Sie besitzen die seltene Fähigkeit, die Blut-Hirn-Schranke zu überwinden. Andere Substanzen, die diese Fähigkeit besitzen, sind Alkohol, Nikotin, Heroin und Kaffee – im Vergleich zu diesen Genussgiften sind die Erinacine wahre Unschuldslämmer!

Um sich vor Schäden zu schützen, verfügt unser Gehirn über eine Schranke, die nur von sehr wenigen Substanzen passiert werden kann. Diese Blut-Hirn-Schranke ist zwar eine wichtige Sicherheitsvorkehrung der Natur, erschwert aber andererseits die Versorgung des Gehirns mit den nötigen Nährstoffen und wirkt sich somit auch negativ auf seine Lebensdauer aus, denn erste Veränderungen in der Gehirnchemie können schon bis zu 20 oder 30 Jahre vor den ersten Anzeichen einer Demenz eintreten.

Zusammen mit den Hericenonen tragen die Erinacine dazu bei, die Lebensdauer unseres Gehirns zu verlängern. Oder um es einfacher auszudrücken: Eine Abnahme des NGF-Spiegels führt zu einem schnelleren Absterben von Gehirnzellen; dadurch wird das Gedächtnis schwächer und die Neuroplastizität des Gehirns lässt nach. All das betrifft jedoch nicht nur die Langlebigkeit unseres Gehirns: Der Igelstachelbart wirkte sich auch positiv auf die Nerven in anderen Körperregionen aus.

In einer Studie aus Malaysia verabreichte man Ratten mit geschädigten Gesäßnerven einen Igelstachelbart-Extrakt. Nach dem Verzehr dieses Extrakts erholten sich die Ratten so gut von ihrer Nervenschädigung, dass sie sogar wieder laufen konnten.[2] Da die meisten wissenschaftlichen Untersuchungen zu unserem Gehirn und Nervensystem erst in den letzten Jahrzehnten durchgeführt wurden, gibt es nur eine begrenzte Anzahl von Studien am Menschen; aber inzwischen liegen uns doch erste vielversprechende Forschungsergebnisse über die positiven Auswirkungen des Igelstachelbarts bei neurodegenerativen Erkrankungen wie Parkinson und Alzheimer vor.[3] Es gibt sogar erste Hinweise darauf, dass Erinacine die Stimmung und die Schmerztoleranz positiv beeinflussen könnten.

UNTERSTÜTZT DAS IMMUNSYSTEM

Wie viele andere hochwirksame Heilpilze enthält auch der Igelstachelbart Polysaccharide. Diese komplexen (= Poly-) Zucker (= Saccharide) bringen uns zwei wichtige Vorteile: Sie verbessern die Darmgesundheit, und sie haben eine immunmodulatorische Wirkung. Das bedeutet, dass sie wie eine Art »Tempomat« für unsere körpereigene Abwehr fungieren und dafür sorgen, dass das Immunsystem weder zu passiv ist noch zu überschießenden Reaktionen neigt. Die wirksamsten und bestuntersuchten Polysaccharide sind die Beta-Glucane, die in allen gesundheitlich wertvollen Heilpilzen enthalten sind. Zusätzlich enthält der Igelstachelbart aber auch noch ein Polysaccharid namens HEP (*Hericium erinaceus*-Polysaccharid), das nur in dieser Pilzart vorkommt und nachweislich dazu beiträgt, unsere Immunreaktion ins Gleichgewicht zu bringen oder zu modulieren, indem es die Aktivität der natürlichen Killerzellen und Makrophagen verstärkt. HEP reguliert diese Zellen in den Signalwegen unseres

Darm-Immunsystems. Viele Heilpilze besitzen die Eigenschaft, über den Darm auf das Immunsystem einzuwirken, in dem sich rund 70 Prozent unserer Immunzellen befinden. Im Grunde genommen ist ein gesunder Darm also gleichbedeutend mit einem starken Immunsystem (und umgekehrt).

Aber möglicherweise spielen nicht nur die Polysaccharide, sondern auch jene Inhaltsstoffe des Igelstachelbarts, die sich positiv auf das Gehirn auswirken, eine wichtige Rolle für die Gesundheit unseres Immunsystems. Wie NGFs mit dem Immunsystem in Interaktion treten, kann man vor allem nach Verletzungen beobachten; dann ist der NGF-Spiegel häufig erhöht. Vielleicht haben Sie das auch bei Ihrer letzten Grippe erlebt, als Ihr Gehirn – und anschließend auch Ihr ganzes Nervensystem – schlechter zu funktionieren schien als sonst. Es besteht nämlich nicht nur eine starke Verbindung zwischen Darm und Gehirn, sondern auch ein Zusammenhang zwischen Gehirn und Immunsystem.

AUFBEREITUNG, BESCHAFFUNG UND DOSIERUNG

Normalerweise ist der Igelstachelbart als pulverisierter Extrakt erhältlich. Die Extraktion – die in der Regel mit heißem Wasser durchgeführt wird – trägt dazu bei, die wasserlöslichen Wirkstoffe aus dem Pilz herauszulösen. Bei Begriffen wie »fermentiert«, »mikronisiert« oder »pulverisiert« sollten Sie vorsichtig sein. Achten Sie stets auf das Wort »extrahiert« auf der Verpackung (oder extrahieren Sie den Pilz selbst), denn so kann Ihr Körper ihn am besten aufnehmen. Wenn der Pilz nicht extrahiert wurde, kann Ihr Organismus viele wichtige Inhaltsstoffe des Fruchtkörpers nicht verwerten.

Extrakte werden meist im Verhältnis 10:1 hergestellt; doch dies kann je nach Art und Technik der Extraktion unterschiedlich sein. Zum Beispiel ist die doppelte Extraktion wertvoller als eine bloße Extraktion mit heißem Wasser. Ansonsten sollten Sie es genauso halten wie unsere Vorfahren und die Tiere in freier Wildbahn: Verwenden Sie stets den Pilzfruchtkörper! Wissenschaftlichen Untersuchungen zufolge enthalten Fruchtkörper 10- bis 30-mal so viele Polysaccharide wie das Myzel.

Idealerweise sollte man in der freien Natur gesammelten Igelstachelbart verwenden, aber biologisch angebaute Fruchtkörper sind von ihrer Qualität her genauso gut. Vermeiden Sie im Labor gezüchtete Myzelprodukte und Igelstachelbart aus konventionellem (nicht biologischen) Anbau, da sich in solchen Produkten Schwermetalle und Toxine anreichern können.

Die häufigste Tagesdosis beträgt 500 Milligramm pro Tag (von ordnungsgemäß extrahierten Igelstachelbart-Fruchtkörpern). Diese Dosis kann man entweder auf einmal einnehmen oder auf 250 Milligramm zweimal täglich verteilen. Sie können die Tagesdosis aber auch auf 1,5 Gramm erhöhen, um spürbare und sofortige Resultate zu erzielen. Nach unserer Erfahrung lässt sich ab einer Dosis von drei bis fünf Gramm pro Tag keine Verbesserung der Wirkung mehr erreichen. Die höchste Tagesdosis, bei der wir positive Wirkungen beobachtet haben (allerdings nur als vorübergehende Hochdosistherapie nach Operationen und bei Nervenschmerzen), beträgt fünf Gramm. Sie können die Wirksamkeit des Igelstachelbarts jedoch steigern, indem Sie ihn mit Vitaminen oder Heilpflanzen kombinieren. Alle natürlichen Koffeinquellen (Kaffee, Grüntee, Guayusa), Vitamin C und Niacin können die Wirkung des Igelstachelbarts verstärken, sodass Sie dann eine niedrigere Dosis davon einnehmen und trotzdem in den Genuss der gleichen oder sogar noch besseren Wirkung kommen können.

WIE SIE DEN IGELSTACHELBART IN IHREM TÄGLICHEN LEBEN NUTZEN KÖNNEN

- ***Für das Gehirn:*** Rühren Sie das Pulver in Ihren morgendlichen Kaffee oder Tee ein, um Ihr Gehirn in Schwung zu bringen.
- ***Für ein langes Leben:*** Geben Sie das Pulver täglich in Ihre Getränke oder Smoothies.
- ***Für das Immunsystem:*** Reichern Sie während der Übergangsjahreszeit (oder immer dann, wenn Sie erste Anzeichen eines Schnupfens verspüren) Ihre Suppen oder Eintöpfe mit diesem Pulver an.

Fallstudie: *Igelstachelbart zur Verbesserung von Gehirnfunktion und Konzentrationsvermögen*

Eine Frau, die aufgrund einer angeborenen Kyphose und Skoliose (also einer Verkrümmung der Wirbelsäule) ihr Leben lang unter chronischen Schmerzen und Rückenproblemen gelitten hatte, unterzog sich schließlich einer Versteifungsoperation, bei der zwei Metallstäbe und 28 Schrauben in ihre Wirbelsäule eingesetzt wurden. Man hatte ihr klargemacht, dass sie für den Rest ihres Lebens Schmerzen haben würde; die Frage war nur, wie stark diese sein würden. Nach der Operation unterzog die Patientin sich zunächst einer Physiotherapie, um wieder gehen zu lernen. Während ihres Genesungsprozesses entdeckte sie den Igelstachelbart. Seitdem hat sie diesen Pilz über ein Jahr lang täglich eingenommen und sich schneller von der Operation erholt als erwartet. Bis heute hat sie – abgesehen von ein paar Körperregionen, in denen sie unter oberflächlichen Taubheitsgefühlen leidet – keine Nervenschäden davongetragen. Die Ärzte staunten sehr über ihren guten und schnellen Heilungsprozess, den die Frau großenteils dem Igelstachelbart zuschreibt. Nicht nur ihr Körper und ihr Nervensystem haben sich gut von dem Eingriff erholt, sondern sie fühlt sich jetzt auch geistig klarer, wird seltener krank und hat weniger Rückenschmerzen.

JUCKBOHNE

Vollständiger Name: *Mucuna pruriens* aus der Familie der Hülsenfrüchtler (Fabaceae)

Spitznamen: Samtbohne, Affentamarinde, Kuhfladen, Kapikacchu, Dopaminbohne

Verwendeter Teil: Frucht (wird oft auch als Samenschote, Samenhülse oder Bohne bezeichnet)

Heimat: Indien, Afrika, tropisches Asien und Karibik

Energetik: heiß, neutral

Positive Auswirkungen auf:

1. Gehirn
2. Sexuelle Leistungsfähigkeit
3. Stress

Inhaltsstoffe:

- Levodopa (auch unter der Bezeichnung L-Dopa bekannt)
- Antioxidanzien
- Polyphenole
- Aminosäuren
- Glutathion, Lecithin, Gallussäure, Beta-Sitosterol

Häufige Verwendungszwecke: hebt die Stimmung, wenn man niedergeschlagen ist

Beste Freunde: Ashwagandha, Gotu Kola, Maca, Igelstachelbart, Kakao, Grüntee, L-Theanin, Kaffee und Kokosnuss

KURZER HISTORISCHER ÜBERBLICK: DIE BOHNE, DIE SIE AUF TRAB BRINGT

Die magische Juckbohne *(Mucuna)* ist ein natürliches Nootropikum (»Smart Drug«), das in der ayurvedischen Medizin und in Westafrika schon seit Jahrhunderten eingesetzt wird. In Indien ist die Juckbohne weit verbreitet und wird dort bereits seit über 2000 Jahren genutzt. In der Natur ist diese Pflanze leicht zu erkennen: Sie hat lange Samenkapseln mit samtartiger Behaarung. Diese Haare, die man als Trichome bezeichnet, können die Haut reizen und Juckreiz verursachen; deshalb wird diese Pflanze im Volksmund auch »Kapikacchu« genannt, was so viel bedeutet wie »Es fängt an zu jucken wie bei einem Affen«.

Ebenso wie viele andere Gemüsesorten – beispielsweise Erbsen und Bohnen – gehört auch die Juckbohne zur Familie der Hülsenfrüchtler (Fabaceae). Der am häufigsten genutzte Teil der Pflanze ist die Samenhülse. Ihre Beliebtheit verdankt sie der erstaunlichen Entdeckung, dass diese Samenschote L-Dopa enthält, einen Nervenbotenstoff (Neurotransmitter), der die kognitive und sexuelle Leistungsfähigkeit auf natürliche Weise erhöht. Neben diesen Früchten oder Samenschoten sind auch die Wurzeln, Trichome (Haare auf der Samenhülse), Blüten und Blätter essbar oder werden als Naturheilmittel verwendet.

In Mittelamerika und Afrika erfreuen sich die Blätter dieser Pflanze besonderer Wertschätzung: Sie dienen den Menschen dort nicht nur als Nahrung, sondern auch als Heilmittel. Die Verwendungszwecke der Juckbohne in der Volksheilkunde reichen von der Behandlung von Knochenbrüchen, Hundebissen und Ringelflechte bis hin zu Skorpionstichen, wunden Stellen, ja sogar Syphilis. Auch die Samen der Juckbohne haben einen Gesundheitswert, da sie Substanzen enthalten, die Schlangengift neutralisieren.[4] In

Nigeria dienen die Samen Menschen und Nutztieren als Eiweißquelle. In Westafrika werden die Blüten bei Schlangenbissen und als Gebärmutterstimulanzien verwendet. (Dabei handelt es sich, wie der Name schon sagt, um Substanzen, die den Tonus der Gebärmuttermuskulatur erhöhen.) In Indien dient die Bohne als Aphrodisiakum, Neuroprotektivum und adaptogenes Tonikum.

Die Juckbohne ist eine Tridosha-Heilpflanze, das heißt, sie gleicht alle drei ayurvedischen Doshas aus, kann also alle Konstitutionstypen in ein harmonisches Gleichgewicht bringen. Als Hülsenfrüchte sind diese Bohnen außerdem sehr nahrhaft und bringen Ihren Körper in Zeiten der Erschöpfung wieder auf Trab. Ihre positiven Wirkungen auf das Nerven-, Fortpflanzungs- und Verdauungssystem machen die Juckbohne zu einem echten Adaptogen, das den ganzen Organismus regeneriert und ins Gleichgewicht bringt.

VERBESSERT DIE GEHIRNLEISTUNG

Juckbohnen-Samen sind eine ausgezeichnete Gehirnnahrung. Sie sind vor allem wegen ihres wichtigsten Wirkstoffs, des Phenols Levodopa oder L-Dopa, bekannt. Diese Aminosäure spielt eine wichtige Rolle für unsere Stimmung, unsere Sexualität und für Bewegungsabläufe aller Art. Im Gehirn fungiert L-Dopa als Vorläufer des »Wohlfühl«-Neurotransmitters Dopamin. Eine zu geringe Menge an Dopamin im Gehirn trägt zur Entstehung von Depressionen bei, während ein Überschuss zur Manie führen kann. Daher ist eine ausgewogene Versorgung unseres Gehirns mit Dopamin sehr wichtig. Dieser Nervenbotenstoff trägt zu einer guten Bewegungskoordination, zu emotionaler Gesundheit und einem leistungsstarken Gedächtnis bei und ist außerdem an der Regulation unseres neuroendokrinen Systems beteiligt. Die richtige Menge Dopamin ist der Schlüssel zu einem körperlich und geistig gesunden Gehirn. L-Dopa beeinflusst auch den Neurotransmitter Serotonin, der zur Regulation unserer Stimmung und unseres Wohlbefindens beiträgt und dessen potenzielle Wirkung als Antidepressivum bereits wissenschaftlich untersucht worden ist. L-Dopa ist ein sehr wirksamer Regulator einer gesunden Gehirnchemie und wirkt stimmungsaufhellend.

Eine Ursache neurodegenerativer Erkrankungen ist der Untergang dopaminproduzierender Nervenzellen, deren Anzahl in fortgeschrittenen Stadien der Parkinsonkrankheit und anderer Demenzerkrankungen um bis zu 50 Prozent abnehmen kann. Es gibt zwar keine »Heilung« für diese Erkrankungen, aber die Betroffenen bekommen häufig L-Dopa verschrieben, um dem fortschreitenden geistigen Abbau vorzubeugen und seine Symptome zu lindern.

Die Juckbohne enthält L-Dopa in seiner natürlichen Form. Da der Körper ganze Lebensmittel besser erkennt als isolierte Substanzen, könnte diese Pflanze eine sicherere und wirksamere Therapieoption sein als reines, isoliertes L-Dopa. Denn wenn man die ganze Bohne einnimmt, wirken mit dem natürlichen L-Dopa auch noch viele andere sekundäre Pflanzenstoffe zusammen, was im Vergleich zum pharmazeutischen L-Dopa, das bei neurodegenerativen Erkrankungen normalerweise verschrieben wird, einen größeren gesundheitlichen Nutzen bringt und weniger unerwünschte Nebenwirkungen verursacht. Bei dem in der Juckbohne enthaltenen natürlichen L-Dopa setzt die Wirkung schneller ein, hält länger an und ist aufgrund der synergetisch wirkenden Substanzen im Samen dieser Bohne auch intensiver als in isoliertem L-Dopa. Außerdem deuten erste Ergebnisse wissenschaftlicher Untersuchungen darauf hin, dass die übrigen in den Samen enthaltenen Substanzen ebenfalls eine neuroprotektive Wirkung haben könnten.

Außer L-Dopa enthält die Juckbohne hochwirksame Antioxidanzien, vor allem Polyphenole. Diese fangen – wie alle Antioxidanzien – gefährliche freie Radikale in Ihrem Körper ab. Sie können sogar die Blut-Hirn-Schranke überwinden und eine antioxidative Wirkung in Ihrem Gehirn ausüben, sodass dieses länger leistungsfähig bleibt.

STÄRKT DIE SEXUELLE LEISTUNGSFÄHIGKEIT

Die Juckbohne wird schon seit Jahrhunderten als Potenzmittel und Fortpflanzungstonikum für Männer und Frauen verwendet. In der ayurvedischen Medizin dient sie zur Behandlung von Fruchtbarkeitsstörungen, die mit psychischen Problemen zusammenhängen. Außerdem hat diese Heilpflanze eine Affinität zum Nervensystem und wirkt sowohl stärkend als auch beruhigend.

In einer von der Fakultät für Biochemie an der King George's Medical University in Indien durchgeführten Studie erhielten Männer, die unter psychischem Stress im Zusammenhang mit Unfruchtbarkeit litten, drei Monate lang täglich fünf Gramm Juckbohnen-Samenpulver, wodurch ihr seelischer Stress deutlich abnahm, ihre Spermienzahl zunahm und die Beweglichkeit der Spermien sich verbesserte. Auch ihre Spiegel wichtiger Antioxidanzien (Superoxid-Dismutase, Katalase, Glutathion und Ascorbinsäure) stiegen dadurch an. Die Autoren der Studie kamen zu dem Ergebnis, dass diese Heilpflanze gegen Unfruchtbarkeit hilft, indem sie Stress abbaut, das antioxidative Abwehrsystem des Körpers reaktiviert und die Spermienqualität verbessert.[5]

Außerdem wurde die Juckbohne in vivo (also in Studien an Menschen oder Tieren) als allgemeines Sexualtonikum eingesetzt, und zwar ebenfalls mit beeindruckenden Ergebnissen: Diese Pflanze wirkt auf die HPA-Achse, die für die Regulation unserer Fortpflanzung und unseres Entwicklungs- und Alterungsprozesses zuständig ist. Außerdem kurbelt sie die Produktion der Gehirnhormone Serotonin und Dopamin an und trägt dadurch zur Verbesserung der Stimmung und zur Steigerung des Sexualtriebs bei. L-Dopa erhöht auf direktem Weg den Dopaminspiegel im Gehirn und stärkt das sexuelle Verlangen; außerdem erhöht es den Plasma-Testosteronspiegel und wirkt sexuell aktivierend. Und nicht zuletzt steigert Dopamin auch die Synthese von Testosteron in den Hoden und baut gleichzeitig psychischen Stress ab. Die Juckbohne lässt den Stress in unserem Kopf also förmlich wegschmelzen wie Schnee in der Sonne, sodass die Energie, die dann nicht mehr zur Stressbewältigung gebraucht wird, aus dem Gehirn in den Körper umgeleitet wird und dort das Fortpflanzungssystem aktivieren kann.

Viele In-vivo-Studien über die aphrodisierende Wirkung von Juckbohnen-Samen haben gezeigt, dass diese die Häufigkeit des Geschlechtsverkehrs und die Ejakulationslatenz (Zeitdauer vom Eindringen des Penis bis zum Samenerguss) erhöhen. Und nicht nur das: Dieses pflanzliche Heilmittel führt auch zu häufigeren Erektionen und einer Erholung der Spermatogenese und erhöht die Spermienzahl und Spermienmotilität. Andere Studien zufolge wirkt es sich positiv auf das sexuelle Verlangen, die Penissteifheit, die Erektion und die Dauer der Ejakulation mit Orgasmus aus.[6] Immer wieder hat sich gezeigt, dass die Juckbohne eine starke harmonisierende Wirkung auf den Hormonhaushalt ausübt und unseren Körper auf körperlicher, geistiger und emotionaler Ebene stärkt.

HILFT GEGEN STRESS

Wie viele Adaptogene ist auch die Juckbohne in der Natur zahlreichen Stressfaktoren ausgesetzt. Ihre Fähigkeit, trotz Trockenperioden und in sehr sauren, unfruchtbaren Böden zu gedeihen, spricht dafür, dass sie auch unseren Körper im Kampf gegen Stress unterstützen kann. Die Juckbohne wirkt sowohl zellulärem als auch emotionalem Stress entgegen. Die in dieser Pflanze enthaltenen Antioxidanzien dämmen die negativen Auswirkungen von oxidativem Stress auf das Nervensystem und die Haut ein, und das L-Dopa baut psychischen Stress ab, indem es die Stimmung verbessert.

Die Juckbohne wird häufig in der Behandlung von Menschen eingesetzt, die an der Parkinsonkrankheit leiden. Diese Erkrankung entsteht, wenn allmählich immer mehr dopaminerge Neuronen absterben, wodurch es zu Bewegungsproblemen kommt. Zu den Symptomen einer Parkinsonkrankheit gehören Ruhetremor, Steifheit, Probleme mit der Körperhaltung und Freezing (Bewegungsblockaden). Man geht davon aus, dass diese Erkrankung zumindest teilweise auf oxidativen Stress zurückzuführen ist. Aufgrund ihrer antioxidativen Wirkung kann die Juckbohne diesem Stress entgegenwirken.[7]

Oxidativer Stress durch Sonneneinstrahlung (UV-Strahlung), Zigarettenrauch und all die Toxine, mit denen wir tagtäglich in Berührung kommen, ist heutzutage ein sehr weit verbreitetes Problem, auf das unser Körper reagieren muss, indem er die schädlichen freien Radikale bekämpft. Aufgrund ihrer antioxidativen Eigenschaften ist die Juckbohne ein vielversprechendes Mittel zur Bekämpfung von oxidativem Stress, vor allem bei Hautproblemen.

Wenn es um den Abbau von emotionalem Stress geht, ist diese Pflanze eine echte »Glücksbohne«. Das darin enthaltene L-Dopa aktiviert den Neurotransmitter Dopamin, der großen Einfluss auf unsere Stimmung und unsere Emotionen hat. Dopamin reguliert nämlich Hormone, die das Nervensystem beruhigen, und hat eine angstlösende und antidepressive Wirkung. Außerdem aktiviert die Juckbohne auch noch andere körpereigene Substanzen, die eine stressabbauende Wirkung haben, wie beispielsweise Serotonin und Noradrenalin. Serotonin ist für die Regulation von Stimmung, Lernprozessen, Gedächtnis, Schlaf und Verdauung zuständig, und Noradrenalin hat eine ähnliche Wirkung wie Adrenalin: Dabei handelt es sich um einen Neurotransmitter, der die Aktivität des Gehirns anregt. Außerdem ist Noradrenalin an der Regulation von Herzfrequenz, Blutdruck, Wachheit, Gedächtnis und Erregung beteiligt.

In einer Studie kam es bei Tieren, die zwei Wochen lang einen Juckbohnen-Extrakt erhielten, zu einem Anstieg des Serotonin- und Noradrenalinspiegels. Da klinische Studien zeigen, dass bei depressiven Menschen ein Mangel an Dopamin, Noradrenalin und Serotonin vorliegt, hat die Juckbohne mit ihrer Fähigkeit, alle drei wichtigen Neurotransmitter zu aktivieren, eine starke stresslindernde und stimmungsaufhellende Wirkung.

AUFBEREITUNG, BESCHAFFUNG UND DOSIERUNG

Die Juckbohne wird meist in pulverisierter Form angeboten; es gibt sie aber auch als Tinktur, Tabletten oder Kapseln. Wir empfehlen, als Anfangsdosis ein bis zwei Wochen lang täglich 200 bis 500 Milligramm Juckbohnen-Extrakt einzunehmen. Dann können Sie die Dosis schrittweise bis auf maximal fünf Gramm pro Tag erhöhen.

Es ist wichtig zu wissen, dass pharmazeutisches Levodopa anders dosiert wird als das in der Juckbohne enthaltene

L-Dopa. Zum Beispiel entsprechen 250 Milligramm Juckbohnen-Extrakt (auf einen L-Dopa-Gehalt von sechs Prozent standardisiert) 15 Milligramm reinem Levodopa. Wie bereits besprochen, entsteht durch die Einnahme ganzer Heilpflanzen ein Synergieeffekt. Das gilt vor allem für die Juckbohne. Viele Menschen richten ihr Augenmerk hauptsächlich auf das in dieser Pflanze enthaltene L-Dopa. Man sollte sich jedoch vor Augen halten, dass nicht nur das L-Dopa eine positive Wirkung hat, sondern die Kombination aller Substanzen, die mit diesem L-Dopa zusammenwirken, wenn die Juckbohne als ganze Pflanze eingenommen wird, und dass sie auf diese Weise am wertvollsten für Ihre Gesundheit ist.

WIE SIE DIE JUCKBOHNE IN IHREM TÄGLICHEN LEBEN NUTZEN KÖNNEN

- ***Für das Gehirn:*** Geben Sie einen Löffel von dem Pulver in Ihre morgendliche Tasse Kaffee, um neurodegenerativen Erkrankungen vorzubeugen oder einem weiteren Abbau von Nervenzellen Einhalt zu gebieten.
- ***Für mehr sexuelle Leistungsfähigkeit:*** Nutzen Sie diese Heilpflanze täglich zur Förderung der Fruchtbarkeit (gilt sowohl für Männer als auch für Frauen mit Kinderwunsch).
- ***Gegen Stress:*** Rühren Sie das Pulver in Kakao ein und trinken Sie es als nahrhaftes Tonikum, um wieder ins Gleichgewicht zu kommen; oder vermischen Sie es mit Rohschokolade, um Ihre Stimmung zu heben.

GOTU KOLA

Vollständiger Name: *Centella asiatica* aus der Familie der Doldenblütler (Apiaceae)

Spitznamen: Brahmi, Asiatisches Pfennigkraut, Tigergras

Verwendeter Teil: Blätter

Heimat: Sri Lanka, Thailand, Vietnam, Indien und die USA (vor allem Oregon und Florida im Frühjahr)

Energetik: kühl, feucht

Positive Auswirkungen auf:

1. Gehirn
2. Stress
3. Lebenserwartung

Inhaltsstoffe:

- Saponine
    - Bekannt:
        - Asiaticosid
        - Asiatische Säure
        - Madecassosid
        - Centellasaponin
    - Neu entdeckt:
        - Centellosid
        - 11-Oxo-Asiaticosid/Madecassosid
        - 11(β)-Methoxy-Asiaticosid/Madecassosid

Häufige Verwendungszwecke: Kunstprojekte, lange Lernsitzungen, Lektüre der Morgenzeitung

Beste Freunde: Igelstachelbart, Bacopa, Rosmarin, Pfefferminze und Krause Minze

KURZER HISTORISCHER ÜBERBLICK: DAS HEILIGE KRAUT DER KREATIVITÄT

Gotu Kola gehört zur (berühmt-berüchtigten) Familie der Doldenblütler (Apiaceae, früher: Umbelliferae). Diese Pflanzenfamilie umfasst sowohl ganz normale Küchenkräuter und Gemüsesorten wie Koriander und Karotten als auch sehr ähnlich aussehende, aber tödlich giftige Verwandte wie den Gefleckten Schierling. Gotu Kola erfreut sich sowohl in der Traditionellen Chinesischen Medizin als auch im Ayurveda großer Beliebtheit und gilt als starkes Heilmittel und spirituelles Hilfsmittel.

Diese Pflanze wird oft mit dem Hindi-Namen *Brahmi* bezeichnet, was – ins Deutsche übersetzt – so viel wie »schöpferische Kräfte der Erde« bedeutet. Es gibt mehrere Heilpflanzen mit dem Namen Brahmi; daher sollten Sie beim Kauf stets darauf achten, dass der vollständige lateinische Name angegeben ist, um sicherzugehen, dass Sie auch wirklich Gotu Kola erhalten. Im Ayurveda ist Gotu Kola ein Rasayana oder allgemeines Tonikum, das als »Apotheke in einer einzigen Pflanze« bezeichnet wird. Vor über 2000 Jahren wurde Gotu Kola als Heilpflanze in der klassischen chinesischen Materia medica, dem *Bencaojing* von Shen Nong, als Heilpflanze beschrieben. Seit jener Zeit wird es als Tonikum verwendet, das geistige Klarheit fördert, das Nervensystem beruhigt und sich positiv auf die Verdauung auswirkt. Innerlich wird es bei Syphilis, Hepatitis, Magengeschwüren, Halsschmerzen, Durchfall, Fieber, Asthma und Harnwegsinfektionen verordnet. Heute wird Gotu Kola sowohl innerlich als auch äußerlich angewendet. Äußerlich dienen die Blätter vor allem zur Auflösung von Narbengewebe, zur Behandlung von Krampfadern und zur Förderung der Wundheilung.

Von all den vielen Verwendungsmöglichkeiten ist seine Wirkung als Nootropikum vielleicht am bekanntesten: Gotu

Kola ist ein echtes Kraut fürs Gehirn. Haben Sie schon mal etwas von der Signaturenlehre gehört? Gotu Kola ist ein Paradebeispiel für dieses Konzept: Das Blatt hat Ähnlichkeit mit einem Gehirn – schon von daher sagt man ihm nach, dass es die rechte und linke Gehirnhälfte ins Gleichgewicht bringt. Und tatsächlich nährt diese Heilpflanze das Gehirn, indem sie die Konzentration und geistige Wachheit steigert und Ihrem Körper beim Umgang mit Stress hilft.

Witzigerweise sind Elefanten, die als Inbegriff der Langlebigkeit gelten, bekannt dafür, dass sie gern Gotu-Kola-Blätter fressen!

Die Signaturenlehre

Diese Lehre geht davon aus, dass das Aussehen einer Pflanze darauf hindeutet, wie sie in unserem Körper wirkt. Dabei handelt es sich um eine uralte Praxis der Naturbeobachtung, bei der man auf Farbe, Oberflächenstruktur, Form, Geruch und Standort der betreffenden Heilpflanze achtet. Man geht davon aus, dass die Natur uns anhand dieser Äußerlichkeiten auf bildhafte Weise zeigen möchte, was Pflanzen und Pilze für unsere Gesundheit tun können. Zum Beispiel sieht eine Karottenscheibe wie ein menschliches Auge aus, also müssen Karotten gesund für die Augen sein; oder Walnüsse erinnern in ihrer Form und Oberflächenstruktur an ein menschliches Gehirn und wirken sich daher positiv auf die Gehirngesundheit aus.

VERBESSERT DIE GEHIRNLEISTUNG

Ein ruhiger Gemütszustand ohne Gehirnnebel ist der Schlüssel zu einer gesunden geistigen Funktionsfähigkeit. Das ayurvedische Rasayana Gotu Kola wird als Medhya Rasayana bezeichnet, was bedeutet, dass es sich dabei um ein Tonikum fürs Gehirn handelt. Es dient zur Verlangsamung des geistigen Alterungsprozesses, zur Regeneration von Nervengewebe und zum Schutz der Nerven und bringt uns in unserem täglichen Leben viele gesundheitliche Vorteile: Unter anderem verbessert es das Gedächtnis und Konzentrationsvermögen und wirkt sich positiv auf das kreative Denken aus.[8]

Man geht davon aus, dass ein Großteil der neuroprotektiven und nootropischen Wirkungen von Gotu Kola auf seine Triterpenverbindungen (Asiatische Säure, Asiaticosid und Madecassosid) zurückzuführen ist. Eine zweite Gruppe wichtiger Inhaltsstoffe sind die Caffeoylchinasäuren, von denen man annimmt, dass sie den Nrf2-Antioxidanzien-Reaktionsweg verstärken können.[9]

In einer im Jahr 2020 durchgeführten wissenschaftlichen Untersuchung entdeckte man in Alkoholextrakten (Tinktur) aus Gotu Kola eine Reihe neuroprotektiver sekundärer Pflanzenstoffe. Zusätzlich zu den ursprünglich untersuchten sieben Wirkstoffen, die in den Blättern enthalten sind und sich positiv auf die Gehirnfunktion auswirken, wurden in dieser Untersuchung noch sechs neue Inhaltsstoffe von Gotu Kola entdeckt. Dabei handelt es sich um Saponine, genauer gesagt um Glykoside[10] – Moleküle, bei denen ein Zucker an eine andere funktionelle Gruppe gebunden ist. Diese Glykoside sind wegen ihrer positiven Auswirkungen auf die menschliche Gesundheit (zum Beispiel wegen ihrer hemmenden Wirkung auf die Vermehrung von Krebszellen) umfassend untersucht worden.[11] Die Substanz aus dieser Gruppe, die

die stärkste neuroprotektive Wirkung hat, ist 11-Oxo-Madecassosid: Dieser Wirkstoff aktiviert einen wichtigen Signalweg, den Phosphatidylinositol-3-Kinase/AKT-Weg. Wissenschaftliche Untersuchungen deuten darauf hin, dass eine Verbesserung der Funktion dieses wichtigen Signalwegs zur Erholung des Gehirns bei Schlaganfallpatienten beiträgt.[12] Neue Forschungsarbeiten zeigen, dass Gotu Kola sich auch noch auf anderen Wegen positiv auf das Gehirn auswirkt, als bisher bekannt war. Das eröffnet Wissenschaftlern ein weites Tätigkeitsfeld: Nun können sie untersuchen, auf welche Weise diese Wunderpflanze die neurologischen Funktionen des Menschen sonst noch schützt und regeneriert.

HILFT GEGEN STRESS

Eine placebokontrollierte Doppelblindstudie untersuchte die anxiolytische (angstlösende und vor Stress schützende) Wirkung von Gotu Kola, indem sie die akustische Schreckreaktion (ASR) bei Menschen bewertete. Die Versuchspersonen erhielten entweder eine einmalige 12-Gramm-Dosis Gotu Kola oder ein Placebo – mit dem Ergebnis, dass Gotu Kola die Spitzenamplitude der ASR 30 und 60 Minuten nach der Einnahme signifikant abschwächte. Diese Erkenntnis bestätigt, dass die im Ayurveda und in der TCM schon seit Langem übliche Verwendung von Gotu Kola zur Linderung von Angstsymptomen durchaus Sinn macht.[13]

In einer anderen Studie erhielten Versuchspersonen mit generalisierter Angststörung (GAS) 60 Tage lang zweimal täglich 500 Milligramm Gotu Kola. Standardisierte psychologische Fragebögen und Stressbewertungsskalen an Tag 0 (Ausgangswert), Tag 30 und Tag 60 zeigten, dass diese Heilpflanze den Stress und die damit einhergehenden Depressionen signifikant verminderte.[14] Diese Erkenntnis ist vor allem deshalb bemerkenswert, weil es nur eine begrenzte Anzahl von Studien zur Wirkung von Naturprodukten auf Stress und Angstzustände gibt – was wiederum hauptsächlich daran liegt, dass unser modernes Konzept von Stress noch relativ neu ist.

VERLÄNGERT DAS LEBEN

Man geht davon aus, dass Gotu Kola auf energetischer Ebene zur Entwicklung des Kronenchakras beiträgt – jenes siebten Chakras, das sich am Scheitelpunkt unseres Kopfes befindet und das Yogis in ihre Meditationspraxis einbeziehen, denn dieses Chakra wird mit höheren Bewusstseinszuständen in Verbindung gebracht. Infolgedessen trägt eine Stärkung dieses Chakras zu einer erfolgreichen Meditationspraxis bei, und diese erhöht wiederum die Chancen auf ein langes Leben.

Auf phytochemischer Ebene enthält Gotu Kola Antioxidanzien, die altersbedingten Veränderungen vorbeugen können. Diese Antioxidanzien wirken auf verschiedene Hirnregionen: den Cortex, den Hypothalamus, das Striatum, das Kleinhirn und den Hippocampus. In einer Studie an Ratten wurden die Anti-Aging-Effekte von Gotu Kola und seine Auswirkungen auf die Lebenserwartung untersucht: Ratten, die 60 Tage lang täglich 300 Milligramm Gotu Kola pro Kilogramm Körpergewicht erhielten, zeigten im Vergleich zur Kontrollgruppe in allen fünf untersuchten Hirnregionen positive Veränderungen. Dank ihres antioxidativen Potenzials schützt diese Heilpflanze übrigens auch vor altersbedingten oxidativen Schäden.[15]

Gesund zu bleiben und Infektionen vorzubeugen, trägt ebenfalls zu einem langen und gesunden Leben bei, denn wenn man oft krank wird, stellt das eine Belastung für den

Körper dar. Daher besteht eine starke direkte Korrelation zwischen einem starken Immunsystem und einer hohen Lebenserwartung. Die in Gotu Kola enthaltenen Triterpenoide haben eine antimikrobielle Wirkung und schützen vor Infektionen.[16]

Vielleicht am interessantesten ist jedoch die Wirkung von Gotu Kola auf die Telomerase. Telomerase-Aktivatoren spielen im Kampf gegen den Alterungsprozess und für unseren Wunsch nach einem langen Leben eine wichtige Rolle. Ohne Telomerase verkürzen sich die Telomere – die Schutzkappen an den Enden der Chromosomen – nämlich mit der Zeit, und die Zellen sterben ab. Je kürzer die Telomere, umso schneller kommt es zur Alterung und zu altersbedingten Erkrankungen. In einer sehr interessanten Studie aus dem Jahr 2019 erhöhte Gotu Kola die Telomerase-Aktivität im Vergleich zu einer nicht mit Gotu Kola behandelten Kontrollgruppe um das Neunfache.[17] Das könnte ein wichtiger Grund für die Anti-Aging-Wirkung und die positiven Auswirkungen von Gotu Kola auf die kognitiven Fähigkeiten, die Gesundheit der Leber und die Wundheilung sein.

AUFBEREITUNG, BESCHAFFUNG UND DOSIERUNG

Gotu Kola ist in den verschiedensten Darreichungsformen erhältlich: unter anderem als getrocknetes Kraut, Tinktur, Salbe, Tabletten oder Kapseln; und in Abhängigkeit davon variiert auch die empfohlene Dosierung. Aus dem getrockneten Kraut bereitet man am besten einen Aufguss zu: Geben Sie einfach ein bis zwei Teelöffel von dem Kraut in eine Pressstempelkanne und übergießen Sie es mit 250 Millilitern kochendem Wasser. Lassen Sie den Aufguss ungefähr 20 Minuten lang ziehen und drücken Sie den Stempel dann hinunter.

Sie können pro Tag bis zu drei Tassen (750 Milliliter) von dem Tee trinken. Wenn Sie eine Tinktur verwenden, sollte diese zu ungefähr 30 Prozent aus Alkohol bestehen. Wir empfehlen, bis zu dreimal täglich 30 bis 60 Tropfen davon einzunehmen. Bei einem standardisierten Extrakt beginnen Sie mit einer Anfangsdosis von 50 bis 250 Milligramm bis zu dreimal täglich. Die meisten Studien werden mit 90 bis 120 Milligramm täglich bei Erwachsenen über 18 Jahren durchgeführt. Wenn Sie über 65 Jahre alt sind, nehmen Sie eine niedrigere Dosis ein. Denken Sie daran, dass Sie die Dosis im Lauf der Zeit allmählich steigern können! Es ist schonender für Ihren Körper, klein anzufangen und die Dosis dann je nach Bedarf langsam zu erhöhen.

WIE SIE GOTU KOLA IN IHREM TÄGLICHEN LEBEN NUTZEN KÖNNEN

- ***Für das Gehirn:*** Bereiten Sie einen Aufguss zu und trinken Sie diesen täglich als Tonikum für Ihr Gehirn.
- ***Gegen Stress:*** Geben Sie an Tagen, an denen Sie viel Stress haben oder besonders fit sein müssen, einen Messlöffel von dem pulverisierten getrockneten Kraut in Ihren täglichen Smoothie.
- ***Für ein langes Leben:*** Lassen Sie das Gotu-Kola-Kraut zusammen mit Minze ziehen und trinken Sie diesen köstlichen Tee tagsüber oder abends, um Ihr allgemeines Wohlbefinden zu steigern.

ROSENWURZ

Vollständiger Name: *Rhodiola rosea* aus der Familie der Dickblattgewächse (Crassulaceae)

Spitznamen: Wikinger-Wurzel, Goldwurzel, Arktische Wurzel, Nordischer Ginseng (obwohl es sich dabei nicht um echten Ginseng handelt)

Verwendeter Teil: Wurzel

Heimat: kalte Klimazonen (Kanada, Alaska, Mongolei, Russland und Skandinavien)

Energetik: kühl, trocken

Positive Auswirkungen auf:

1. Gehirn
2. Ausdauer
3. Stress

Inhaltsstoffe:

- Rosavine
- Salidroside
- Flavonoide

Häufige Verwendungszwecke: hilft bei der Vorbereitung auf große Abenteuer und lange Reisen

Beste Freunde: Igelstachelbart, Kakao und leicht süßliche Aromen (beispielsweise Honig), um die Energie dieser Pflanze auszugleichen

KURZER HISTORISCHER ÜBERBLICK: HOCHZEITSSTRÄUSSE UND WIKINGERMEDIZIN

Die Wikinger und die Einwohner Sibiriens verwendeten diese Wurzel schon in grauer Vorzeit. Man weiß, dass sie das Energieniveau erhöht und in langen, kalten Wintern das Immunsystem stark erhält. Im hohen Norden kaute das indigene Volk der Samen die Wurzeln während anstrengender Wanderungen zur Verbesserung seiner Ausdauer. Die Wikinger nahmen Rosenwurz ein, bevor sie in die Schlacht zogen, und die Inupiat in Alaska verwendeten die Blüten als Heilmittel. Diese kühlende, trocknende Heilpflanze ist ein gutes Stärkungsmittel – sowohl in körperlicher als auch in energetischer Hinsicht.

Manche Leute behaupten, dass der Name Rosenwurz auf den Rosenduft dieser Pflanze zurückzuführen ist. Noch fantasievoller mutet die Vorstellung an, dass ihr Name auf einen symbolischen historischen Brauch zurückgeht: In den sibirischen Gebirgsregionen schenkte man frisch vermählten Paaren an ihrem Hochzeitstag als Symbol für Fruchtbarkeit und gesunden Nachwuchs einen Strauß Rosenwurz.

Hier kommt wieder die Signaturenlehre (die Vorstellung, dass das Aussehen einer Pflanze uns verrät, wie sie sich auf den menschlichen Körper auswirkt) ins Spiel. Ebenso wie viele andere Adaptogene muss auch diese Pflanze sich in ihrer Heimat an extreme Umweltbedingungen anpassen. Als wir im Sommer 2021 in Island waren, haben wir wilde Rosenwurz-Pflanzen gefunden, die unter extremen Bedingungen wuchsen und gediehen. Die in Island herrschenden geografischen und klimatischen Bedingungen sind an sich schon unwirtlich genug; doch die Rosenwurz hat sich offenbar trotzdem noch besondere Herausforderungen ausgesucht: Wir fanden diese Pflanze nicht einfach irgendwo im Gelände, sondern an den Hängen von Felswänden, in entlegenen Gletscherregionen oder auf hartem, felsigem Untergrund. Von Island bis hin zur Mongolei gedeiht die Rosenwurz in den extremsten Klimazonen der Erde. Dieser Fähigkeit, den Elementen zu trotzen, verdankt sie auch ihre symbolische Bedeutung für Menschen, die den Bund der Ehe eingehen: Rosenwurz soll frisch verheirateten Paaren Geduld, Kraft und Ausdauer verleihen, damit sie die unvermeidlichen Belastungen der Ehe überstehen. Diese Fähigkeiten, die man der Pflanze im Volksmund schon seit Langem nachsagt, werden nun auch durch wissenschaftliche Untersuchungen bestätigt. So hat diese erstaunliche kleine Heilpflanze als eines der ursprünglichsten und am gründlichsten untersuchten Adaptogene den Sprung von der Legende ins Labor geschafft.

Die All-in-one-Wurzel wirkt sowohl auf das Gehirn als auch auf Herz und Leber und schützt außerdem vor Stress. Sie stärkt unsere geistige und körperliche Ausdauer und wirkt sich positiv auf den Hormonhaushalt und die Fruchtbarkeit bei Männern und Frauen aus – dieses breite Spektrum an gesundheitlichen Wirkungen macht die Rosenwurz zu einem beliebten Untersuchungsobjekt für viele klinische Heilpflanzenexperten.

VERBESSERT DIE GEHIRNLEISTUNG

Mehreren wissenschaftlichen Untersuchungen zufolge stärkt Rosenwurz-Extrakt das Gedächtnis und wirkt sich positiv auf Lernprozesse aus. Die Pflanze steigert die Aktivität des zentralen Nervensystems und verbessert die kognitive Funktion (Aufmerksamkeit, Gedächtnis usw.). Gleichzeitig wirkt sie als Neuroenhancer der Alterung unseres Gehirns entgegen. In der ersten isländischen Materia medica heißt es, dass Rosenwurz »den Geist stärkt«, und die Europäische

Behörde für Lebensmittelsicherheit (EFSA) lobt diese Pflanze für ihren »Beitrag zu einer optimalen geistigen und kognitiven Aktivität«. Bis heute steht sie als Antidepressivum und Nerventonikum im offiziellen russischen Arzneibuch.

Eine in der Fachzeitschrift *Phytomedicine* veröffentlichte Studie kam zu dem Ergebnis, dass Rosenwurz genauso gut gegen Depressionen hilft wie verschreibungspflichtige Medikamente – und weniger unerwünschte Nebenwirkungen verursacht.[18]

Die beiden wichtigsten Inhaltsstoffe der Rosenwurz, Rosavine und Salidroside, haben eine neuroprotektive Wirkung: Sie hemmen das Enzym Monoaminoxidase, das Neurotransmitter abbaut. Auf diese Weise bleiben mehr Neurotransmitter (wie beispielsweise Dopamin und Serotonin) über einen längeren Zeitraum im Nervensystem. Diese Nervenbotenstoffe sind an der Regulation von Stimmung, Aufmerksamkeit und Konzentration beteiligt.[19]

VERBESSERT DIE AUSDAUER

Auch Sport ist Stress für den Körper. Das gilt vor allem für Ausdauertraining – eine körperliche Aktivität, die unsere Herzfrequenz und unseren Sauerstoffverbrauch erhöht. Die leistungssteigernde und ausgleichende Wirkung von Rosenwurz zeigt sich vor allem bei Sportlern: Diese Heilpflanze wirkt Ermüdungs- und Erschöpfungszuständen entgegen und hilft gegen die nach intensiver körperlicher Betätigung auftretende Asthenie (Kraft- und Energieverlust). Außerdem hat sie einen Anti-Ermüdungs-Effekt, der direkt auf die Muskeln wirkt. Daher wird sie zur Behandlung von Steifheit und Krämpfen nach Überanstrengung und zur Regeneration schwacher Nerven eingesetzt, vor allem, wenn man seinen Körper öfter bis zur Erschöpfung fordert.

Ein gesundes Herz ist eine wichtige Voraussetzung für körperliche Ausdauer. Mehrere Studien belegen die kardioprotektive (herzschützende) Wirkung von Rosenwurz: Unter anderem trägt diese Pflanze zur Regulation eines unregelmäßigen Herzschlags bei und schützt vor stressbedingten Herz-Kreislauf-Erkrankungen. Die in der Rosenwurz enthaltenen Antioxidanzien bewahren das Herz vor stressbedingten Schäden.

In einer placebokontrollierten, randomisierten Doppelblindstudie aus Belgien verbesserte sich bei Versuchspersonen, die 200 Milligramm Rosenwurz-Extrakt einnahmen, die Atmungsfähigkeit, und sie gelangten später in die Erschöpfungsphase als die Probanden aus der Placebogruppe. Die Autoren der Studie kamen zu dem Schluss, dass Rosenwurz-Extrakt die Ausdauerleistung verbessern kann.[20]

HILFT GEGEN STRESS

Rosenwurz ist das einzige Adaptogen gegen »Stress«, das in die Liste pflanzlicher Arzneimittel der Europäischen Arzneimittelagentur aufgenommen wurde. Der für die Bewertung wissenschaftlicher Informationen über pflanzliche Arzneimittel zuständige Ausschuss ist für seine äußerst konservative Einstellung bekannt. Rosenwurz dient »... zur vorübergehenden Linderung von Stresssymptomen wie Müdigkeit und Schwächegefühlen«,[21] heißt es in dieser Monografie. Es kommt selten vor, dass wild wachsende Heilpflanzen oder -pilze in europäischen Ländern so bereitwillig akzeptiert werden wie die Rosenwurz. Vielleicht liegt das daran, dass diese Pflanze akute Stresssymptome lindert und chronischem Stress vorbeugt – zwei Probleme, bei denen wir alle dringend Hilfe brauchen.

In einer im Jahr 2015 durchgeführten Studie aus Großbritannien nahmen Stress, Wut, Verwirrtheitszustände und Depressionen bei Versuchspersonen, die 14 Tage lang zweimal täglich 200 Milligramm Rosenwurz einnahmen, ihren eigenen Berichten zufolge signifikant ab.[22]

AUFBEREITUNG, BESCHAFFUNG UND DOSIERUNG

Rosenwurz ist auf dem Markt als Tinktur, Kapseln, pulverisierter Extrakt und hin und wieder auch als getrocknete Wurzel erhältlich. Es gibt ein paar Faustregeln, an die Sie sich halten sollten, um die Wirksamkeit und Qualität Ihres Rosenwurz-Produkts zu optimieren. Wenn Sie eine Tinktur verwenden, beginnen Sie mit einer Startdosis von ungefähr zehn Tropfen und steigern Sie diese nach ein paar Tagen auf 30 Tropfen. Sobald Sie bei einer Tagesdosis von 30 Tropfen (oder einem Milliliter = einer Pipette) angelangt sind, können Sie diese bei Bedarf auf 30 Tropfen dreimal täglich erhöhen. Wenn Sie selbst einen Extrakt herstellen möchten, bereiten Sie einen Absud aus einem bis zwei Teelöffeln der getrockneten Wurzel auf je 250 Milliliter Wasser zu. Lassen Sie die Wurzel mindestens 20 Minuten (oder bis zu sieben Stunden) lang in dem Wasser ziehen, um einen möglichst wirksamen Absud zu erhalten. Beachten Sie, dass dieses Getränk eine ziemlich starke adstringierende Wirkung haben kann. In diesem Fall sollten Sie etwas Lakritze oder Honig hineingeben. Die einfachste Art, Ihrem Körper Rosenwurz zuzuführen, sind Kapseln oder Pulver, das Sie in Smoothies, Rohschokolade oder eine Tasse Tee oder Kaffee einrühren können. Beginnen Sie mit ¼ Teelöffel Pulver pro Tag und steigern Sie diese Dosis nach ein paar Tagen konsequenter Einnahme auf ½ Teelöffel.

WIE SIE ROSENWURZ IN IHREM TÄGLICHEN LEBEN NUTZEN KÖNNEN

- ***Für das Gehirn:*** Rühren Sie das Pulver in Ihren Morgenkaffee ein, um Ihrem Gehirn einen Energieschub zu geben.
- ***Für mehr Ausdauer:*** Nehmen Sie es im Winter ein, um in dieser unwirtlichen Jahreszeit den Elementen zu trotzen und etwas für Ihre Ausdauer und körperliche Kraft zu tun.
- ***Gegen Stress:*** Vermischen Sie Rosenwurz-Pulver mit Rohschokolade und knabbern Sie in Stresssituationen daran.

Morgenkaffee zur Steigerung der geistigen und körperlichen Leistungsfähigkeit

Probieren Sie es morgens oder vormittags doch einmal mit diesem Super-Wachmacher, um Ihre Arbeit und Ihre To-do-Liste besser bewältigen zu können, ohne später einen Koffeinabsturz zu erleiden. (Hinweis: Wegen des Koffeins – also *nicht* wegen der darin enthaltenen Adaptogene – sollten Sie diesen Kaffee nicht später als zwölf Uhr mittags trinken.)

250 ml gebrühter Bio-Kaffee Ihrer Wahl
1 Teelöffel Igelstachelbart-Extrakt
1 Teelöffel Juckbohne
1 Teelöffel Gotu Kola
1 Esslöffel Kokosöl
1 Spritzer Vanille-Extrakt
1 Prise Zimtpulver

1 Prise Cayennepfeffer
Heiße aufgeschäumte Pflanzenmilch (wahlweise)

Brühen Sie den Kaffee in der von Ihnen bevorzugten Weise auf (per Hand, Kaffeemaschine, AeroPress, Pressstempelkanne usw.). Geben Sie ihn zusammen mit dem Öl und den trockenen Zutaten in einen Mixer, solange er noch dampfend heiß ist. 10 bis 15 Sekunden lang mixen und den Mixbehälter dann vorsichtig öffnen. Wenn Sie möchten, können Sie dem Getränk heiße, aufgeschäumte Milch Ihrer Wahl hinzufügen, um eine Latte daraus zu machen. Genießen Sie den Kaffee heiß!

KAPITEL 5

ADAPTOGENE ZUR REGENERATION

Gegen Stress und zur Stimmungsaufhellung

ASHWAGANDHA

Vollständiger Name: *Withania somnifera* aus der Familie der Nachtschattengewächse (Solanaceae)

Spitznamen: Pferdewurzel, Winterkirsche, Schlafbeere, Indischer Ginseng (obwohl es sich dabei nicht um echten Ginseng handelt)

Verwendeter Teil: Wurzel (die Blätter sind kaum erforscht; hin und wieder wird auch die ganze Pflanze verwendet)

Heimat: Indien; vereinzelt kommt die Pflanze auch in Nordafrika und im Nahen Osten vor

Energetik: warm, trocken

Positive Auswirkungen auf:

1. Stress
2. Lebenserwartung
3. Gehirn

Inhaltsstoffe:

- Withanolide
- Withaferine
- Sitoindoside
- Somniferine
- Eisen
- Flavonoide

Häufige Verwendungszwecke: abendliche Einnahme (vor allem in der ruhigen Zeit kurz vor dem Schlafengehen)

Beste Freunde: Adaptogene wie Reishi, Tulsi und Rosenwurz, Nussmilch, Ghee, Honig, Zimt und Kardamom

KURZER HISTORISCHER ÜBERBLICK: EIN NÄHRENDES, BELEBENDES RASAYANA

Auch bei Ashwagandha handelt es sich um ein ayurvedisches Rasayana. Die »Schlafbeere« ist eine der bekanntesten ayurvedischen Heilpflanzen und wird schon seit mindestens 3000 Jahren verwendet. Sie wurde vom einfachen Volk und von den hinduistischen Weisen (Rishis), den Leibärzten der Könige, als Heilmittel genutzt. Die leuchtend orangefarbenen Beeren haben Ähnlichkeit mit Tomaten (die auch tatsächlich eng mit Ashwagandha verwandt sind); doch im Gegensatz zu den Tomatenpflanzen sind die heilkräftigen Wirkstoffe bei Ashwagandha in der Wurzel enthalten. Im Sanskrit bedeutet *ashwa* »Pferd« und *gandha* »Geruch«. Die gemahlene Wurzel riecht tatsächlich ein bisschen nach verschwitztem Pferd! Man geht davon aus, dass man durch den Verzehr dieser Wurzel so stark, ruhig und anmutig wird wie ein Hengst. Als Danielle in Indien lebte, erklärte man ihr jedoch, dass die Assoziation mit Pferden nicht nur auf den Geruch der Pflanze zurückzuführen ist.

Der zweite Teil des lateinischen Namens von Ashwagandha – *somnifera* – bedeutet »schlaffördernd«. Darin unterscheidet sich diese Heilpflanze von vielen anderen Adaptogenen: Als nährendes, stärkendes und vor Stress schützendes Mittel kann sie die Genesungszeit nach Krankheiten verkürzen, bei der Erholung von längeren stressigen Phasen helfen und Ihren Geist beruhigen, um Sie auf einen erholsamen Schlaf einzustimmen. Man kann das Mittel auch mit Stimulanzien wie beispielsweise Kaffee kombinieren, um die aufputschende Wirkung des Koffeins auszugleichen.

Die Verwendung dieses Adaptogens geht jedoch weit über die beruhigende und verjüngende Wirkung hinaus, die in der ayurvedischen Heilkunde im Vordergrund steht. Es wird nämlich auch in der Frauenheilkunde eingesetzt.

In manchen Teilen Afrikas dient es in der Volksmedizin als Aphrodisiakum und Abtreibungsmittel. In der westlichen Welt verwendet man Ashwagandha als Fruchtbarkeitstonikum. (Es sollte aber nicht während der Schwangerschaft eingenommen werden, sondern nur in den Monaten davor.) Da es viel Eisen enthält, krampflösend wirkt und das Nervensystem entspannt, wird es auch bei Dysmenorrhoe (schmerzhaften Regelblutungen) und als Nahrung für stillende Mütter empfohlen.

Ashwagandha spielt in Afrika aber nicht nur in der Frauenheilkunde eine Rolle, sondern wird auch zur Stärkung des Immunsystems bei Fieber und entzündlichen Erkrankungen eingenommen. Im Jemen verwendet man die getrockneten Blätter als Paste für Wunden und Verbrennungen und als natürliches Sonnenschutzmittel. Die Beeren werden in verschiedenen Teilen der Welt äußerlich zur Behandlung von Tumoren, Karbunkeln und Geschwüren angewendet, doch die Wurzel ist auch heute noch der wirksamste und wichtigste Teil der Pflanze. Ashwagandha stärkt, beruhigt und nährt nachweislich viele verschiedene Systeme Ihres Körpers: Es hilft gegen Angstzustände und Schlafstörungen, fördert die Muskelregeneration und steigert die Produktion von hGH (humanem Wachstumshormon). Außerdem wirkt es sich positiv auf die Gesundheit der Atemwege aus, verbessert die sexuelle Leistungsfähigkeit und dient Frauen als Fruchtbarkeitstonikum.[1]

HILFT GEGEN STRESS

Ashwagandha beeinflusst auch das Nervensystem, indem es für einen gesunden, nicht zu hohen Spiegel des »Stresshormons« Cortisol und somit für eine ruhige, ausgeglichene Stimmung sorgt; zu viel Cortisol kann nämlich zu

Angstzuständen führen. Morgens sollte Ihr Cortisolspiegel am höchsten sein, damit Sie voller Energie aus dem Bett steigen. Im Lauf des Tages sollte der Cortisolspiegel dann allmählich abnehmen und am Ende des Tages seinen niedrigsten Stand erreichen, damit Sie einschlafen können.

Dieser optimale Verlauf des Cortisolspiegels wird jedoch oft durch Stress gestört, der zu einer vermehrten Cortisolausschüttung führt. In einer doppelblinden, placebokontrollierten Studie kam es bei Versuchspersonen, die 60 Tage lang zweimal täglich 300 Milligramm Ashwagandha (insgesamt 600 Milligramm pro Tag) einnahmen, zu einer signifikanten Abnahme aller Stressparameter – einschließlich des Cortisolspiegels im Serum (Blut).[2] In einer zweiten, ebenso hohen Qualitätsstandards entsprechenden Studie waren Cortisolspiegel, Herzfrequenz und Blutdruck bei den Teilnehmern, die Ashwagandha einnahmen, niedriger, was zur Linderung von Stress- und Angstgefühlen beitrug – und das alles ohne unerwünschte Nebenwirkungen.[3]

VERLÄNGERT DAS LEBEN

Ashwagandha dient schon seit Langem als Tonikum für ein langes Leben. Das Mittel wurde Menschen verabreicht, deren Nervensystem – sei es durch Alter oder Dauerstress – erschöpft war. Ein erschöpftes Nervensystem kann eine ganze Kaskade unerwünschter Symptome verursachen. Ashwagandha hat eine nährende und revitalisierende Wirkung auf viele Organe, von der Leber bis hin zur Schilddrüse.

Die in Ashwagandha enthaltenen Antioxidanzien schützen die Leber, das größte innere Organ unseres Körpers, das oft auch als unsere »Entgiftungszentrale« bezeichnet wird. Eine gesunde Leber spielt aber auch für unser allgemeines Wohlbefinden eine wichtige Rolle, denn die Leber ist nicht nur ein Entgiftungsorgan, sondern reguliert auch den Blutzuckerspiegel und Harnstoffkreislauf, filtert Bakterien aus dem Blutkreislauf heraus und vieles andere mehr. Ashwagandha gehört – ebenso wie die Mariendistel – zu den wichtigsten Heilpflanzen für die Leber. In einer Tierstudie waren Ratten, deren Leber durch ein Insektizid Schaden genommen hatte, schon nach 48-tägiger Behandlung mit Ashwagandha-Wurzel vollständig geheilt.[4] Eine andere Studie zeigte, dass die in Ashwagandha enthaltenen Antioxidanzien die Leber vor den Nebenwirkungen häufig eingenommener Medikamente schützen. Das Mittel hat sich sogar bei der Behandlung der NAFLD (nicht alkoholischen Fettlebererkrankung) als wirksam erwiesen – einer Krankheit, von der 10 bis 25 Prozent der Weltbevölkerung betroffen sind. Außerdem kann Ashwagandha dazu beitragen, den Schilddrüsenhormonhaushalt ins Gleichgewicht zu bringen.

VERBESSERT DIE GEHIRNLEISTUNG

In der Antike wurde Ashwagandha verwendet, um die geistigen Fähigkeiten und die Gedächtnisleistung zu stärken. Moderne wissenschaftliche Untersuchungen zeigen, dass dieses Adaptogen mit seinen regenerierenden Eigenschaften Schäden an den Gehirnzellen verlangsamen, aufhalten oder sogar rückgängig machen kann.[5] Andere Studien beweisen sein Potenzial bei der Rekonstruktion neuronaler Netzwerke. Ein Großteil der Forschung über Ashwagandha im Zusammenhang mit dem Gehirn konzentriert sich auf ein Präparat namens KSM-66, bei dem es sich im Wesentlichen um eine Konzentration der wichtigsten heilkräftigen sekundären Pflanzenstoffe aus der Ashwagandha-Wurzel handelt. Es gibt auch noch ein anderes Ashwagandha-Präparat namens Sensoril, zu dem ebenfalls überzeugende klinische Forschungsergebnisse vorliegen.

Oxidativer Stress schädigt alle Zellen Ihres Körpers – auch diejenigen im Gehirn. Withanolide (die vielleicht am besten untersuchten Inhaltsstoffe von Ashwagandha) schützen die Nervenzellen nachweislich vor oxidativen Schäden. Wissenschaftlichen Untersuchungen zufolge könnten sie außerdem der Entstehung von Beta-Amyloid-Fibrillen[6] vorbeugen, einer häufigen Komponente bei der Entstehung von neurodegenerativen Erkrankungen wie Alzheimer.

Außerdem schützt Ashwagandha die Nervenzellen nachweislich vor toxischen Schäden. In ersten In-vitro-Studien gab es sogar Anzeichen dafür, dass dieses Adaptogen das Wachstum von Nervenzellen fördert und somit neuroprotektiv wirkt. Das kann man sich wie eine Art Rüstung vorstellen, die das Gehirn vor toxischem Stress schützt.

In einer randomisierten, placebokontrollierten Doppelblindstudie erhielten Erwachsene mit leichter kognitiver Beeinträchtigung einen Ashwagandha-Extrakt. Diese Versuchspersonen galten als hochgradig gefährdet, später in ihrem Leben eine neurodegenerative Erkrankung zu entwickeln. Die Studienteilnehmer aus der Versuchsgruppe nahmen zweimal täglich 300 Milligramm Ashwagandha KSM-66 ein. Nach acht Wochen zeigten sie eine deutliche Verbesserung des Kurz- und Langzeitgedächtnisses, konnten Informationen besser verarbeiten und Aufgaben effizienter erfüllen.[7]

AUFBEREITUNG, BESCHAFFUNG UND DOSIERUNG

Normalerweise ist Ashwagandha als Pulver, Kapseln, Tinktur oder in Form von getrockneten Wurzelstücken auf dem Markt erhältlich. Wenn Sie die getrocknete Wurzel verwenden, empfehlen wir Ihnen, selbst einen Absud daraus herzustellen: Geben Sie einfach einen Teelöffel von der Wurzel auf 250 Milliliter (eine Tasse) Wasser in einen Schongarer. Lassen Sie den Sud ein paar Stunden lang ziehen, seihen Sie ihn dann ab und trinken Sie ihn. Wenn Sie Pulver verwenden, beginnen Sie mit einer Startdosis von ein bis zwei Teelöffeln pro Tag (200 bis 500 Milligramm). Hören Sie zwischendurch immer wieder in sich hinein, bevor Sie eine höhere Dosis einnehmen, und überstürzen Sie nichts. Bei Bedarf können Sie Ihre Tagesdosis allmählich auf ungefähr 1,2 Gramm pro Tag steigern.

Man kann die Wurzel zwar auch als Monotherapie einnehmen; wir empfehlen jedoch dringend, sie mit anderen Heilpflanzen zu einer genau auf die Bedürfnisse Ihres Körpers abgestimmten Rezeptur zu kombinieren. Da diese Wurzel sehr bitter schmeckt, sollten Sie sie mit kühlenden Nahrungsmitteln oder Heilpflanzen (Pflanzenmilch, Ghee usw.) kombinieren. Manche Menschen finden die Wurzel schwer verdaulich, wenn sie sie unvermischt einnehmen. Falls Ihnen nach der Einnahme ein bisschen übel wird, geben Sie sie lieber in eine Speise oder in ein nahrhaftes Getränk hinein. Wir vermischen Ashwagandha gern mit Karminativa (wärmenden, verdauungsfördernden, entblähenden Kräutern) wie Muskat, Kardamom oder Zimt, um Bauchschmerzen vorzubeugen. Als sanftes, nährendes Adaptogen kann man Ashwagandha bedenkenlos sowohl kurzfristig als auch über längere Zeit einnehmen. Achten Sie beim Kauf darauf, dass das Produkt aus seinem Ursprungsland Indien stammt, und wählen Sie stets Produkte in Bio-Qualität, die keine Pestizidrückstände enthalten.

WIE SIE ASHWAGANDHA IN IHREM TÄGLICHEN LEBEN NUTZEN KÖNNEN

- ***Gegen Stress:*** Bereiten Sie nach alter Tradition einen Absud mit Milch, Ghee und Honig mit etwas Ashwagandha-Pulver zu und trinken Sie ihn vor dem Schlafengehen, um sich zu entspannen und auf den Schlaf einzustimmen. Um einen ähnlichen Schlummertrunk auf pflanzlicher Basis herzustellen, verwenden Sie eine Nussmilch Ihrer Wahl, Kokosöl und einen Schuss Ahornsirup.
- ***Für ein langes Leben:*** Vermischen Sie das Wurzelpulver mit entblähenden Gewürzen (Karminativa) wie Zimt und Kardamom und bereiten Sie daraus ein Langlebigkeitstonikum zu, das man tagsüber oder abends einnehmen kann.
- ***Für das Gehirn:*** Geben Sie das Pulver in einen Smoothie oder Tee und trinken Sie diesen morgens oder nachmittags, um Ihr Gehirn anzuregen.

Fallstudie: *Ashwagandha gegen Stress und zur Stimmungsaufhellung*

Eine Frau, die an einer Autoimmunerkrankung, Schilddrüsenentzündung, entzündlicher Polyarthritis und Eierstockzysten litt, hat uns die Geschichte ihrer Heilung erzählt. Nachdem sie innerhalb eines Jahres viermal ins Krankenhaus eingeliefert worden war, fühlte sie sich geschwächt und hatte das Gefühl, körperlich an ihre Grenzen gestoßen zu sein. Daraufhin rührte sie ein paar Monate lang Ashwagandha in ihren Morgenkaffee ein und legte dann eine mehrwöchige Einnahmepause ein. Schon nach einem Monat ohne Ashwagandha geriet ihr Hormonhaushalt »aus den Fugen«: Ihr Östrogenspiegel schoss in die Höhe, und sie begann unter Eierstockzysten und -torsionen mit lähmenden Unterleibsschmerzen zu leiden, die in ihren ganzen Körper ausstrahlten. Ihre Gelenke taten so weh, als stünden sie in Flammen. Als der Patientin klar wurde, dass sich außer dem fehlenden Ashwagandha in ihrem Kaffee nichts an ihrem Leben verändert hatte, nahm sie dieses Mittel schnell wieder in ihr Morgenprogramm auf. Innerhalb weniger Wochen waren ihre Gelenkschmerzen deutlich zurückgegangen; und nach ein paar Monaten war die Frau wieder völlig schmerzfrei. Sie trinkt jetzt weiterhin jeden Morgen ihren adaptogenen Kaffee, fühlt sich den ganzen Tag über energiegeladen und ist auch weiterhin schmerzfrei.

REISHI

Vollständiger Name: *Ganoderma lucidum* aus der Familie der Lackporlingsverwandten (Ganodermataceae)

Spitznamen: Königin der Pilze, Ling Zhi, Pilz/Elixier der Unsterblichkeit, Zehntausend-Jahre-Pilz und Glänzender Lackporling

Verwendeter Teil: Pilzfruchtkörper

Heimat: weltweit

Energetik: warm, neutral bis leicht trocken

Positive Auswirkungen auf:

1. Stress
2. Lebenserwartung
3. Immunsystem

Inhaltsstoffe:

- 400 biologisch wirksame Inhaltsstoffe, darunter:
  - Polysaccharide: 1,3- und 1,6-Beta-D-Glucane
  - Triterpene: Ganodermanontriol, Ganoderinsäure
  - Ling Zhi-9-Protein

Häufige Verwendungszwecke: vor dem Schlafengehen oder wenn Sie sich aus irgendeinem Grund müde fühlen (Krankheit oder Stress)

Beste Freunde: Kakao, Cordyceps, Ashwagandha, Tulsi, Zimt, Hagebutten und andere Lebensmittel mit hohem Vitamin-C-Gehalt

KURZER HISTORISCHER ÜBERBLICK: DIE NUMMER EINS UNTER DEN »HEILPFLANZEN« IST EIGENTLICH EIN PILZ

Der Reishi-Pilz ist das heiligste aller Adaptogene. Einst galt er als Elixier der Unsterblichkeit, und sein Verzehr war Kaisern und Göttern vorbehalten. Als Symbol für Glück und Gesundheit wurde er im Kaiserpalast im alten China in Torbögen eingemeißelt und in Türöffnungen aufgestellt. Seit über 4000 Jahren ist dieser Pilz in China ein beliebter Talisman und ein hochwirksames Arzneimittel. Einer seiner vielen Namen lautet »Zehntausend-Jahre-Pilz« – eine Anspielung auf den Glauben daran, dass man mit seiner Hilfe ein so hohes Alter erreichen kann. Durch sein glänzendes, holzbrettähnliches Erscheinungsbild (er sieht so aus, als sei er mit Harz oder Politur überzogen) fällt dieser Pilz in der freien Natur sofort auf. Der Legende nach war es in China verboten, Reishi für sich selbst zu behalten, wenn man ihn draußen im Freien fand. Das chinesische Gesetz schrieb vor, dass alle gesammelten Reishi-Pilze an den Palast geliefert werden mussten, damit die kaiserliche Familie sie verwenden konnte.

In der klassischen Materia medica der Traditionellen Chinesischen Medizin, dem *Bencaojing* von Shen Nong, werden insgesamt 365 Arzneimittel beschrieben und in drei verschiedene Kategorien unterteilt: hochwertig, durchschnittlich und mittelmäßig. Die hochwertigen Heilmittel sind am wirksamsten und verursachen keinerlei unerwünschte Nebenwirkungen. Von allen Heilmitteln steht der Reishi im *Bencaojing* an erster Stelle (noch vor dem Ginseng).

Beim Lesen alter Texte oder Arzneibücher sollten Sie beachten, dass dieser Pilz oft mit ähnlichen Arten aus der Familie der Lackporlingsverwandten verwechselt wurde, zum Beispiel mit *Ganoderma tsugae, Ganoderma sinense* und *Ganoderma lingzhi*.

Taxonomie und Benennung der Arten

Die Taxonomie der Pilzarten ist ein fortlaufender, niemals endender Prozess. Heute wird zur Identifikation von Pilzen das DNA-Barcoding verwendet. Doch vor der Entdeckung und Anwendung dieses Verfahrens ordnete man viele Pilze in ein und dieselbe Kategorie ein, nur weil sie ähnlich aussahen oder eine ähnliche Wirkung hatten. Der Reishi ist ein Paradebeispiel für dieses Vorgehen. In mehreren klinischen Abhandlungen, die vor der Einführung des DNA-Barcoding verfasst worden sind, war von *Ganoderma lucidum* (also dem echten Reishi-Pilz) die Rede, obwohl es sich in Wirklichkeit um *Ganoderma tsugae* oder *lingzhi* handelte.

Die Entdeckung, Erforschung und Identifikation von Pilzarten wird ständig verbessert und weiterentwickelt. Allein im Lauf unseres Lebens hat der Cordyceps dreimal seinen Namen geändert! Mit der Verbesserung der Identifikations- und Anbaumethoden wird es wahrscheinlich immer mehr und bessere Adaptogen-Sorten geben. Ein Beispiel dafür ist die Identifikation von Pilzen. Eine der vielen Möglichkeiten, Pilze zu identifizieren, besteht darin, Sporenabdrücke derselben Art zu nehmen, um innerhalb dieser Art eine Sorte zu entdecken, die besonders gut wächst und sich besonders effizient anbauen lässt. Durch Klonen kann man dann die stärkeren und besseren Sporen weiter kultivieren. Selbst aus einer Austernpilz-Art kann man Hunderte verschiedener Sorten züchten.

HILFT GEGEN STRESS

Der Reishi-Pilz ist vor allem für seine Fähigkeit bekannt, das Nervensystem auf sanfte, schonende Art zu entspannen. Da er normalisierend und ausgleichend wirkt und Ihrem Körper hilft, sich an Stress anzupassen und dabei trotzdem in einem Zustand harmonischen Gleichgewichts zu bleiben, ist er die optimale Einstimmung auf eine erholsame Nachtruhe. In der Art und Weise, wie dieser Pilz Stresssymptome lindert, unterscheidet er sich jedoch von anderen nervenberuhigenden Arzneimitteln. Reishi wird Sie niemals so außer Gefecht setzen, dass sie sich hinterher total benebelt oder »wie weggetreten« fühlen. Man kann diesen Pilz sogar zu jeder Tageszeit einnehmen, um auf schonende Weise Stress abzubauen und seinen Körper und Geist zu beruhigen. Doch die angstlösende Wirkung des Reishi-Pilzes ist lediglich ein kurzfristiger Effekt; auf lange Sicht bekommt man dadurch mehr Energie. Genau wie Sie nach einer erholsamen Nachtruhe am nächsten Tag voller Energie erwachen, führt die entstressende Wirkung des Reishi-Pilzes langfristig zu mehr Vitalität.

Eine klinische Studie untersuchte die Wirkung von Reishi auf das chronische Müdigkeitssyndrom – einen Zustand, der durch Dauerstress entsteht. In dieser Studie erhielt die Behandlungsgruppe täglich zwei Gramm eines wässrigen Reishi-Extrakts, auf vier Dosen zu je einem halben Gramm aufgeteilt, im Vergleich zum Placebo. Bei den Versuchspersonen, die Reishi einnahmen, kam es zu einer signifikanten Abnahme der Müdigkeitsmarker und zu einer Verbesserung der Lebensqualität – und das bei minimalen bis gar keinen Nebenwirkungen.[8]

VERLÄNGERT DAS LEBEN

Der Reishi-Pilz wurde bereits im 16. Jahrhundert schriftlich erwähnt. Eine der ersten Erwähnungen findet sich im Arzneibuch *Pen-ts'ao kang mu*, in dem Li Shih-chen schreibt: »[Reishi] wirkt sich positiv auf die Lebensenergie oder das Qi des Herzens aus, repariert den Brustbereich und kommt allen Menschen zugute, die unter einem Enge- oder Druckgefühl in der Brust leiden. Wenn Sie ihn über lange Zeit einnehmen, wird die Beweglichkeit Ihres Körpers nicht nachlassen, und die Anzahl Ihrer Jahre verlängert sich bis auf die Lebensspanne der unsterblichen Feen.« Unsterbliche Feen hin oder her – der Reishi-Pilz wirkt sich nachweislich auf viele Körpersysteme, die für ein langes Leben wichtig sind, positiv aus. Als Herz-Kreislauf-Tonikum wird er schon seit Langem mit dem Herzen in Verbindung gebracht. Die alten Fallgeschichten über die positive Wirkung von Reishi bei Beschwerden im Brustkorb und in der Herzregion wurden übrigens durch moderne wissenschaftliche Untersuchungen untermauert.[9]

Vor allem die hepatoprotektiven (leberschützenden) Eigenschaften des Reishi-Pilzes wurden gründlich untersucht. Stellen Sie sich das Abflusssieb eines Spülbeckens vor: Wenn es verstopft ist, läuft das Becken mit schmutzigem Wasser voll und verursacht eine furchtbare Schweinerei. Etwas ganz Ähnliches passiert, wenn unser innerer Filter verstopft ist: Das belastet den ganzen Körper. Wenn unsere Leber nicht optimal funktioniert, so kann dies zu den verschiedensten Beschwerden und Krankheitssymptomen führen.

Eine »Goldstandard-Studie« untersuchte, wie die Triterpene und Polysaccharide aus dem Reishi-Pilz sich auf die Gesundheit der Leber auswirken. Sechs Monate lang erhielt eine Gruppe von Versuchspersonen zu diesem Zweck

Reishi-Extrakt, während die andere Gruppe ein Placebo einnahm. Besonders bemerkenswert ist, dass die leichte Fettleber der Studienteilnehmer sich unter der Einwirkung von Reishi wieder zurückbildete. Bei den Probanden, die den Reishi-Extrakt einnahmen, waren die Spiegel von Antioxidanzien und »guten« Leberenzymen deutlich höher; das verdankten sie der starken leberschützenden Wirkung dieses Pilzes, der Antioxidanzien aktiviert und auf diese Weise oxidativem Stress entgegenwirkt.[10]

UNTERSTÜTZT DAS IMMUNSYSTEM

Reishi wirkt entzündungshemmend, antiallergisch, antiviral, antibakteriell und antimykotisch, ja sogar krebshemmend – und ist somit ein großartiger Helfer für unser Immunsystem. Die Regulation von Entzündungen ist eine wichtige Voraussetzung für einen gesunden Körper. Chronische Entzündungsprozesse sind eine Ursache vieler häufiger Erkrankungen. Mit seiner entzündungshemmenden Wirkung kann der Reishi-Pilz entzündungsfördernde Zytokine eindämmen und Ihr Immunsystem den Bedürfnissen Ihres Körpers entsprechend modulieren.[11] Diese für Adaptogene typische regulierende Wirkung auf das Immunsystem macht den Reishi zu einem äußerst wirksamen Mittel gegen eine ganze Reihe von Erkrankungen, denen eine Schwächung des Immunsystems zugrunde liegt.

Ähnlich wie übermäßiges Sonnenlicht schädigen auch Strahlen die DNA und töten Zellen – zum Beispiel unsere weißen Blutkörperchen – ab. Weiße Blutkörperchen sind jener Teil unseres Immunsystems, der den Körper vor Infektionen und eindringenden Krankheitserregern schützt. Ein Mangel an diesen Blutkörperchen schwächt das Immunsystem und macht uns krankheitsanfälliger. Mehrere Studien haben gezeigt, dass Reishi einer Abnahme der weißen Blutkörperchen vorbeugt.[12] Das ist vor allem für Menschen hilfreich, die sich einer Strahlentherapie unterziehen müssen, macht den Reishi-Pilz aber auch für jeden, der sich vor den in unserem täglichen Leben ständig drohenden DNA-Schäden schützen möchte, zu einem wichtigen Nahrungsergänzungsmittel.

Es gab schon viele »Spontanremissionen« bei Krebspatienten, die Reishi-Extrakte einnahmen.[13] Unserer Meinung nach ist das einzig und allein auf die »Superkräfte« des Reishi-Pilzes zurückzuführen, bei dem mehr immunmodulierende Polysaccharide und Triterpene entdeckt worden sind als bei jedem anderen Pilz. Reishi gehört zu den sichersten aller Adaptogene; Sie können ihn zur langfristigen Stärkung Ihres Immunsystems bedenkenlos jeden Tag einnehmen.

Doch der Reishi-Pilz sorgt nicht nur für ein ausgeglichenes und vitales Immunsystem, sondern hilft dank seiner regulierenden Wirkung auf bestimmte Helferzellen (TH1 und TH2) auch gegen saisonale Allergien. Außerdem sorgt er dafür, dass unsere Antikörper effizienter arbeiten, wirkt dadurch ähnlich wie ein Antihistaminikum und kann dazu beitragen, dass erst gar keine Allergien entstehen.[14]

AUFBEREITUNG, BESCHAFFUNG UND DOSIERUNG

Wie bei allen Heilpilzen ist es am besten, auf Baumstämmen gewachsene und ordnungsgemäß extrahierte Fruchtkörper zu verwenden. Dabei sollte es sich um wässrige Extrakte (Absud), alkoholische Extrakte (Tinkturen) oder beides (Doppelextrakte) handeln. Leider enthielten einer in der renommierten Fachzeitschrift *Nature* veröffentlichten wissenschaftlichen Untersuchung zufolge 74 Prozent aller Reishi-Produkte in den USA keinen echten Reishi-Pilz.[15] Umso wichtiger ist es, vertrauenswürdige Marken zu finden. Der Heilpilzmarkt wird von Tag zu Tag unübersichtlicher; daher sollte man die Produkte genau überprüfen und die Etiketten gründlich lesen.

Wir empfehlen, mit 500 Milligramm eines doppelt extrahierten, auf Baumstämmen gezüchteten Reishi-Fruchtkörpers pro Tag zu beginnen. Als Höchstdosis empfehlen wir vier Gramm pro Tag. Es gibt zwar auch wissenschaftliche Untersuchungen, bei denen mit der Einnahme von sechs Gramm pro Tag begonnen wird; doch die meisten Menschen benötigen keine so hohe Dosis. Welche Menge Sie brauchen, hängt ganz von den Bedürfnissen Ihres Körpers ab – sowohl von physischen Faktoren wie dem Gesundheitszustand Ihres Darms und Ihrer Leber als auch davon, wie gestresst Sie sind. Also fangen Sie lieber klein an und erhöhen Sie Ihre Dosis dann alle fünf bis sieben Tage um ungefähr 500 Milligramm, bis Sie die Dosis gefunden haben, die sich für Sie gut anfühlt. Denken Sie daran, dass mehr nicht unbedingt immer besser ist!

Und achten Sie nicht nur auf die Dosierung, sondern auch darauf, sich »Bio-Reishi« zu beschaffen. Pilze sind Bioakkumulatoren; das heißt, sie können viele Substanzen aus ihrer Umgebung oder aus dem Substrat aufnehmen, in dem sie wachsen. Um sicherzugehen, dass Sie auch wirklich ein qualitativ hochwertiges Produkt erhalten, sollten Sie also nach Pilzen Ausschau halten, die von einem unabhängigen Labor auf Belastungen wie Mykotoxine, Bestrahlung und Schwermetalle untersucht worden sind.

WIE SIE DEN REISHI-PILZ IN IHREM TÄGLICHEN LEBEN NUTZEN KÖNNEN

- ***Gegen Stress:*** Trinken Sie abends statt eines Gläschens Rotwein einen Reishi-Absud, um Ihr Nervensystem zu beruhigen und Ihren Körper auf eine erholsame Nachtruhe einzustimmen.
- ***Für ein langes Leben:*** Geben Sie Reishi-Extraktpulver in Tee oder Kaffee, um mehr Ruhe und Ausgeglichenheit in Ihren Tag hineinzubringen. Ältere Menschen sollten diesen Tee oder Kaffee täglich trinken, um ihr Energieniveau zu steigern und ihr Immunsystem gesund zu erhalten.
- ***Für das Immunsystem:*** Geben Sie dünne Scheiben der getrockneten Reishi-Wurzel in einen Eintopf oder eine Brühe, lassen Sie sie über Nacht darin köcheln und essen oder trinken Sie diese Suppe vor, während oder nach einer Erkrankung.

TULSI

Vollständiger Name: *Ocimum sanctum* aus der Familie der Lippenblütler (Lamiaceae)

Spitznamen: Heiliges Basilikum, Indisches Basilikum, Königsbasilikum, die Unvergleichliche

Verwendeter Teil: Blätter (manchmal auch Blüten oder Wurzel)

Heimat: hauptsächlich Indien; die Pflanze kommt aber in ganz Asien und auch in Mittel- und Südamerika vor

Energetik: wärmend und kühlend, leicht trocken

Positive Auswirkungen auf:

1. Stress
2. Lebenserwartung
3. Stimmung

Inhaltsstoffe:

- Rosmarinsäure
- Eugenol
- Oleanolsäure
- Ursolsäure
- Apigenin
- Carnosinsäure
- Flavonoide: Orientin und Vicenin
- Beta-Caryophyllen
- Carotinoide

Häufige Verwendungszwecke: zum Chillen, Meditieren, als Unterstützung beim Yin Yoga oder bei Atemübungen

Beste Freunde: Reishi, Ashwagandha, schwarzer Pfeffer, Ingwer und Weißdornbeere

KURZER HISTORISCHER ÜBERBLICK: EINE PFLANZE ZUM ANBETEN, UM-DEN-HALS-TRAGEN UND HEILEN

Tulsi gilt im Hinduismus als die heiligste Pflanze. Die Hinduisten glauben, dass sie das Prana oder die Lebenskraft stärkt, und verehren sie unter anderem als »in Pflanzengestalt inkarnierte Göttin«. Diese große Hochachtung verdankt Tulsi teilweise der Tatsache, dass es sich dabei um eine Tridosha-Heilpflanze handelt; das heißt, dass sie in der ayurvedischen Medizin für alle drei Doshas (Konstitutionstypen) eingesetzt werden kann. Früher baute man sie zu Ehren von Lakshmi, der Göttin des Wohlstands, und Vishnu, dem Gott des absoluten Bewusstseins, in Tempelhöfen an.

Im Ayurveda wird Tulsi schon seit über 5000 Jahren verehrt und angewendet und gilt als eine der wirksamsten indischen Heilpflanzen. Tatsächlich wird das Haus einer Hindu-Familie ohne Tulsi-Pflanze als unvollständig angesehen: Man pflanzt sie im Garten an, stellt sie auf den Altar oder in ein extra für sie gebautes Behältnis, das auf allen Seiten mit Abbildungen von Gottheiten verziert ist. Normalerweise betet man zweimal am Tag – morgens und abends – zu Tulsi. Dabei handelt es sich um eine Art Gottesverehrung: Man betet das Göttliche an, das in den Blättern lebt. Eine Girlande aus Tulsi ist eine kostbare spirituelle Opfergabe.

Um diese Pflanze ranken sich viele Mythen und Legenden. In einer dieser Legenden heißt es, die Pflanze sei die Inkarnation einer Prinzessin; eine andere berichtet, dass der Gott Krishna in Gold aufgewogen wurde und nichts die Waage zum Kippen bringen konnte – außer einem einzigen Tulsi-Blatt.

Abgesehen von seiner wichtigen religiösen Bedeutung wurde Tulsi auch als Heilpflanze sehr geschätzt. Ähnlich wie der Reishi-Pilz in der TCM gilt sie als »Lebenselixier« und

»Brücke zwischen Himmel und Erde« und wird zur Behandlung aller möglichen Krankheiten eingesetzt: von Erkältungen und Verdauungsbeschwerden bis hin zu Herz-Kreislauf-Erkrankungen, Malaria und Vergiftungen. Modernen wissenschaftlichen Untersuchungen zufolge hilft sie gegen Diabetes, Bluthochdruck, Krebs und Bronchitis.[16] Tulsi ist eine Pflanze für Körper, Geist und Seele und besitzt sehr vielseitige Heilkräfte – sie wirkt sowohl auf körperlicher als auch auf spiritueller Ebene.

Es gibt über 100 verschiedene Tulsi-Sorten, von denen zwei jedoch am häufigsten auf dem Markt erhältlich sind und verwendet werden: Rama Tulsi (grüne Blätter) und Krishna Tulsi (violette Blätter). Zu beiden Sorten liegen mittlerweile moderne Forschungsergebnisse vor, die bestätigen, dass sie viele Wirkstoffe enthalten, die sich auf den Gesundheitszustand unseres ganzen Körpers auswirken.[17]

HILFT GEGEN STRESS

Als nervenstärkendes Mittel hilft Tulsi Ihrem Körper vor allem, sich an Stressfaktoren und neue Anforderungen anzupassen. In körperlicher Hinsicht schützt dieses Mittel das Herz vor Stress, vor allem bei Bluthochdruck infolge von Angstzuständen. Auf geistiger Ebene sorgt es für eine ausgeglichene Stimmung, hilft gegen Gehirnnebel und verbessert die Gedächtnisleistung, und in spiritueller Hinsicht lindert es Depressionen, schenkt Lebensfreude und harmonisiert die Chakras.

In einer Studie aus dem Jahr 2016 hemmte oder stoppte Tulsi bei Ratten, denen dieses Heilmittel an 16 aufeinanderfolgenden Tagen verabreicht wurde, die Cortisolausschüttung – eine Bestätigung für seine stresslindernde Wirkung.[18]

In einer anderen Studie, in der Patienten mit generalisierter Angststörung (GAS) zweimal täglich eine 500-Milligramm-Kapsel Tulsi erhielten, konnte diese Heilpflanze die Angststörung mitsamt der damit einhergehenden Stressempfindungen und Depressionen deutlich lindern, wie die Versuchspersonen in einem Standardfragebogen zur Bewertung ihrer psychischen Verfassung berichteten. Außerdem verbesserte Tulsi die Bereitschaft der Betroffenen, neue Behandlungsverfahren auszuprobieren. Das macht die Verabreichung dieser Heilpflanze zu einer vielversprechenden angstlösenden Therapie für GAS-Patienten.[19]

VERLÄNGERT DAS LEBEN

Einer der wichtigsten Inhaltsstoffe dieser Heilpflanze ist das ätherische Öl Eugenol. In den meisten wissenschaftlichen Untersuchungen zur lebensverlängernden Wirkung von Tulsi geht es um diesen Wirkstoff. Indische Wissenschaftler haben herausgefunden, dass er sich positiv auf das Immun-, Fortpflanzungs-, Herz-Kreislauf- und zentrale Nervensystem, aber auch auf die Harnwege und den Magen auswirkt.[20] Andere in Tulsi enthaltene ätherische Öle (beispielsweise Carvacrol, Ursolsäure, Beta-Caryophyllen und Rosmarinsäure) haben eine entzündungshemmende Wirkung. Zusammen schützen diese Öle das Verdauungssystem und wirken gleichzeitig Stress entgegen.[21]

In einer randomisierten, kontrollierten Doppelblindstudie veränderten sich bei Versuchspersonen, die vier Wochen lang 300-Milligramm-Kapseln eines Tulsi-Extrakts einnahmen, die Spiegel von Immunfaktoren wie TH1- und TH2-Zytokinen, T-Helfer- und T-zytotoxischen Zellen, B-Zellen und NK-Zellen im Vergleich zur Placebogruppe statistisch signifikant. Die Studie zeigte, dass Tulsi eine immunmodulatorische Wirkung hat, Immunzellen also je nach den individuellen Bedürfnissen der betroffenen Person entweder stimulieren oder herunterregulieren kann. Dieser ausgleichenden Wirkung auf das Immunsystem verdankt die Heilpflanze ihre starke lebensverlängernde Wirkung.[22]

Vorläufige Forschungsergebnisse deuten darauf hin, dass Tulsi auch einen Beitrag zur Vorbeugung und Behandlung von Krebs leisten könnte. In Tulsi-Blättern enthaltene sekundäre Pflanzenstoffe wie beispielsweise Eugenol und Rosmarinsäure beugen nachweislich strahleninduzierten DNA-Schäden vor; außerdem besitzen die Blätter chemo- und radioprotektive Eigenschaften und haben sich bei der Krebsvorbeugung als sehr wirksam erwiesen.[23] Mit ihrer Fähigkeit, freie Radikale unschädlich zu machen und Entzündungsprozessen entgegenzuwirken, schützen Tulsi-Blätter vor den wichtigsten körperlichen Erkrankungen; auch das macht sie zu einem wertvollen Verbündeten in unserem Bemühen um ein langes Leben.[24]

HEBT DIE STIMMUNG

Obwohl wir unsere Stimmung oft mit dem Gehirn oder mit unserer psychischen Gesundheit in Verbindung bringen, wird sie auf systemischer Ebene von unserem ganzen Körper reguliert. Neue Forschungsergebnisse bestätigen, dass der Darm oder das Mikrobiom das zweite Gehirn unseres Körpers ist – vor allem, weil die Darmwände so viele Nervenzellen enthalten. Der Darm erzeugt zwar keine Gehirnwellen; er enthält aber ungefähr 100 Millionen Nervenzellen von der gleichen Art, wie sie auch im Gehirn vorkommen.

Psychische Erkrankungen stellen in unserer heutigen Zeit ein wachsendes Problem dar. Es werden ungeheuer viele Medikamente zur Behandlung von Depressionen und

Angstzuständen verschrieben, und ihre Anzahl nimmt täglich zu. In einer Studie wurde Tulsi mit einem häufig verordneten pharmazeutischen Antidepressivum namens Imipramin verglichen – mit dem Ergebnis, dass Tulsi in einer Dosis von 500 Milligramm pro Kilogramm Körpergewicht eine vergleichbare antidepressive Wirkung hat wie Imipramin – und das ohne lange Liste unerwünschter Nebenwirkungen.[25] Außerdem hat Tulsi auch noch viele andere positive Auswirkungen auf unsere Stimmung, unsere Lebenserwartung und auf Stress, Angstzustände und Depressionen.[26]

Die Familie der Lippenblütler ist bekannt für ihre positive Wirkung auf die Verdauung und Darmgesundheit, und Tulsi, das ebenfalls zu dieser Pflanzenfamilie gehört, stellt in dieser Hinsicht keine Ausnahme dar. Ebenso wie die Pfefferminze oder die Krause Minze enthält auch Tulsi ätherische Öle, die gegen akute Symptome von Magenverstimmungen helfen, krampflösend wirken und Bauchschmerzen lindern beziehungsweise schneller abklingen lassen.

Darüber hinaus hat Tulsi sich auch in der Behandlung von *Helicobacter pylori* und den mit dieser Infektion einhergehenden Magengeschwüren als wirksam erwiesen. Das ist vor allem deshalb wichtig, weil das Bakterium *H. pylori* weltweit bei fast 50 Prozent aller Menschen vorkommt. Es kann das Magengewebe schädigen, Entzündungen, Gastritis und schlimmstenfalls sogar Magenkrebs verursachen. In einer vierwöchigen Studie ließ dieses Bakterium sich bei Patienten mit Magengeschwüren, die Antibiotika (die Standardtherapie) in Kombination mit Tulsi und Kokosöl erhielten, zu 100 Prozent vollständig beseitigen, während dies in der Placebogruppe nur zu 50 Prozent gelang. Auch andere Symptome der Magengeschwüre (beispielsweise Schmerzen) ließen bei den Betroffenen, die Tulsi einnahmen, nach.[27]

Vom Darm bis zum Gehirn – Tulsi wirkt sich auf beide Zentren unserer neuronalen Aktivität und somit auch auf unsere Stimmung positiv aus. Diese Pflanze ist also ein sehr hilfreicher Verbündeter, wenn es darum geht, die Ursache von Stimmungsproblemen zu bekämpfen: Tulsi behebt nicht einfach nur die Symptome, sondern trägt dazu bei, unseren Organismus von Entzündungsprozessen, Schmerzen und depressiven Gedanken zu befreien. Diese Pflanze ist für Darm und Gehirn gleichermaßen heilsam und erzeugt auf diese Weise ein stärkeres Gefühl von geistiger Leichtigkeit und Freude.

AUFBEREITUNG, BESCHAFFUNG UND DOSIERUNG

Tulsi ist in den verschiedensten Darreichungsformen erhältlich – am häufigsten als Kapseln, Tinktur, Pulver oder ganze getrocknete Blätter. Da es sich hierbei um eine ayurvedische Heilpflanze handelt, sollte man Produkte aus Indien wählen; diese dürften am hochwertigsten sein. Bei Kapseln oder getrocknetem Pulver aus einem Extrakt der Blätter sollte eine wirksame Anfangsdosis bei 300 bis 500 Milligramm pro Tag liegen. Wenn Sie eine Tinktur verwenden, empfehlen wir, mit 40 bis 60 Tropfen (ungefähr ein bis zwei Pipetten) zu beginnen und diese bis zu dreimal täglich einzunehmen. Das getrocknete Kraut ist eine hervorragende Möglichkeit, diese Pflanze kennenzulernen, und bietet Ihnen ein breites Spektrum an Anwendungsmöglichkeiten. Die einfachste Art, ganze oder getrocknete Tulsi-Blätter zu verwenden, ist die Zubereitung eines Aufgusses. Bringen Sie Wasser zum Kochen und gießen Sie eine Tasse (250 Milliliter) davon auf einen Esslöffel des Krauts. Lassen Sie diesen Aufguss 20 bis 30 Minuten lang (oder für einen stärkeren Arzneitee sogar über Nacht) ziehen. Frische Tulsi-Blätter kann man – ähnlich wie das klassische Küchenkraut Basilikum – auch zum

Würzen von Speisen verwenden. Damit die medizinischen Wirkstoffe beim Kochen erhalten bleiben, sollten Sie die Blätter allerdings nicht braten, sondern stattdessen lieber dämpfen oder kochen.

WIE SIE TULSI IN IHREM TÄGLICHEN LEBEN NUTZEN KÖNNEN

- ***Gegen Stress:*** Trinken Sie täglich einen Aufguss aus den Blättern, um Ihr Nervensystem zu beruhigen.
- ***Für ein langes Leben:*** Rühren Sie das Pulver in Smoothies ein, um jeden Tag etwas für Ihre Gesundheit zu tun.
- ***Für einen gesunden Darm:*** Brühen Sie sich einen Tee aus Tulsi-Blättern, um Verdauungsbeschwerden zu lindern.

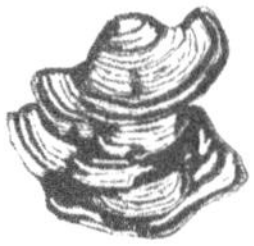

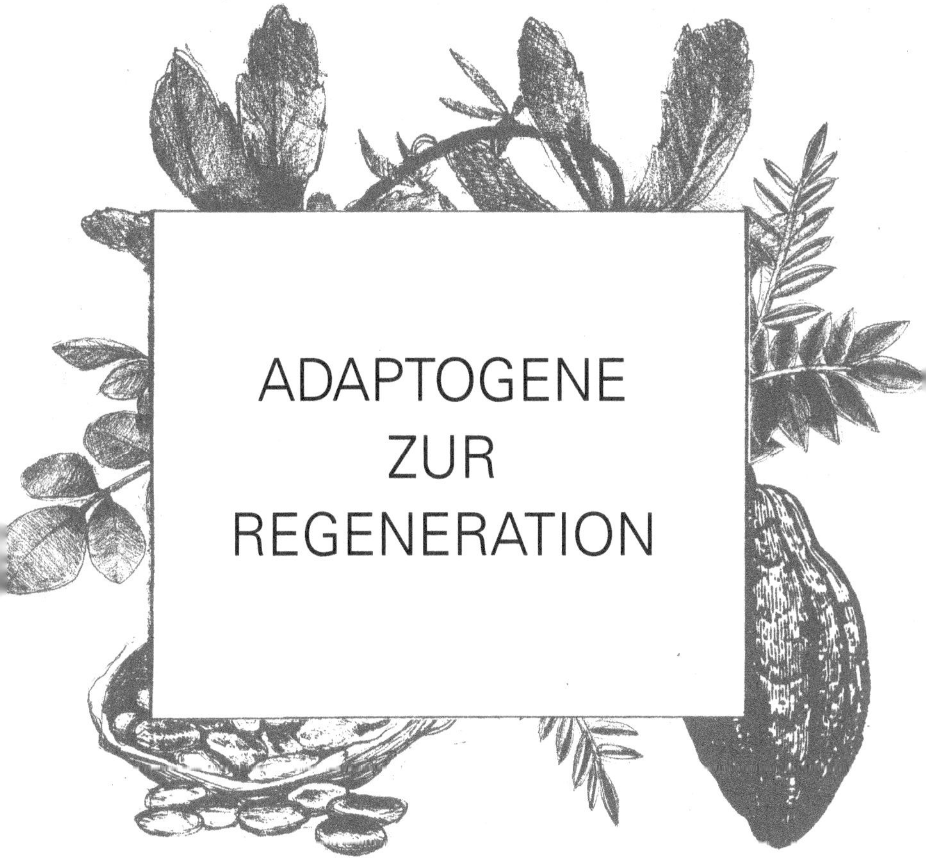

ADAPTOGENE ZUR REGENERATION

Für mehr Wohlbefinden und ein langes Leben

KAKAO

Vollständiger Name: *Theobroma cacao* aus der Familie der Malvengewächse (Malvaceae)

Spitznamen: Kakaobohne, Schokolade, Kakaw, Xocolatl

Verwendeter Teil: essbare Samen (auch als Bohnen bezeichnet)

Heimat: vor allem Südamerika, aber auch Westafrika, Südostasien und Mittelamerika

Energetik: warm, feucht

Positive Auswirkungen auf:

1. Lebenserwartung
2. Immunsystem
3. Gehirn

Inhaltsstoffe:

- Theobromin
- Magnesium
- Tryptophan
- Phenylethylamin (PEA)

Häufige Verwendungszwecke: abends und im Rahmen von Zeremonien

Beste Freunde: Reishi, Juckbohne, Vanille, Cayennepfeffer, Zimt und Kokosnuss

KURZER HISTORISCHER ÜBERBLICK – VOM ZAHLUNGSMITTEL ZUR BELIEBTESTEN BOHNE DER WELT

Kakao wurde als Zahlungsmittel, Stimmungsaufheller, Liebesdroge und Wohlstandssymbol verwendet und ist das komplexeste Lebensmittel der Welt. Die Kakaobohne ist das älteste Adaptogen, dessen Verwendung durch den Menschen belegt ist. Schon seit 15 000 Jahren ist sie nicht nur ein beliebtes Handelsgut, sondern wird auch getrunken und fast wie eine Gottheit verehrt! Der Name »Kakao« leitet sich von dem Wort *kakaw* aus der alten Zoque-Sprache der Olmeken in Mesoamerika – der ersten kakaoliebenden Zivilisation – ab. Die Olmeken gaben die Tradition des Kakaokonsums an die Maya weiter, von denen sie wiederum auf die Azteken überging. Diese verehrten die Kakaobohne so sehr, dass sie sie sogar als Währung für den Handel nutzten: In Mexiko blieb sie bis zum Jahr 1887 ein gültiges Zahlungsmittel. Außerdem wurde die Bohne fermentiert, getrocknet, geröstet, zu einer Paste gemahlen und mit Wasser und Gewürzen vermischt, um daraus ein wirksames Tonikum herzustellen. Bei Zeremonien erfreute der Kakao sich wegen seiner herzöffnenden und euphorisierenden Eigenschaften großer Beliebtheit. Viele Menschen erlebten ein »High«, wenn sie ihn tranken, weshalb man ihn in die Gruppe der heiligen Pflanzen einordnete. Seine magischen Wirkungen machten ihn zu einem religiösen Zeichen und Statussymbol.

Es brauchte mehrere Jahrhunderte, Ozeanüberquerungen und einen Chemiker, um aus dem Kakao einen Schokoladenriegel zu machen. Im August 1502 überfiel Christoph Kolumbus ein Handelsschiff der Maya und stahl ihnen ihren Kakao. Er hatte gehört, wie sehr die Bohnen von den Einheimischen gelobt wurden, und obwohl er nichts von ihrem Nutzen wusste, nahm er eine größere Menge davon mit nach

Europa. Nachdem der Kakao über lange Zeit in Europa im Umlauf gewesen war, trugen zwei Chemiker zu Beginn des 19. Jahrhunderts schließlich dazu bei, ihn in Schokoriegel zu verwandeln: Zunächst erfand der Niederländer Coenraad Johannes van Houten das »holländische Verfahren«, um die Fette aus der Bohne zu pressen und so den Vollkakao in das stärker verarbeitete Kakaopulver zu verwandeln, das im Lebensmittelhandel verkauft wird. Als Nächstes machte sich der Schweizer Chemiker Henri Nestlé – der Gründer der gleichnamigen Firma – an der Bohne zu schaffen und vermischte sie mit Milch und Zucker. Und schon war die moderne Schokolade geboren! Das Wort »Schokolade« leitet sich von dem aztekischen Wort »xocolatl« her, was so viel wie »bitteres Wasser« bedeutet. Auch wenn der bittere Geschmack durch die Milch und den Zucker abgemildert wird, ist der Name dennoch erhalten geblieben.

Als beliebteste Bohne der Welt wird Kakao auch heute noch wegen der Entspannung und Energie, der Freude und Liebe verehrt, die man schon vor Jahrtausenden bei seinem Genuss empfand. Der Wert, den man dem Kakao schon seit jeher zugeschrieben hat, wird heute durch wissenschaftliche Untersuchungen bestätigt: Kakao enthält 1200 verschiedene Wirkstoffe, die sich in vielfältiger Weise positiv auf unser Gehirn, Herz, Immunsystem und Wohlbefinden auswirken.[1]

VERLÄNGERT DAS LEBEN

Dank seines Gehalts an herzstärkenden Mineralstoffen und Antioxidanzien schreibt man dem Kakao schon seit geraumer Zeit eine lebensverlängernde Wirkung zu. Eine im Jahr 2005 vom Universitätsspital Zürich durchgeführte Studie ergab, dass schon ein paar Stücke (ungefähr 85 Gramm) einer mindestens 74-prozentigen Zartbitterschokolade pro Tag das Risiko für schwere Herz-Kreislauf-Erkrankungen erheblich senken können und dass der Verzehr von etwa 40 Gramm in den nächsten acht Stunden die arterielle Durchblutung erhöht. All das kann man mit normaler Milchschokolade oder weißer Schokolade - echten Kalorienbomben mit enormem Zuckergehalt - nicht erreichen. Kein Wunder, dass die Schweizer so lange leben und so viel Schokolade essen!

Außerdem enthält Kakao mehr Magnesium als jede andere natürliche Nahrungsquelle. Dieser Mineralstoff ist an über 300 wichtigen Funktionen unseres Körpers beteiligt: Unter anderem spielt er bei der Regulation des Blutzuckerspiegels eine wichtige Rolle und bewirkt eine Entspannung auf zellulärer Ebene.[2] Obwohl Magnesium einer der wichtigsten Mineralstoffe im menschlichen Körper ist, leiden rund 75 Prozent der US-amerikanischen Bevölkerung an Magnesium-Mangel. Doch ein gesundes Herz ist der Schlüssel zu einem langen Leben; und der Herzmuskel braucht Magnesium, um optimal zu funktionieren. Dieser Mineralstoff wirkt Bluthochdruck und Herzrhythmusstörungen entgegen, erweitert die Blutgefäße und stoppt dadurch Herzkrämpfe, löst Blutgerinnsel auf und reguliert die Wirkung von Kalzium im Körper, um ein ausgewogenes Verhältnis zwischen der Kontraktion und Entspannung von Muskelzellen zu gewährleisten. Wenn man die positiven Auswirkungen von Magnesium auf das Herz kennt, versteht man, warum Kakao als Symbol der Liebe gilt.

UNTERSTÜTZT DAS IMMUNSYSTEM

Kakao besteht zu zehn Prozent seines Gewichts aus Antioxidanzien. Damit enthält er mehr Antioxidanzien als Heidelbeeren, Goji-Beeren, Rotwein und Granatäpfel zusammen!

Diese Wirkstoffe (Polyphenole und Flavanole), die in den schwarzen Farbpigmenten des Kakaos sitzen,[3] haben entzündungshemmende, nerven- und hautschützende Eigenschaften und wirken sich positiv auf die kognitiven Fähigkeiten und die Stimmung aus.[4] Ein weiteres im Kakao enthaltenes Antioxidans ist Vitamin C, das nachweislich Infektionen vorbeugt beziehungsweise entgegenwirkt. Vitamin C ist übrigens auch eines der ersten Nahrungsergänzungsmittel, das Sie Ihrem Körper zuführen sollten, wenn Sie sich nicht ganz auf der Höhe fühlen.

In einer im Jahr 2016 in Japan durchgeführten In-vivo-Studie injizierte man zwei Gruppen von Versuchspersonen einen Grippevirusstamm. Die eine Gruppe erhielt drei Wochen vor und drei Wochen nach der Injektion Kakaopulver, die andere ein Placebo. Bei den Versuchspersonen, die den Kakao einnahmen, erhöhte sich die Aktivität natürlicher Killerzellen, und sie waren besser vor dem Virus geschützt als die Studienteilnehmer aus der Placebogruppe.[5]

UNTERSTÜTZT DAS GEHIRN

Kakao ist ein wahres Kraftpaket für das Gehirn: Er enthält sekundäre Pflanzenstoffe, die unsere grauen Zellen schützen und stärken. Dazu gehört auch der weniger aggressiv wirkende »Schwesterwirkstoff« von Koffein, das Theobromin. Hier ein paar interessante Informationen dazu: »Theobroma« ist ein griechisches Wort und bedeutet so viel wie »Speise der Götter«. Koffein und Theobromin sind beides Alkaloide, ähneln einander also in ihrer chemischen Struktur; doch in ihrer Wirkung auf unseren Körper gibt es ein paar wichtige Unterschiede: Theobromin wirkt weniger anregend als Koffein und hat eine länger anhaltende, sanftere Wirkung. Koffein stimuliert das Nervensystem (bestimmt sind Sie von ein oder zwei Tassen Kaffee auch schon mal richtig kribbelig geworden, oder nicht?), während Theobromin das Herz-Kreislauf-System und den Blutfluss anregt. Eine stärkere Durchblutung des Gehirns liefert Ihnen mehr Energie zum Denken und steigert die kognitive Leistungsfähigkeit. Eine im Jahr 2016 an der Kanazawa-Universität in Japan durchgeführte Studie hat bewiesen, dass Theobromin motorische Lernprozesse bei Mäusen verbessert,[6] und eine Studie der Universität Mailand aus dem Jahr 2019 konnte zeigen, dass diese Substanz eine neuroprotektive Wirkung auf das Gehirn hat. Kurz gesagt: Theobromin ist genau das, was Kaffee gern wäre![7]

Außer Theobromin enthält Kakao übrigens auch noch zwei wichtige Neurotransmitter für das Gehirn. Bei dem ersten Nervenbotenstoff namens Anandamid (N-Arachidonoyl-Ethanolamid) handelt es sich um ein Cannabinoid (ja, genau – die gleiche Gruppe von Substanzen, die auch in Cannabis vorkommen!). Dieses Anandamid ist bekannt dafür, dass es die Stimmung aufhellt, depressive Gedanken vertreibt und Hirnregionen stimuliert, die für die Motivation zuständig sind.[8] Der zweite Neurotransmitter – Phenylethylamin (PEA) – aktiviert Teile unseres Gehirns, die mit Konzentration, Wahrnehmung, Freude und Genuss zu tun haben. Unser PEA-Spiegel steigt, wenn wir verliebt sind, und ist niedrig, wenn wir deprimiert sind. Phenylethylamin ist übrigens auch die Substanz, die hinter dem berühmt-berüchtigten »Kakao-Flow« steckt, bei dem die Zeit wie im Flug zu vergehen scheint und man sich in einem Zustand totaler Euphorie befindet. PEA wird durch Hitze zerstört, die bei der Röstung von Kakaobohnen entsteht. Achten Sie also stets darauf, Produkte aus (ungeröstetem) *Rohkakao* und nicht aus *gerösteten Kakaobohnen* zu kaufen, wenn Sie in den Genuss dieser euphorisierenden Wirkung kommen möchten!

AUFBEREITUNG, BESCHAFFUNG UND DOSIERUNG

Beschaffung und Qualität spielen beim Kakao eine sehr wichtige Rolle. Entscheiden Sie sich für Rohkakao, denn er ist weniger stark verarbeitet und hat einen höheren Gehalt an sekundären Pflanzenstoffen (insgesamt 1200!). Außerdem sollten Sie nach Möglichkeit Bio-Kakao kaufen, denn die vielen im Kakao enthaltenen gesunden Mineralstoffe (Magnesium!) bezieht die Pflanze schließlich aus dem Boden, in dem sie angebaut wird. Wenn der Boden ausgelaugt oder mit Pestiziden und Schwermetallen verunreinigt ist, gilt das also auch für Ihren Kakao. Verwenden Sie reine Kakaobohnen, so sollten diese wachsartig und ölig aussehen. Wenn sie schimmelig oder gummiartig wirken oder einen rauchigen Geruch oder Geschmack haben, sind sie verdorben.

Aus gesundheitlichen und humanitären Gründen sollten Sie Kakao aus Westafrika meiden, da er dort oft in Monokulturen angebaut wird, die sich negativ auf den Boden und die Nährstoffdichte der Produkte auswirken. Außerdem wird den Herstellern in dieser Region oft vorgeworfen, Kinderarbeit zu betreiben. Der hochwertigste Kakao kommt normalerweise aus Ecuador oder Peru, und die von der Kakaoqualität her nächstbeste Region ist die Karibik. Solange Sie möglichst wenig verarbeiteten Bio-Kakao aus einer guten Bezugsquelle kaufen, sind Sie auf dem richtigen Weg!

Was die Dosierung anbelangt, so ist Kakao in erster Linie ein Nahrungsmittel; also essen oder naschen Sie ihn so, wie es den Wünschen und Bedürfnissen Ihres Körpers entspricht. Die Dosierung für Kakao-Zeremonien beginnt bei etwa zehn Gramm und reicht bis ungefähr 40 oder 50 Gramm für Menschen, die diese Pflanze schon seit Längerem konsumieren und entsprechende Erfahrung damit haben. Doch unserer

Meinung nach sind 15 bis 20 Milligramm Kakao eine starke, wirksame Dosis, wenn Sie sie regelmäßig konsumieren und es Ihnen dabei nicht um die euphorisierende, sondern um die positive gesundheitliche Wirkung des Kakaos geht.

WIE SIE KAKAO IN IHREM TÄGLICHEN LEBEN NUTZEN KÖNNEN

- ***Für ein langes Leben:*** Trinken Sie Kakao statt Kaffee oder Energydrinks, um Ihren täglichen Koffeinkonsum einzuschränken und etwas für das Wohlbefinden Ihres ganzen Körpers zu tun.
- ***Für das Gehirn:*** Verarbeiten Sie Kakao zu Rohschokolade und fügen Sie andere Adaptogene mit positiven Auswirkungen auf das Gehirn – beispielsweise Juckbohne, Igelstachelbart und Rosenwurz – hinzu; so erhalten Sie ein stimmungsaufhellendes Getränk (das gleichzeitig auch ein guter Liebestrank ist!).
- ***Gegen Stress:*** Trinken Sie Kakao als abendliches Ritual statt Rotwein, um Ihrem Nervensystem zu signalisieren, dass es jetzt an der Zeit ist, sich zu entspannen und auszuruhen. Kombinieren Sie Ihren Kakao zu diesem Zweck am besten mit Reishi und Ashwagandha.

Fallstudie: *Kakao gegen Stress und zur Stimmungsaufhellung*

Es gibt drei berühmte Geschichten über die ältesten Frauen, die bisher auf der Erde gelebt haben. Die älteste war eine 127-jährige Frau aus Mexiko, die zweite eine 122,5-jährige Französin und die dritte eine 121-jährige Italienerin. Alle drei Frauen gaben auf die Frage nach dem Geheimnis ihres langen Lebens die gleiche Antwort: Kakao. Die Enkelkinder der Mexikanerin bezeichneten ihre Großmutter als echte Kämpfernatur: Sie war ihr ganzes Leben lang aktiv gewesen und berichtete sogar, dass sie bis zu den letzten beiden Jahren vor ihrem Tod noch gewebt habe. Die Französin rauchte ihr Leben lang Zigaretten und kompensierte dies mit ungefähr zwei Pfund Schokolade pro Woche. Sie nahm selten Medikamente ein, liebte aber Rituale. Außerdem fuhr sie bis zu ihrem 100. Lebensjahr Rad, pflegte ihre Haut regelmäßig mit Olivenöl und begann jeden Morgen mit einem Gebet. Die Italienerin war bekannt für ihre positive Lebenseinstellung und dafür, dass sie jeden Tag Schokolade aß. Das erstaunlich lange, glückliche und gesunde Leben dieser drei Frauen ist ein guter Beweis für die positive, lebensverlängernde Wirkung des Kakaos.

UNSTERBLICHKEITSKRAUT

Vollständiger Name: *Gynostemma pentaphyllum* aus der Familie der Cucurbitaceae (Kürbisgewächse)

Spitznamen: Wundergras, Wundertee, Wunderkraut, Süße Teeranke, Südlicher Ginseng oder Ginseng des armen Mannes (obwohl diese Pflanze kein echter Ginseng ist)

Verwendeter Teil: Blätter

Heimat: Gebirgsregionen in China; vereinzelt kommt das Unsterblichkeitskraut aber auch in Japan, Korea und Vietnam vor

Energetik: neutral

Positive Auswirkungen auf:

1. Lebenserwartung
2. Ausdauer
3. Stress

Inhaltsstoffe:

- Triterpenoide Saponine: Gypenoside
- Polysaccharide (PGPs, GPTP-3)[9]
- Antioxidanzien: Superoxid-Dismutase (SOD)
- Actiponin
- Glutathion

Häufige Verwendungszwecke: morgens und nachmittags bei der Arbeit

Beste Freunde: Gotu Kola, Goji, Jasmin, grüner Tee und Pfefferminze

KURZER HISTORISCHER ÜBERBLICK: DIE REBE DER HUNDERTJÄHRIGEN

Der Legende nach kochte ein Diener der chinesischen Kaiserin Fu Shou draußen Wasser. Da fielen die Blätter einer in der Nähe wachsenden Rankenpflanze in das Wasser und begannen darin zu ziehen. Ohne es zu wissen, bereitete der Diener damit den ersten Aufguss aus Blättern des Unsterblichkeitskrauts zu. Die Kaiserin trank den Tee mit großem Genuss und erklärte, das sei aber wirklich eine köstliche Mischung aus erfrischenden, bitteren und süßen Aromen. Damals ahnte sie noch nicht, dass dieser kleine Zwischenfall der erste Schritt auf dem Weg zur Entdeckung des »Wunderkrauts« war. Aus diesen bescheidenen Anfängen entwickelte sich das Unsterblichkeitskraut zu einem Heilmittel, das wegen seiner positiven Auswirkungen auf die Ausdauer und Lebenserwartung und wegen seiner stresslindernden Wirkung sehr geschätzt wurde. Schon bald verbreitete sich das Gerücht, dass allen Menschen, die diesen Tee tranken, ein langes, gesundes Leben beschieden sein würde.

Das Unsterblichkeitskraut kommt in Höhenlagen bis zu 3000 Metern in China vor und ist mit den in Europa heimischen Gurken und Melonen verwandt. Doch im Gegensatz zu diesen Pflanzen trägt das Unsterblichkeitskraut keine essbaren Früchte, sondern seine gesundheitsfördernden Wirkstoffe sind in den Blättern enthalten. Die Chinesen konsumieren diese fünfblättrige Pflanze schon seit Jahrhunderten: Sie essen sie entweder roh oder bereiten einen Tee daraus zu. Dank ihres leicht süßlichen Aromas und ihres niedrigen glykämischen Index dient sie außerdem als Zuckerersatz.

Das Unsterblichkeitskraut ist so etwas wie ein Allheilmittel: Es wirkt krebs- und entzündungshemmend und antioxidativ; außerdem hat es einen Anti-Aging-Effekt und beruhigt das Herz und die Gedanken. Manche Menschen nehmen diese Heilpflanze ein, um ihre Verdauung zu fördern und ihre Atemwege gesund zu erhalten; andere schätzen sie wegen ihrer positiven Auswirkungen auf die Leber, den Cholesterinspiegel, die Knochen und das Immunsystem.

In den 1960er-Jahren gewann das Unsterblichkeitskraut auch in der westlichen Welt an Popularität, nachdem eine besondere Gruppe von Wirkstoffen in den Blättern entdeckt worden war. Diese triterpenoiden Saponine sind fast identisch mit denjenigen, die im Ginseng vorkommen. Daher tragen beide Pflanzen zur Verbesserung der Stressresistenz und zum Cholesterinabbau bei und bekämpfen freie Radikale. Der einzige Unterschied besteht darin, dass das Unsterblichkeitskraut eine sanfte, beruhigende Wirkung auf das Nervensystem hat, während Ginseng eher anregend wirkt. Außerdem ist das Unsterblichkeitskraut leichter zu finden und billiger; daher wird es manchmal auch als »Ginseng des armen Mannes« bezeichnet. In den 1970er-Jahren wurde sein Gesundheitswert übrigens auch durch eine landesweite Volkszählung in China bestätigt, aus der hervorging, dass in einer Gemeinde in den Bergen der Provinz Guizhou der höchste Prozentsatz an über hundertjährigen Menschen lebte. Ihr Erfolgsgeheimnis? Das Unsterblichkeitskraut!

VERLÄNGERT DAS LEBEN

Seine stärkste Heilwirkung verdankt das Unsterblichkeitskraut seinem Gehalt an Saponinen und Antioxidanzien: Aus dieser Heilpflanze wurden über 230 verschiedene Wirkstoffe isoliert, davon 189 Saponine.[10] Damit ist das Unsterblichkeitskraut die Pflanze mit dem höchsten Saponingehalt der Welt; sie enthält mehr als viermal so viele Saponine wie der

Ginseng. Die im Unsterblichkeitskraut enthaltenen Saponine bezeichnet man als Gypenoside. Sie ähneln den im Ginseng vorkommenden Ginsenosiden (und einige davon werden in unserem Körper sogar in Ginsenoside umgewandelt). Diese Substanzen wirken entzündungshemmend, antioxidativ und immunmodulierend (das heißt, sie können die Aktivität unseres Immunsystems je nach Bedarf entweder anregen oder unterdrücken).[11] Erstaunlicherweise haben Studien gezeigt, dass das Unsterblichkeitskraut bei Krebspatienten, bei denen eine Radiotherapie durchgeführt wird, eine strahlenschützende Wirkung hat: Das heißt, es schützt die Gewebe vor den toxischen Nebenwirkungen der Bestrahlung.[12] Das ist eine enorme Chance für Menschen, die an Krebs erkrankt sind und sich einer Strahlentherapie unterziehen müssen: Dank dieser Heilpflanze bleiben ihnen dann womöglich die unerwünschten Nebenwirkungen einer solchen Behandlung erspart.[13]

Zu den übrigen Inhaltsstoffen des Unsterblichkeitskrauts gehören Sterine, Antioxidanzien und Polysaccharide. Die Wirkstoffe, denen diese Pflanze ihren Anti-Aging-Ruf verdankt, sind die Antioxidanzien Superoxid-Dismutase und Glutathion. Sie beugen (in Synergie mit den Saponinen) oxidativen Schäden vor, bringen den Körper ins Gleichgewicht, fördern die Gedächtnisleistung und helfen gegen Müdigkeits- und Erschöpfungszustände.

Es gibt aber auch noch eine andere wichtige Voraussetzung für ein langes, gesundes Leben: nämlich, dass unser Körper die ihm zugeführte Energie auch verwerten kann. Mit »Energie« ist in diesem Fall Zucker gemeint: Ein ausgewogener Blutzuckerhaushalt sorgt dafür, dass unser Körper genau zum richtigen Zeitpunkt und in der richtigen Dosis den Brennstoff erhält, den er braucht, um optimal funktionieren zu können. In Kombination mit körperlicher Aktivität und gesunder Ernährung reguliert das Unsterblichkeitskraut nachweislich die Insulinproduktion und trägt zur Stabilisation des Blutzuckerspiegels bei.[14] Das ist vor allem für Typ-2-Diabetiker und Menschen mit Gewichtsproblemen wichtig. Egal ob Sie über- oder untergewichtig sind – diese Pflanze kann Ihnen helfen, wieder Ihr Normalgewicht zu erreichen. Viele häufige Herz-Kreislauf-Erkrankungen sind auf einen unausgewogenen Blutzuckerhaushalt zurückzuführen; eine adäquate Insulinproduktion spielt für die Vorbeugung von Herz-Kreislauf-Erkrankungen also eine wichtige Rolle. Ein ausgewogener Blutzuckerspiegel erhält auch Ihr Herz gesund und bildet ein starkes Fundament für ein langes Leben.

VERBESSERT DIE AUSDAUER

Das Unsterblichkeitskraut enthält eine ganz besondere Gruppe von Wirkstoffen: die Polysaccharide aus *Gynostemma pentaphyllum* (PGPs), die unter anderem gegen Müdigkeit und Erschöpfung helfen. In einer Tierstudie zur Untersuchung der positiven Auswirkungen dieser Pflanze auf die körperliche Ausdauer unterzog man Ratten nach 30-tägiger Einnahme von Unsterblichkeitskraut einem erzwungenen Schwimmtest. Die Ergebnisse dieses Tests zeigten, dass PGPs gleich auf drei verschiedenen Wegen gegen Ermüdung wirkten: Erstens verlängerte sich dadurch bei den Ratten die Schwimmzeit bis zur Erschöpfung. Zweitens nahmen der Milchsäurespiegel im Blut (BLA) und der Blut-Harnstoff-Stickstoff (BUN) ab, was sehr wichtig ist, denn zu viel Milchsäure und Harnstoff-Stickstoff im Blut können zu Ermüdung führen. Und schließlich erhöhte PGP auch die Konzentration von Hämoglobin, Leber- und Muskelglykogen. Glykogen ist ein Zucker und eine Form von Brennstoff, den Ihr Körper bei physischer Aktivität nutzt. Je mehr Glykogen Ihrem Körper zur Verfügung steht, umso länger kann er trainieren, ohne sich total zu verausgaben.[15] Daher ist das Unsterblichkeitskraut bei Sportlern ein beliebtes Mittel zur Verbesserung der Ausdauer. Da diese Heilpflanze den Aufbau schlanker Muskelmasse fördert und gleichzeitig Ermüdungserscheinungen entgegenwirkt, ist sie der Traum eines jeden Sportlers.

HILFT GEGEN STRESS

Unser Körper kalibriert sich ständig selbst und funktioniert nur dann optimal, wenn sich verschiedene Parameter (zum Beispiel Körpertemperatur, Blutdruck und Herzfrequenz) innerhalb eines relativ kleinen Spektrums bewegen. Jeder Stressfaktor katapultiert Ihren Körper aus diesem Spektrum heraus und bringt ihn somit aus dem Gleichgewicht. Dann versucht der Körper, so schnell wie möglich in einen Zustand der Homöostase zurückzukehren, denn wenn er aus seinem ausgewogenen Zustand herausgedrängt wird, können Krankheiten und Entzündungsprozesse entstehen. Gleichgewicht und Homöostase spielen also eine wichtige Rolle, wenn es um das Thema Stress geht.

Das Unsterblichkeitskraut besitzt die einmalige Fähigkeit, das Enzym AMP-aktivierte Proteinkinase (AMPK) zu aktivieren. AMPK ist ein wichtiger Zellregulator, der dem Körper hilft, seinen Energie-Input und -Output ins Gleichgewicht zu bringen. Dieses Enzym ist vor allem für die Regulation Ihres Lipid-(Fett-) und Glukose-(Blutzucker-)Spiegels und Ihrer biologischen Energiehomöostase zuständig.[16] Gerade in Stresssituationen braucht der Körper Gleichgewicht und Homöostase, um sich möglichst schnell zu erholen und nicht in einem längeren Stresszustand zu verharren. Es gibt viele wissenschaftliche Untersuchungen über den Zusammenhang zwischen AMPK und Stress.[17,18,19] In einer placebokontrollierten Doppelblindstudie nahmen Ängste und psychischer Stress bei Versuchspersonen, die unter chronischen Stress- und Angstzuständen litten und im Rahmen der Studie wiederholt Stresssituationen ausgesetzt wurden, im Vergleich zur Placebogruppe ab.[20]

AUFBEREITUNG, BESCHAFFUNG UND DOSIERUNG

Das Unsterblichkeitskraut ist hauptsächlich in Form von getrockneten Blättern, Kapseln oder Tinkturen und in Pulverform erhältlich. Unabhängig von der Darreichungsform sollten Sie beim Kauf vor allem auf die Qualität achten. Kaufen Sie stets Unsterblichkeitskraut aus biologischem Anbau, das idealerweise von einem unabhängigen Labor untersucht worden sein sollte, um sicherzugehen, dass das Produkt frei von häufig vorkommenden Verunreinigungen wie beispielsweise Schwermetallen und Pestiziden ist.

Das Unsterblichkeitskraut ist eines der wenigen Adaptogene, die sich leicht zu Hause anbauen lassen. Falls Sie sich für diese Methode entscheiden, sollten Sie auch versuchen, selbst einen Extrakt daraus herzustellen. Bereiten Sie einfach einen Aufguss zu, indem Sie ein bis zwei Esslöffel getrocknete Blätter mit 250 Millilitern heißem Wasser übergießen und ungefähr 15 Minuten ziehen lassen. Dann seihen Sie die Blätter ab und trinken bis zu drei Tassen (ungefähr 750 Milliliter) pro Tag von dem Aufguss. (Profi-Tipp: Der Tee ist fertig, wenn er eine grünlich braune Farbe annimmt und im Geschmack an grünen Tee erinnert.)

Wenn Sie eine Tinktur verwenden, sind 80 bis 120 Tropfen (ungefähr zwei bis drei Pipetten), bis zu dreimal täglich eingenommen, eine wirksame Anfangsdosis. Von einem Extrakt nehmen Sie 10 bis 150 Milligramm pro Tag (auf zwei oder drei Dosen verteilt) ein. Wenn Sie die getrockneten Blätter als Pulver verwenden möchten, gibt es eine große Bandbreite an Dosierungsmöglichkeiten, die von einem bis zu zehn Gramm pro Tag reichen. Wir empfehlen, klein (mit nur ein bis zwei Gramm pro Tag) anzufangen und die Dosis nach ungefähr einer Woche langsam zu steigern. In der nächsten Woche erhöhen Sie die Dosis auf drei bis vier Gramm pro Tag (auf zwei Dosen verteilt). Die besten Ergebnisse erzielt man, wenn man das Unsterblichkeitskraut 30 Minuten vor den Mahlzeiten einnimmt, was bei allen flüssigen Adaptogenen eine gute Faustregel ist.

Da diese Heilpflanze essbar ist, können Sie die Blätter auch als Zutat verwenden. Experimentieren Sie ruhig ein bisschen damit: Bereiten Sie ein Pesto aus den Blättern zu, dünsten Sie sie mit anderem Gemüse mit oder geben Sie sie in einen gemischten grünen Salat.

WIE SIE DAS UNSTERBLICHKEITSKRAUT IN IHREM TÄGLICHEN LEBEN NUTZEN KÖNNEN

- ***Für ein langes Leben:*** Bereiten Sie einen Tee aus den getrockneten Blättern zu und trinken Sie ihn morgens oder nachmittags anstelle einer Tasse grünen Tees.
- ***Für mehr Ausdauer:*** Reichern Sie ein Pesto mit frischen Unsterblichkeitskraut-Blättern an und geben Sie dieses an eine nahrhafte, stärkende Mahlzeit, die Sie in der Erholungsphase nach dem Training gern essen. So können Sie langfristig Ihre Ausdauer steigern.
- ***Gegen Stress:*** Geben Sie das Pulver in Tee (am liebsten Pfefferminztee) oder in einen Smoothie, um in einem Zustand ruhiger Energie durch den Tag zu kommen.

MORINGA

Vollständiger Name: *Moringa oleifera* aus der Familie der Bennussgewächse (Moringaceae)

Spitznamen: Baum des Lebens, Meerrettichbaum, Trommelstockbaum, Benzolivbaum oder Wunderbaum

Verwendeter Teil: Blätter (hin und wieder werden auch die Wurzeln und Samenkapseln genutzt)

Heimat: tropische und subtropische Klimazonen, einschließlich Afrika, Südostasien und dem tropischen Amerika

Energetik: neutral

Positive Auswirkungen auf:

1. Lebenserwartung
2. Stimmung
3. Schönheit

Inhaltsstoffe:

- Antioxidative Eigenschaften:
  - Polyphenolische Flavonoide: Quercetin, Glucosinolate und Kaempferolglykoside
- Zeatin, Caffeoylchinasäure, Beta-Sitosterol
- Carotinoide: Betacarotin
- Essenzielle Aminosäuren
- Mineralstoffe: Eisen, Kalium, Kalzium, Mangan, Bor, Chrom
- Vitamin A, B, C und E

Häufige Verwendungszwecke: wenn Sie anfangen, Hunger und schlechte Laune zu bekommen

Beste Freunde: Haferstroh, Brennnessel, Krause Minze, Salbei, Ghee oder andere gesunde Fette

KURZER HISTORISCHER ÜBERBLICK: EINE GANZE HAUSAPOTHEKE IN EINEM EINZIGEN BAUM

Moringa wird auch als »Wunderbaum« oder »Baum des Lebens« bezeichnet, und tatsächlich bietet uns diese Pflanze ein erstaunliches Nährstoffprofil und ein breites Spektrum an Verwendungsmöglichkeiten, die ihren vielversprechenden umgangssprachlichen Bezeichnungen gerecht werden. Man schätzt sie vor allem wegen ihrer adaptogen wirksamen Blätter; doch fast alle ihre Teile werden als Nahrungs- oder Heilmittel genutzt. Traditionell verwendet man Rinde, Blüten, Samen, Schoten und Wurzeln. Die Wurzeln werden zu einem Gewürz verarbeitet, das nach Meerrettich schmeckt. Aus den gepressten Samen wird ein heilkräftiges Öl hergestellt. Die Blüten werden zu einem Honig verarbeitet, der bei Atemwegsbeschwerden und -erkrankungen hilft. Die Wurzel wird pulverisiert und dient als mineralstoffreiches Nahrungsergänzungsmittel. Die unreifen Schoten werden in Currys mitgekocht, um Darmparasiten vorzubeugen. Die Rinde dient als Mittel gegen Augen- und Ohrenentzündungen. Doch vor allem für die Blätter – den adaptogenen Bestandteil des Moringa-Baums – gibt es eine breite Palette an Anwendungsmöglichkeiten: Man kann sie roh verzehren, zu Tee verarbeiten oder äußerlich zur Heilung von Hautkrankheiten anwenden. Aufgrund ihrer antibakteriellen Eigenschaften kommen sie sogar als Wasserreiniger zum Einsatz.

Moringa ist in der ayurvedischen und Unani-Medizin bereits seit 5000 Jahren bekannt und dient in Afrika schon seit Jahrhunderten zur Bekämpfung von Mangelernährung. In Äthiopien ist das Volk der Konso auf Moringa-Blätter als Grundnahrungsmittel angewiesen; in Indien werden die Schoten konsumiert und sind auch im Handel erhältlich, und in Westafrika bereitet man Soßen aus den Blättern zu. Von den 13 verschiedenen Arten der Familie Moringaceae lässt sich *Moringa oleifera* am einfachsten vermehren und kultivieren und wird daher vor allem in Regionen angebaut, in denen Ernährungssicherheit eine wichtige Rolle spielt.

Moringa hat erstaunlich viele wertvolle Inhaltsstoffe: zum Beispiel Mineralstoffe wie Eisen und Kalium, Vitamin C, eine beeindruckende Vielfalt an Antioxidanzien und Aminosäuren und verschiedene Phenole, die sich unter anderem positiv auf den Schlaf, das Herz-Kreislauf-System, Nieren, Leber, Blut und Bauchspeicheldrüse auswirken. Zu seinen vielen pharmakologischen Eigenschaften gehören schmerzlindernde, entzündungshemmende, antiasthmatische, krampflösende, antibakterielle, blutzuckersenkende, antioxidative und krebshemmende Wirkungen; außerdem wirkt Moringa der Bildung von Geschwüren entgegen. Aber das Beste an dieser Heilpflanze ist ihr Sicherheitsprofil: Da sie auch als Nahrungsmittel verwendet wird, hat ihre Einnahme sich bei Patienten mit fast allen körperlichen Konstitutionen und bei fast allen Erkrankungen als äußerst unbedenklich erwiesen.[21] Alles in allem ist Moringa einfach anzubauen, leicht zu beschaffen, erschwinglich und zeichnet sich durch eine vielversprechende Wirksamkeit bei minimalen Nebenwirkungen aus.

VERLÄNGERT DAS LEBEN

Die ausreichende Versorgung aller Zellen, Gewebe und Organe mit Nährstoffen ist eine wichtige Voraussetzung für ein langes Leben. Bei Nährstoffmangel beginnen die Zellen abzusterben, und die Organe verlangsamen ihre Aktivität oder können nicht mehr optimal funktionieren. Das führt zu Erschöpfung, Kopfschmerzen und Verdauungsproblemen und macht uns anfällig für Krankheiten. Es besteht also ein enger Zusammenhang zwischen unserer Ernährung und unserer Lebenserwartung; denn schließlich werden alle Lebensmittel, die wir unserem Körper zuführen, zu Nährstoffen abgebaut, die unsere Körpersysteme brauchen, um richtig funktionieren zu können, und Moringa ist zufällig eines der nährstoffreichsten Lebensmittel der Welt.

Moringa-Blätter enthalten:

- doppelt so viel Eiweiß pro 100 Gramm wie Joghurt (8,3 Gramm im Vergleich zu 3,8 Gramm bei Joghurt)
- viermal so viel Kalzium wie Milch (434 Milligramm im Vergleich zu 120 Milligramm in Vollmilch)
- ungefähr genauso viel Kalium wie eine Banane (404 Milligramm im Vergleich zu 376 Milligramm in der Banane)
- ungefähr die gleiche Menge Vitamin A wie zwei Karotten (738 Milligramm im Vergleich zu 713 Milligramm bei den Karotten)
- und die dreifache Menge Vitamin C wie eine Orange (164 Milligramm im Vergleich zu 46,9 Milligramm bei der Orange).[22]

Und nicht zuletzt enthält Moringa die wertvollen Mineralstoffe Chrom und Mangan. Chrom ist wichtig für einen ausgewogenen Blutzuckerspiegel und um Heißhunger auf Zucker zu bekämpfen oder einzudämmen. Mangan wiederum spielt eine wichtige Rolle für die Knochenbildung, für gesunde Gelenke, die Fortpflanzung, ein gesundes Immunsystem und für unsere Verdauung. Außerdem enthält Moringa mehr Bor als jede andere Pflanze – dieses Spurenelement braucht unser Körper für eine gesunde Immunfunktion. Darüber hinaus verbessert es unsere kognitiven Fähigkeiten und hat eine lebensverlängernde Wirkung. Wissenschaftlichen Untersuchungen zufolge erhöht Bor außerdem die

Knochendichte, fördert die Wundheilung und unterstützt Ihren Körper sogar während einer Krebstherapie.[23]

Die vielen Antioxidanzien machen Moringa tatsächlich zu einer Pflanze der Langlebigkeit; denn sie bekämpfen freie Radikale, die zu einer ganzen Reihe von Erkrankungen führen können. Und als ob das alles noch nicht genug wäre, enthält Moringa außerdem reichlich Aminosäuren und essenzielle Omega-3-, -6- und -9-Fettsäuren.

Da ist es eigentlich kein Wunder, dass Moringa auf seinen potenziellen Nutzen bei der Bekämpfung chronischer Krankheiten untersucht wurde, und tatsächlich hat diese Heilpflanze sich bei »mehreren chronischen Erkrankungen, einschließlich Hypercholesterinämie, Bluthochdruck, Diabetes, Insulinresistenz, nicht alkoholischer Fettleber, Krebs und allgemeinen Entzündungszuständen« als hilfreich erwiesen.[24] Ob zur Vorbeugung oder Behandlung – Moringa ist nachweislich ein guter Verbündeter, wenn es darum geht, Ihrem Körper wieder seine alte Gesundheit und Vitalität zurückzugeben.

HEBT DIE STIMMUNG

Ebenso wie Tulsi wirkt sich auch Moringa positiv auf die Stimmung aus, und zwar, weil diese Pflanze die psychische Gesundheit fördert und darmheilende Eigenschaften besitzt. Im Ayurveda wird sie schon seit Jahrhunderten zur Behandlung von Erkrankungen des Nervensystems eingesetzt. Ihr Aminosäureprofil (insbesondere das Tryptophan) wirkt sich positiv auf die Funktion der Neurotransmitter und auf das Wohlfühlhormon Serotonin aus. Mit ihrem hohen Gehalt an Antioxidanzien trägt sie dazu bei, Müdigkeit, Stimmungsschwankungen, Stress und Depressionen zu bekämpfen.

Stress ist das erste Stadium eines Ungleichgewichts im Nervensystem und kann schnell zu psychischen Problemen wie Ängsten und Depressionen führen. In einer Studie aus dem Jahr 2015 zeigten Ratten, die täglich 200 Milligramm Moringa-Blattextrakt pro Kilogramm Körpergewicht erhielten, signifikante Verbesserungen in Verhaltensmodellen von Depressionen, einem erzwungenen Schwimmtest, einem Schwanzaufhängungstest und einem lokomotorischen Aktivitätstest. Die Studie kam zu dem Ergebnis, dass Moringa auf denselben Neurotransmitterweg wirkt wie die selektiven Serotoninwiederaufnahmehemmer (SSRIs).[25] Der größte Unterschied besteht darin, dass Moringa im Gegensatz zu SSRIs keine gravierenden Nebenwirkungen verursacht, sondern stattdessen sogar noch andere positive Auswirkungen auf das Wohlbefinden des ganzen Körpers hat.

Was seine Wirkung auf die Verdauung angeht, ist Moringa so nährstoffreich, dass diese Pflanze in Gegenden, in denen Unterernährung herrscht, weltweit als Mahlzeitenersatz dient. Dieses Adaptogen wirkt sich positiv auf die Verdauung aus, liefert wichtige Nährstoffe, fördert Wachstum und Leistungsfähigkeit und hat außerdem antioxidative Eigenschaften. In einer Studie, die Moringa mit Alfalfa (einem gut untersuchten und häufig verwendeten nährstoffreichen Pflanzenheilmittel) verglich, hatten Moringa-Blätter einen messbaren Einfluss auf alle untersuchten Parameter (einschließlich Gewichtszunahme und Verbesserung des Leber- und Milzindexes).[26] Neben der reinen Nährstoffdichte dieser Heilpflanze wirken sich auch ihre entzündungshemmenden Eigenschaften positiv auf die Verdauung aus. Moringa wurde übrigens auch auf seine Wirkung in der Behandlung von Magengeschwüren, Verdauungsbeschwerden und Dickdarmentzündungen untersucht, und zwar mit sehr positiven Ergebnissen.[27]

Die Kombination aus Aminosäuren, Antioxidanzien, Mineralstoffen und Vitaminen, die sich positiv auf Gehirn und Psyche auswirken, macht Moringa zu einer vielversprechenden stimmungsaufhellenden Heilpflanze. Statt die Nervenzellen oder Gehirnbotenstoffe direkt zu stimulieren, versorgt sie Ihren Körper mit den Nährstoffen, die er braucht, um sich zu erholen, zu regenerieren und wieder zu seiner früheren Leistungsfähigkeit zurückzufinden.

MACHT SCHÖN

Die Verwendung von Moringa zur Verbesserung der Hautgesundheit hat eine lange Geschichte. Äußerlich wird Moringa zur Behandlung verschiedener Hautkrankheiten wie beispielsweise Psoriasis eingesetzt. Viele in den Blättern enthaltene Wirkstoffe tragen dazu bei, dass Ihre Haut strahlend schön bleibt. Äußerlich angewendet, haben sie eine starke antibakterielle Wirkung. Außerdem werden sie aufgrund ihrer Fähigkeit, Bakterien wie Escherichia coli und Staphylokokken in Wasser abzutöten, als Wasserfilter verwendet. Studien, die die antibakterielle Wirkung von Moringa als Alternative zu Handseife untersuchten, haben gezeigt, dass die Blätter genauso wirksam sind wie herkömmliche Seifen.[28] Außerdem kann das in Moringa enthaltene Betacarotin in die Haut eindringen und in Retinol umgewandelt werden. Dadurch wird die Haut zur Produktion neuer Zellen angeregt, die dazu beitragen können, dunkle Pigmentflecken verblassen zu lassen. Das schenkt Ihnen einen makelloseren Teint und hilft, Ihre Haut vor Sonnenschäden zu schützen – ein echter Gewinn!

Doch hinter diesem Betacarotin steckt noch viel mehr, als man auf den ersten Blick sieht. Vielleicht haben Sie schon einmal von den gelben, orangen und roten Pigmenten gehört, die den Karotten ihre leuchtende Farbe verleihen. Diese berühmten sekundären Pflanzenstoffe werden aber nicht nur von Karotten, sondern auch von vielen anderen Pflanzen, Algen, Bakterien und Pilzen produziert und haben eine antioxidative Wirkung. Das in Moringa vorkommende Carotinoid (Betacarotin) wird in Vitamin A umgewandelt, das für unsere Sehkraft eine wichtige Rolle spielt, aber auch mit reiner, aknefreier Haut in Zusammenhang gebracht worden ist.

Wenn es Ihrem Körper an Vitamin A fehlt, produziert Ihre Haut überschüssiges Keratin in den Haarfollikeln, und dann fällt es Ihrem Körper schwerer, abgestorbene Hautzellen aus den Follikeln abzustoßen. Dadurch verstopfen die Follikel, und es kommt zu Akne. Deshalb enthalten viele Akne-Medikamente inzwischen Vitamin A.[29] Moringa liefert darüber hinaus auch Vitamin C, dessen Anti-Aging-Effekt und Wirkung gegen Pigmentflecken klinisch erwiesen ist. Außerdem enthält Moringa Vitamin B, das an der Gesunderhaltung der Hautzellen beteiligt ist und oft als Erfolgsgeheimnis für eine gesunde Haut angepriesen wird. Daher beinhalten viele natürliche Schönheitsprodukte (sowohl Nahrungsergänzungsmittel als auch Produkte zur äußerlichen Anwendung) Vitamin B.

Und schließlich und endlich enthalten frische Moringa-Blätter Vitamin E in ähnlich hoher Konzentration wie Nüsse. Dieses Vitamin schützt die Haut nicht nur vor UV-Strahlung (Sonnenschäden) und Umweltgiften, sondern spendet ihr außerdem Feuchtigkeit, fördert die Wundheilung und besitzt entzündungshemmende Eigenschaften.[30]

AUFBEREITUNG, BESCHAFFUNG UND DOSIERUNG

Jung geerntete Moringa-Blätter kann man essen wie viele andere Gemüsesorten – entweder roh wie Löwenzahn und sonstige Frühlingsgemüse oder in Wasser oder Öl gekocht. Beim Garen in Wasser kann Ihr Körper die wasserlöslichen Vitamine wie B und C und beim Garen in Öl die fettlöslichen Vitamine (beispielsweise Vitamin E) besonders gut verwerten.

Wenn Sie nicht in einer tropischen Klimazone leben, wo Sie Zugang zu frischen Moringa-Blättern haben, können Sie stattdessen auch getrocknete Blätter verwenden – zum Beispiel für einen Aufguss. Man kann die Blätter aber auch pulverisiert oder in Alkohol extrahiert (als Tinktur) kaufen. Das getrocknete Pulver ist die gebräuchlichste und gleichzeitig auch die wirksamste Form, weil es sich dabei um ein Konzentrat aus den Blättern handelt. Bewahren Sie Moringa-Pulver in luft- und wasserdichten und lichtundurchlässigen Behältern auf. Miron-Glas oder dunkle Braunglasbehälter eignen sich am besten dafür. Das Pulver ist mehrere Monate lang haltbar, ohne viel von seiner Wirksamkeit zu verlieren. Sobald der Behälter geöffnet wurde, sollten Sie es jedoch schnell verbrauchen, denn wenn es der Luft und dem Wasser ausgesetzt wird, steigt das Risiko, dass es verdirbt.[31]

Ein halber Teelöffel des getrockneten Pulvers pro Tag ist eine wirksame Anfangsdosis; und da es eine so starke Wirkung hat, sind zwei Teelöffel pro Tag unsere empfohlene Obergrenze. Unser Körper ist nicht in der Lage, mehr als diese Dosis auf einmal aufzunehmen. Wenn Sie das Pulver in Kapselform einnehmen, entsprechen drei Kapseln normalerweise ¼ Teelöffel Pulver (oder ungefähr 1,5 Gramm). Wenn Sie eine Tinktur verwenden, sind 20 bis 30 Tropfen (oder etwa eine Pipette) pro Tag eine gleichwertige wirksame

Dosis. Wählen Sie stets Moringa-Pulver aus zertifiziertem biologischem Anbau, das aus seiner heimischen Klimazone stammt, um sicherzugehen, dass die Blätter möglichst naturbelassen und von höchster Qualität sind.

WIE SIE MORINGA IN IHREM TÄGLICHEN LEBEN NUTZEN KÖNNEN

- ***Für ein langes Leben:*** Geben Sie das Pulver in Ihren morgendlichen Smoothie oder rühren Sie es in Matcha-Tee ein, um wach und gut gelaunt durch den Tag zu kommen und Ihre Lebenserwartung zu erhöhen.
- ***Gegen Stress:*** Brühen Sie die Blätter zu einem Aufguss (Tee) auf und trinken Sie diesen täglich als Tonikum, um sich den Stress vom Leib zu halten.
- ***Für die Schönheit:*** Kochen Sie frische Blätter zusammen mit gesunden Fetten, damit Ihr Körper das fettlösliche Betacarotin aufnehmen kann und Ihre Haut von innen heraus gesund bleibt. Wenn Sie keine frischen Blätter bekommen können, streuen Sie Moringa-Pulver über gekochten Reis, gebratenes Gemüse oder über ein herzhaftes Gericht. Aber achten Sie dabei darauf, das Pulver nicht der Hitze auszusetzen, damit das darin enthaltene Vitamin C nicht zerstört wird!

TRAGANT

Vollständiger Name: *Astragalus membranaceus* aus der Familie der Hülsenfrüchtler (Fabaceae)

Spitznamen: Langlebigkeitswurzel, Milchkraut, Huang Qi (das ist Chinesisch und bedeutet so viel wie »gelber Leiter«), Locoweed und Young Man's Ginseng (»Ginseng des jungen Mannes« – obwohl es sich bei dieser Pflanze nicht um eine echte Ginseng-Art handelt)

Verwendeter Teil: Wurzel

Heimat: nördliche und östliche Regionen von China, der Mongolei und Korea; Sibirien

Energetik: warm, feucht

Positive Auswirkungen auf:

1. Lebenserwartung
2. Immunsystem
3. Genesung

Inhaltsstoffe:

- Astragalan I, II, und III
- Astragaloside
- Glucuronsäure
- Cycloastragenol
- Cholin und Betain
- Flavone und Isoflavone

Häufige Verwendungszwecke: in der Übergangsjahreszeit

Beste Freunde: Reishi, Ginseng, Schisandra, Kurkuma, Cordyceps, Süßholz, Mariendistel und Brennnesselsamen

KURZER HISTORISCHER ÜBERBLICK: DIE WURZEL, DIE UNS WIEDER GESUND MACHT

Tragant wird bereits seit Jahrhunderten in ganz Asien als starkes Tonikum verwendet. In der traditionellen mongolischen Medizin gilt er als eine der 50 wichtigsten Heilpflanzen, und in der Traditionellen Chinesischen Medizin wird er sogar schon seit mindestens 2000 Jahren verwendet. Im *Bencaojing* von Shen Nong, der klassischen Materia medica der TCM, wird Tragant in die höchste Heilpflanzenklasse eingeordnet. In China nennt man ihn den »gelben Führer« – zum einen wegen der gelben Farbe seiner Wurzel und zum anderen wegen seiner positiven Auswirkungen auf die Lebenskraft. In der TCM gehört Tragant zu einer besonders hochwertigen Gruppe von Heilpflanzen namens Fu Zheng (was so viel bedeutet wie »das Zentrum ins Gleichgewicht bringen oder normalisieren«). Die Heilpflanzen aus dieser Gruppe sind bekannt dafür, dass sie Krankheiten über einen zweifachen Mechanismus bekämpfen: Zuerst stärken sie die Abwehrkräfte des Patienten, und dann normalisieren sie die zentrale Energie des Körpers.

Im *Bencaojing* wird diese Pflanze als ungiftig beschrieben, und es heißt, dass man damit »die hundert Krankheiten von kleinen Kindern« behandeln kann. Oft wird der Tragant auch als »Ginseng für junge Menschen« bezeichnet. Mit der Zeit genoss diese Gebirgswurzel ein so hohes Ansehen, dass sie sogar als offizielles Medikament in die moderne medizinische Praxis Chinas Eingang fand, wo sie oft gegen Müdigkeit, Appetitlosigkeit und einen allgemeinen Mangel an Vitalität verschrieben wird. Traditionell schrieb man dem Tragant die Fähigkeit zu, Nieren und Leber zu stärken und vor weiteren Schädigungen zu schützen.

Erst in den 1980er-Jahren fand der Tragant Eingang in die westliche Pflanzenheilkunde, nachdem eine texanische

Forschungsklinik festgestellt hatte, dass eine Kombination aus Tragant- und Liguster-Tinktur sich positiv auf bösartige Tumorerkrankungen bei Mäusen auswirkte. Kurz darauf begannen Experten für Pflanzenheilkunde sich förmlich auf diese (für unsere westliche Welt) noch neue Pflanze zu stürzen. Von da an tauchte sie in fast allen Produkten und Rezepturen von Herstellern pflanzlicher Heilmittel auf. Heute ist der Tragant eine der wichtigsten Heilpflanzen, wenn es darum geht, Menschen nach einer Krankheit wieder auf die Beine zu bringen und ihnen den Weg zur Genesung zu ebnen. Reparatur, Regeneration und Genesung sind die wichtigsten Fähigkeiten dieser Wurzel.

VERLÄNGERT DAS LEBEN

Schon seit Jahrtausenden ist Tragant eine beliebte Heilpflanze zur Wiederherstellung der Lebenskraft, die wir brauchen, um ein langes, produktives Leben führen zu können. Er wird Menschen mit schwacher Lebenskraft – zum Beispiel bei chronischen Krankheiten – als Super-Tonikum zur Revitalisierung verordnet.

Zu den ganz besonderen Eigenschaften von Tragant gehört seine Wirkung auf die Telomere – jene Schutzkappen an den Enden der Chromosomen, die drei Hauptaufgaben erfüllen: Sie schützen die DNA vor Schäden, sorgen dafür, dass Chromosomen nicht miteinander verschmelzen können und halten die DNA auf einer optimalen Länge.

Telomere werden von einem Enzym namens Telomerase gebildet, das die Telomer-»Kappen« ans Ende der DNA-Stränge anfügt. Wenn die Telomere zu kurz werden, geraten sie in einen Krisenmodus, der zum Zelltod (Apoptose) führen kann. Telomere und Telomerase kommen vor allem in fötalem Gewebe, adulten Keimzellen und Tumorzellen vor. Es gibt interessante Forschungsergebnisse, die die Telomerase und die Gesundheit von Telomeren mit dem Alterungsprozess und mit Tumoren, ja sogar mit Krebs in Verbindung bringen.[32] Und hier kommt die Tragantwurzel ins Spiel: Sie wird schon seit Langem als Anti-Aging-Erfolgsgeheimnis gepriesen, weil sie die Telomere schützen und sogar verlängern kann.

Eine wichtige Komponente der Heilung von Gewebe ist die DNA-Replikation, ein biologischer Prozess, bei dem ein DNA-Strang kopiert und geteilt wird. Alle Organe unseres Körpers bestehen aus Gewebe. Daher ist die Gesundheit unserer Gewebe eine wichtige Voraussetzung zur Gesunderhaltung unserer 78 Organe – einschließlich Gehirn, Herz und Haut. Die DNA hat eine Doppelhelix-Struktur, und bei der Replikation werden die beiden Stränge getrennt. Dadurch entsteht eine neue Helix, die zur Hälfte aus der ursprünglichen DNA und zur Hälfte aus einem neu synthetisierten Strang besteht.

Doch manchmal stehen unsere Zellen vor einem Problem: DNA-Stränge in komplexen Zellen können nicht ganz bis zu ihrem Ende kopiert werden. Hier kommen die Telomere ins Spiel: Jedes Mal wenn sich Zellen teilen, werden die Telomere kürzer; und je kürzer sie werden, desto näher ist die Zelle ihrem Tod. Schließlich ist das Telomer so kurz, dass die Replikation aufhört und die Zellen absterben. Das ist ein Alterungsprozess auf molekularer Ebene. Zusammenfassend lässt sich sagen: Je kürzer Ihre Telomere, umso älter sind Ihre Zellen.

Andererseits veranlassen längere Telomere Ihren Körper, immer mehr DNA zu replizieren und auf diese Weise immer mehr Zellen zu bilden. Das ist Anti-Aging in Aktion. Ein Extrakt aus Tragant, der unter dem Namen TA-65 bekannt ist, wurde auf seine Anti-Aging-Wirkung hin untersucht – vor allem im Hinblick auf die Telomerase. Der Inhaltsstoff des

Tragants, dem man diese Wirkung zuschreibt, ist das Cycloastragenol. Eine Studie aus dem Jahr 2019 konnte zeigen, dass Tragant und Gotu Kola die Telomerase-Aktivität (verglichen mit keiner Behandlung) um das 4,3-Fache erhöhen. Beide Heilpflanzen konnten die Anzahl der kurzen Telomere verringern und die Zellen vor DNA-Schäden schützen. Tragant ist also tatsächlich ein Anti-Aging-Mittel.[33]

UNTERSTÜTZT DAS IMMUNSYSTEM

Seine Einstufung als Adaptogen verdankt der Tragant in erster Linie seinem positiven Einfluss auf das Immunsystem: Er verstärkt die Aktivität der weißen Blutkörperchen, einer wichtigen Komponente unserer körpereigenen Abwehr. Ursprünglich vermutete man, dass diese Wirkung auf die im Tragant enthaltenen Polysaccharide zurückzuführen ist. Inzwischen geht man jedoch davon aus, dass diese Wurzel ihre immunstimulierende Wirkung dem Zusammenwirken zwischen ihren Triterpenen und anderen Inhaltsstoffen verdankt.[34]

Außerdem besitzt Tragant antivirale und entzündungshemmende Eigenschaften, kann Krankheitserreger direkt bekämpfen und gleichzeitig wichtige Immunzellen stimulieren. Als ungiftige Heilpflanze, die man bedenkenlos jeden Tag einnehmen kann, ist der Tragant vor allem dann wirkungsvoll, wenn es darum geht, das Immunsystem wieder auf Trab zu bringen. Egal ob Ihr Körper durch mehrere Krankheitsschübe oder durch eine einzige schwere Krankheit ausgelaugt worden ist – die antivirale, entzündungshemmende und immunstärkende Wirkung von Tragant macht diese Wurzel zu einem starken Verbündeten für Ihr Immunsystem. Chinesische Forscher untersuchen diese Wurzel schon seit Jahren und konnten mehrfach nachweisen, dass sie die

Anti-Tumor-Wirkung von NK-Zellen und anderen Immunfaktoren verstärkt.[35]

In der TCM ist Tragant dafür bekannt, das Lungen-Qi zu stärken, welches das Wei-Qi erzeugt – jene schützende Energie, die der Entstehung von Krankheiten vorbeugt. Je stärker das Wei-Qi, umso seltener wird man krank, weil der Organismus dann stark und widerstandsfähig ist. Auch im modernen China wird Tragant immer noch für diesen Zweck verwendet. Als wichtiges abwehrstärkendes Mittel trägt diese Wurzel zur Vorbeugung aller möglichen gesundheitlichen Probleme bei – von Erkältungskrankheiten bis hin zu Bronchitis oder Lungenentzündung.

Der wichtigste Unterschied zwischen Tragant und vielen anderen Adaptogenen besteht darin, dass man diese Wurzel nicht während einer akuten Krankheit einnehmen sollte, weil sie das Antigen, das der Körper zu bekämpfen versucht, »einschließen« kann. Daher ist es am besten, dieses Adaptogen unmittelbar nach einer Krankheit einzunehmen, um dem Körper bei der Erholung und Regeneration zu helfen.

UNTERSTÜTZT DEN GENESUNGSPROZESS

Tragant gilt als energiespendendes und ausdauersteigerndes Mittel, vor allem für Menschen mit sehr schwacher Lebenskraft. Klinische Untersuchungen zeigen, dass es Patienten, die sich extrem belastenden Therapien unterzogen, besser ging, wenn sie während ihrer Behandlung Tragant einnahmen. Nach einer Chemotherapie (die die natürliche Immunantwort des Körpers stark beeinträchtigt) litten Patienten, die Tragant einnahmen, unter weniger Nebenwirkungen, erholten sich deutlich schneller und lebten länger. Ebenso verblüffend sind Forschungsergebnisse, die zeigen, dass die wichtigsten Inhaltsstoffe von Tragant – die

Astragaloside – vor einer Schädigung des Herzens schützen. Eine im Jahr 2005 am Research Institute of Cardiovascular Disease durchgeführte Studie über Astragaloside hat ergeben, dass diese Wirkstoffe gegen mehrere Herz-Kreislauf-Erkrankungen helfen können, indem sie einer Kalziumüberladung und einer oxidativen Schädigung von Fettzellen rund um den Herzmuskel entgegenwirken und freie Radikale bekämpfen.[36] Außerdem hat der Tragant einen hohen Gehalt an Flavonoiden, die die Blutgefäße des Herzens schützen.

Andere Untersuchungen zeigen, dass Tragant auch gegen Müdigkeit und Erschöpfung hilft.[37] Man hat sogar untersucht, ob diese Wurzel das Wachstum von Schweinen fördern kann[38] – mit positiven Ergebnissen, die wahrscheinlich auf den hohen Nährstoffgehalt des Tragants zurückzuführen sind: Er liefert verschiedene Aminosäuren, Vitamine und Mineralstoffe und enthält außerdem sekundäre Pflanzenstoffe, die in keiner anderen Pflanze enthalten sind.

Von seiner Fähigkeit, ein geschwächtes Immunsystem anzuregen, bis hin zu seinen positiven Auswirkungen auf das Herz-Kreislauf-System – Tragant ist eine wertvolle Hilfe für alle Menschen, die sich gerade von einer Krankheit erholen. Dank ihres Nährstoffprofils und der vielen sekundären Pflanzenstoffe, die in dieser Wurzel immer wieder aufs Neue entdeckt werden, übt sie – selbst bei schwersten Erkrankungen – eine revitalisierende Wirkung auf den Körper aus.

AUFBEREITUNG, BESCHAFFUNG UND DOSIERUNG

Tragant ist in Form von Scheiben (die über längere Zeit in einem mit heißem Wasser hergestellten Absud extrahiert werden müssen), als getrocknetes Pulver, in Kapseln oder als Tinktur erhältlich. Wenn Sie einen Absud zubereiten möchten, geben Sie zwei Teelöffel getrocknete, gesiebte Wurzel oder 10 bis 30 Gramm dünne getrocknete Wurzelscheiben in jeweils 350 Milliliter Wasser. Sobald der Sud vollständig durchgezogen ist (idealerweise mindestens ein paar Stunden lang oder über Nacht), trinken Sie ein bis drei Tassen davon (1 Tasse = 250 Milliliter). Wenn Sie eine Tinktur verwenden, beginnen Sie mit 30 Tropfen (oder einer Pipette) pro Tag. Nach ein paar Tagen können Sie diese Dosis langsam auf zwei bis drei Pipetten erhöhen, falls Sie dies vertragen.

In China wird die Tinktur im Rahmen einer sogenannten »Astragalus Happy Hour« verabreicht. Diese Tinktur wird mit »Wein« (Sake mit 50 Prozent Alkohol) zubereitet. Dazu lässt man 300 Gramm Tragant einen Monat lang in zwei Litern Alkohol ziehen. Es wird empfohlen, bis zu dreimal täglich 10 bis 60 Milliliter von dieser Tinktur einzunehmen.

Rohpulver ist wirksamer als Scheiben, denn je mehr Zelloberfläche freigelegt wird, umso besser kann der Körper die Inhaltsstoffe verwerten. Fangen Sie mit zwei bis sechs Gramm pro Tag an und starten Sie lieber im niedrigeren Bereich dieses Dosisspektrums, wenn Sie Tragant zur Vorbeugung oder als allgemeines Stärkungsmittel verwenden möchten. Diese Wurzel gehört zu den sichersten Adaptogenen; es ist keinerlei toxische Wirkung bekannt.

WIE SIE TRAGANT IN IHREM TÄGLICHEN LEBEN NUTZEN KÖNNEN

- ***Für ein langes Leben:*** Vermischen Sie Tragantpulver in warmem Wasser mit Honig und nehmen Sie diese Mischung täglich als Tonikum ein.
- ***Für das Immunsystem:*** Geben Sie getrocknete Tragantscheiben zusammen mit anderen immunstärkenden

Adaptogenen wie Reishi, Holunderbeeren, Pilzen und Gemüse in einen Schongarer und bereiten Sie daraus eine winterliche Brühe zu, die die Abwehrkräfte stärkt.

- ***Für die Genesung:*** Nehmen Sie Tragant in der Woche nach dem Absetzen eines Medikaments täglich in beliebiger Form ein. Durch ihre leberunterstützenden Eigenschaften verlängert diese Pflanze Ihre Lebenserwartung.

Rezept für eine abendliche heiße Schokolade zur Förderung von Schlaf und Entspannung

Genießen Sie diese köstliche, nährstoffreiche heiße Schokolade an einem Abend, der Ihnen nach einem stressigen Tag die innere Ruhe und Bodenhaftung zurückgeben soll. Sie können Ihrem Getränk das gewünschte süße (oder weniger süße) Aroma verleihen, indem Sie die Menge an Mönchsfrucht, Stevia oder Kokosblütenzucker entsprechend variieren.

- 4 Bio-Schokoladenstücke mit über 70-prozentigem Kakaogehalt
- 1 Teelöffel Reishi-Extrakt
- 1 Teelöffel Ashwagandha
- 1 Prise Mönchsfrucht (Luo Han Guo) oder Stevia je nach Geschmack zum Süßen (stattdessen kann man auch Kokosblütenzucker verwenden)
- Ein paar Tropfen Vanille-Extrakt
- Aufgeschäumte heiße Pflanzenmilch (wahlweise)

Geben Sie die Schokoladenstücke in einen Mixer und übergießen Sie sie mit heißem Wasser. Fügen Sie den

Vanille-Extrakt, die trockenen Zutaten und das Süßungsmittel Ihrer Wahl hinzu. 10 bis 15 Sekunden lang vermischen und den Mixbehälter dann vorsichtig öffnen. Sie können auch aufgeschäumte heiße Milch Ihrer Wahl hinzufügen, um eine Latte daraus zu machen. Heiß genießen!

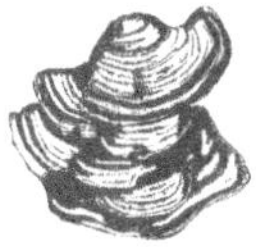

TEIL III

ADAPTOGENE IN IHREM TÄGLICHEN LEBEN

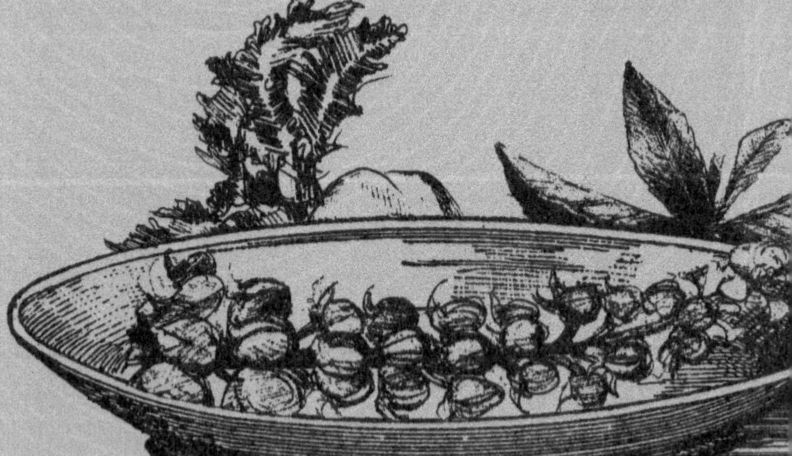

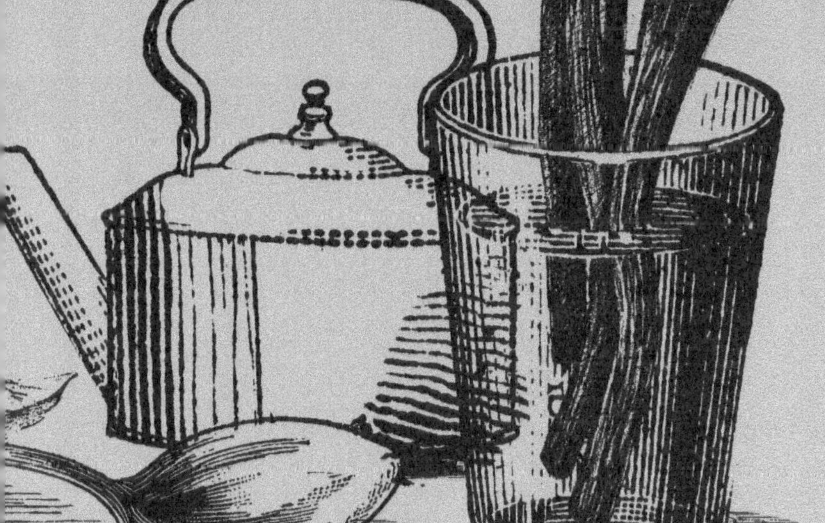

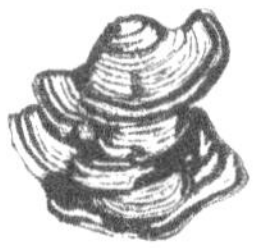

EINKAUFSFÜHRER

WORAUF SIE BEIM KAUF VON ADAPTOGENEN ACHTEN SOLLTEN

Sicherlich ist Ihnen inzwischen klar geworden, dass Adaptogene angesichts der erdrückenden Anforderungen unseres modernen Lebens wichtiger für uns sind als je zuvor. Menschen, die von den Konsequenzen der Übermedikation, unserer immer nährstoffärmeren, ungesünderen Ernährung und den schlechten Stressbewältigungsstrategien der letzten Jahrzehnte enttäuscht sind, suchen jetzt nach Alternativen. Doch die wachsende Beliebtheit natürlicher Methoden zur Bekämpfung von Stress und Krankheitssymptomen hat leider auch ihre Nachteile.

Denn inzwischen gibt es immer mehr clevere Online-Händler und andere unseriöse Geschäftsleute, die Adaptogene und sonstige Superfoods auf den Markt bringen. Gerade in dieser Branche tummeln sich besonders viele Betrüger und Scharlatane. Das gilt vor allem für »Super«-Beeren wie Acai, Mittel zur Gewichtsreduktion und stark zuckerhaltige oder dubiose Produkte wie beispielsweise Ashwagandha-Gummibärchen. Tatsächlich enthalten 74 Prozent aller in den USA verkauften Reishi-Produkte keinen echten Reishi-Pilz.[1] Gute Qualität ist leider oft gar nicht so leicht zu erkennen. Als Verbraucher sollten Sie also sehr, sehr vorsichtig sein, wenn Sie feststellen, dass neue »Wundernahrungsmittel« auf aggressive Weise vermarktet werden.

Da der Markt und die Beschaffungsquellen sich ständig ändern, ist es schwierig, konkrete Empfehlungen für den Kauf bestimmter Produkte abzugeben. Schließlich soll dieses Buch ein Ratgeber sein, an dem Sie sich auch in 10 oder 20 Jahren noch orientieren können. Doch zum Glück gibt es fünf wichtige Kriterien, auf die Sie jetzt und in Zukunft beim Kauf achten können, um sicherzugehen, dass Sie ein qualitativ hochwertiges Adaptogen-Produkt erhalten:

- **Form:** Vergewissern Sie sich, dass der lateinische (botanische) Name und der Pflanzenteil beziehungsweise die Darreichungsform (beispielsweise Blatt, Wurzel, Fruchtkörper usw.) auf der Verpackung angegeben sind.
- **Dosis:** Auch die Dosis/Menge pro Portion, in der das Adaptogen in dem Produkt enthalten ist, sollte angegeben sein.
- **Reinheit:** Kaufen Sie nach Möglichkeit Produkte aus zertifiziertem biologischem Anbau. Wenn Sie ein Produkt finden können, das aus biologischem Anbau stammt *und* zusätzlich von einem unabhängigen Labor getestet wurde – umso besser.
- **Bioverfügbarkeit:** Kaufen Sie frisch geerntete Pflanzen oder frische Pilzextrakte.
- **Nachhaltigkeit:** Überprüfen Sie, aus welchem Herkunftsland Ihr Produkt stammt, und lesen Sie die Informationen über Anbau- und Ernteverfahren genau durch.

Schritt 1: Vergewissern Sie sich, ob das Heilmittel wirklich in der richtigen Form vorliegt und ob es sich dabei auch um die richtige Pflanzenart handelt. Ist in der Verpackung auch wirklich das drin, was Sie haben wollen? Auf dem Adaptogen-Markt gibt es leider *jede Menge* gefälschter Produkte (von den vielen gefälschten Ginseng-Präparaten wollen wir lieber gar nicht erst anfangen!). Normalerweise steht der lateinische (botanische) Name auf der Verpackung in Klammern hinter dem umgangssprachlichen Namen. Der botanische Name besteht immer aus zwei Wörtern (zum Beispiel *Panax ginseng*), die beide vollständig aufgeführt sein sollten. Es kommt leider gar nicht so selten vor, dass in Supermärkten falsch etikettierte Produkte verkauft werden. Kaufen Sie keine Produkte, bei denen der lateinische Name des Adaptogens nicht auf der Verpackung, in der Nährwerttabelle oder Liste der Inhaltsstoffe angegeben ist. Falls auf der Verpackung eine Nährwerttabelle aufgeführt ist, besuchen Sie die Website des Unternehmens, um sich über den lateinischen Namen der Pflanze zu informieren und herauszufinden, in welcher Form sie in dem Produkt enthalten ist.

Es gibt viele stark verarbeitete Adaptogene auf dem Markt. Das gilt vor allem für Kakao. Entscheiden Sie sich stets für rohes, unverarbeitetes Kakaopulver. Kaufen Sie keine Produkte, auf denen »alkalisierter Kakao« oder »holländischer Kakao« steht. Bei Heilpilzen (Chaga, Reishi, Cordyceps, Igelstachelbart und Schmetterlingstramete) sollten Sie die Finger von Produkten lassen, auf denen »Pilzmyzel«, »Myzel-Biomasse«, »Pilzpulver«, »Vollspektrum« oder »Primordia« steht: All das sind Marketingtricks, um den Käufer über die Tatsache hinwegzutäuschen, dass dabei nicht (oder zumindest nur teilweise) der echte Pilz verwendet wurde. Laut Definition der US-amerikanischen Behörde für Lebens- und Arzneimittel (FDA) ist mit dem Wort »Pilz« der Fruchtkörper gemeint.[2] Wenn wir in diesem Buch von Pilzen oder Heilpilzen sprechen, meinen wir ausschließlich den Fruchtkörper – also den Pilz selbst, so wie er von der FDA und von Mykologen (Pilzexperten) definiert wird.

Der Verzehr von Myzel ist zwar nicht unbedingt gefährlich (es sei denn, Sie dürfen die Getreidekörner, auf denen das Myzel kultiviert wurde, aus irgendeinem Grund nicht essen), doch diese Darreichungsform bietet Ihnen nicht den vollen Gesundheitswert der betreffenden Pilzart. Ein im Jahr 2003 im *International Journal of Medicinal Mushrooms* veröffentlichter Artikel des weltberühmten Mykologen Paul Stamets zeigt, dass myzelisierter Reis nur zu zwei bis drei Prozent Beta-Glucane enthält (die zu den Wirkstoffen von Heilpilzen gehören), während die Fruchtkörper einen Beta-Glucan-Gehalt von 40 Prozent haben. Sie müssen also schon sehr genau darauf achten, dass Sie auch wirklich das bekommen, was Sie kaufen möchten – sei es echter Kakao, echte Heilpilze oder echter Ginseng. Nutzen Sie unsere Faktenboxen in den Adaptogen-Profilen als schnelle Orientierungshilfe, um sicherzugehen, dass Sie echte, unverfälschte Produkte erhalten, und lassen Sie lieber die Finger von übermäßig verarbeiteten Adaptogenen und neuen oder trendigen Darreichungsformen, die sich von der Form unterscheiden, in der unsere Vorfahren diese Heilmittel jahrtausendelang verwendet haben.

Sobald Sie sicher sind, wirklich ein unverfälschtes Produkt in der richtigen Darreichungsform vor sich zu haben, sollten Sie in **Schritt 2** dafür sorgen, dass auch **die Dosis stimmt.** Da es streng genommen illegal ist, die Namen von Heilpflanzen falsch zu deklarieren, ist es für zwielichtige Händler oft sehr viel einfacher, die Verbraucher über die Dosis im Unklaren zu lassen. Eigentlich muss das Unternehmen die Dosis des Adaptogens pro Portion wahrheitsgemäß angeben; doch viele Lebensmittel- und Getränkehersteller, die adaptogenhaltige Getränke oder Snacks verkaufen, tun das nicht.

Und selbst wenn ein Unternehmen die genaue Menge auf der Verpackung deklariert, gibt es trotzdem immer noch zwei Praktiken, vor denen Sie sich in Acht nehmen sollten:

(a) sogenanntes »Pixie Dusting« und (b) fehlende oder unklare Angaben zur Extraktionsmethode. Mit »Pixie Dusting« ist eine Methode der Nahrungsergänzungsmittelindustrie gemeint, bei der ein Produkt mit unwirksamen Mengen eines Wirkstoffs angereichert wird – eine »Nur damit ich sagen kann, dass mein Produkt das enthält«-Taktik. Meistens enthalten solche Produkte 20 bis 50 verschiedene Inhaltsstoffe (zum Beispiel 75 Superfoods und Adaptogene in einem kleinen Messlöffel eines grünen Pulvers). Wenn in einem Produkt mehr als zehn verschiedene Adaptogene pro Portion enthalten sind, sind diese wahrscheinlich so niedrig dosiert, dass sie dem Konsumenten gar nichts bringen.

Als Faustregel gilt, dass Sie selbst beim besten Extrakt einer Heilpflanze oder eines Heilpilzes auf eine angemessene Dosierung achten müssen, um in den Genuss der positiven Wirkungen des betreffenden Mittels zu kommen. Wenn Sie eine Dosis eines einzelnen Adaptogens einnehmen, sollten Sie also darauf achten, dass mindestens 200 bis 300 Milligramm von diesem Adaptogen pro Portion darin enthalten sind. Nehmen Sie ein Präparat mit zwei bis fünf verschiedenen Inhaltsstoffen ein, sollte dieses ungefähr 200 bis 400 Milligramm von jedem Adaptogen enthalten und einen Gesamt-Adaptogengehalt von mindestens 500 Milligramm pro Portion haben. Zusammenfassend kann man sagen, dass Sie sich vor allen Produkten hüten sollten, die mehr als zehn verschiedene Adaptogene oder weniger als 100 Milligramm pro Adaptogen enthalten.

Sobald Sie wissen, dass Sie genau das haben, was Sie wollen – und das auch in ausreichender Dosierung –, müssen Sie in **Schritt 3** darauf achten, dass es sich dabei um **ein reines Produkt** handelt, **das Sie bedenkenlos einnehmen können.** Bei vielen Adaptogenen besteht die Gefahr, dass sie Giftstoffe aus der Erde oder aus ihrem Nährmedium aufnehmen. Das kann aus verschiedenen Gründen passieren.

Bei Pilzen hängt es mit der Rolle zusammen, die sie in der Natur spielen: Sie helfen bei der Beseitigung und dem Abbau von Toxinen. Manche nicht adaptogene Pilze können sogar schwer abbaubaren Abfallstoffen wie beispielsweise Plastik zu Leibe rücken (ein Phänomen, das man als *Mykoremediation* – biologische Sanierung von Böden durch Pilze – bezeichnet); und bei manchen Adaptogenen handelt es sich um mehrjährige Arten, die somit viel Zeit haben, schädliche Stoffe in konzentrierter Form anzureichern.

Um sicherzugehen, dass ein Wirkstoff in reiner, für Ihre Gesundheit unbedenklicher Form vorliegt, müssen Sie ihn auf mehrere Faktoren hin überprüfen. Die wichtigsten Kriterien, auf die Sie achten sollten, sind (I) Schwermetalle, (II) Pestizide, (III) Mykotoxine, (IV) mikrobiologische Probleme und (V) Bestrahlung. Auch hierbei gibt es unterschiedliche Arten und Schweregrade von Belastungen. Arsen, Kadmium, Blei und Quecksilber gehören zu den vier giftigsten Schwermetallen, auf die Produkte am häufigsten untersucht werden. Pestizide sind eine große Gruppe von Chemikalien, die Insekten, Pilze, Unkraut usw. abtöten. Zu den Insektenvernichtungsmitteln (Insektiziden) gehören Cypermethrin, Imidacloprid und Acetamiprid. Das berühmteste Pilzvernichtungsmittel (Fungizid) ist Carbendazim, und das bekannteste Unkrautvernichtungsmittel (Herbizid) ist Glyphosat, auch bekannt unter dem Namen »Roundup«; dabei handelt es sich um ein Produkt der Firma Monsanto (heute Bayer AG), das in Dutzenden von Ländern – beispielsweise Frankreich, Deutschland, Italien und Indien – verboten ist (ganz zu schweigen von den Tausenden anhängiger Gerichtsverfahren gegen dieses Mittel). Zu den Mykotoxinen (»schlechten Pilzen«) gehören Aflatoxine, Ochratoxine, Patulin, Fusarium, Citrinin und Mutterkornalkaloide. Bei den mikrobiologischen Problemen geht es um Bakterien wie Escherichia coli, Staphylococcus aureus und im weiteren Sinn um die Messung der Keimzahl von Mikroben. »Lebensmittelbestrahlung« bedeutet, dass Ihr Nahrungsergänzungsmittel Gamma-, Röntgen- oder Elektronenstrahlen ausgesetzt wurde. Normalerweise geschieht das, um die Haltbarkeit eines Produkts zu verlängern; dadurch können aber gefährliche freie Radikale entstehen. Lassen Sie also die Finger von bestrahlten Adaptogenen, wann immer Sie können!

Und was kann man als Verbraucher sonst noch tun? Kaufen Sie zertifizierte Bio-Produkte! Das ist zwar auch keine hundertprozentige Garantie dafür, dass diese Produkte keine Schwermetalle enthalten oder nicht bestrahlt wurden. Doch Produkte, die nicht aus biologischem Anbau stammen, enthalten mit fast hundertprozentiger Sicherheit Giftstoffe. Die Bio-Standards sind nicht unbedingt immer die besten; außerdem wird auch da sicherlich geschummelt. Aber wenn Sie Produkte aus biologischem Anbau kaufen, erhöht sich Ihre Giftstoffbelastung dadurch vielleicht nur in fünf Prozent aller Fälle, während diese Gefahr Ihnen womöglich bei 100 Prozent aller »konventionellen« Produkte droht. Außerdem ist die Chance, dass der Hersteller auf eine gute Qualität der Produkte vom Bauernhof bis zu Ihrem Esstisch (Boden, Ernte, Trocknung, Lagerung, Versand usw.) achtet, bei zertifizierten Bio-Produkten *sehr viel* höher – trotz aller Schlupflöcher und Hintertürchen, die es bei den Bio-Siegeln sicherlich gibt. Wenn ein Unternehmen keinen Wert auf biologischen Anbau legt, kümmert es sich wahrscheinlich auch nicht um andere wichtige Kriterien.

Behauptet ein Hersteller, Bio-Zutaten zu verwenden, hat aber kein Bio-Siegel, dann lügt er höchstwahrscheinlich. Denn warum sollte das Unternehmen einen um 30 bis 100 Prozent höheren Einkaufspreis für seine Waren zahlen und trotzdem auf die Marketingvorteile eines solchen Siegels verzichten? Ein noch stärkeres Alarmsignal ist es, wenn von einem Produkt behauptet wird, es gehe sogar noch über die Anforderungen des biologischen Anbaus hinaus. Auch hier ist die Wahrscheinlichkeit eines Betrugs hoch. Die einzige Anbaumethode, die wirklich »jenseits von bio« liegt, nennt sich Demeter oder biodynamische Landwirtschaft; man kann sie aber trotzdem immer noch als »Bio« bezeichnen. Sogar in freier Natur gesammelte Produkte können inzwischen schon als biologisch zertifiziert werden; also halten Sie sich bitte nach Möglichkeit an diesen Qualitätsstandard. Es bringt Ihnen tatsächlich etwas, wenigstens zu über 80 Prozent die Spreu vom Weizen zu trennen.

Jetzt haben Sie also das richtige Produkt gefunden, das darin enthaltene Adaptogen ist hoch genug dosiert, und das Produkt ist auch rein und unverfälscht. Prima! **Schritt 4** besteht nun darin, **sicherzustellen, dass dieses Adaptogen für Ihren Körper bioverfügbar ist** – das heißt, er muss es auch tatsächlich aufnehmen können. Natürlich gibt es in dieser Hinsicht große Unterschiede zwischen den verschiedenen Adaptogenen; doch im Allgemeinen sollten Sie darauf achten, frisch geerntete Heilpflanzen und ordnungsgemäß extrahierte Heilpilze zu kaufen. Frische ist ein wichtiges Kriterium, wenn Sie keine Extrakte kaufen (zum Beispiel bei Goji, Schisandra, Acerola, Moringa oder Unsterblichkeitskraut). Denn genau wie bei normalen Kräutern und Gewürzen lässt auch bei Heilpflanzen die Qualität nach, wenn sie mit Sauerstoff in Berührung kommen; also halten Sie beim Einkauf im Geschäft Ausschau nach Produkten, die vor noch nicht allzu langer Zeit hergestellt worden sind. Normalerweise ist auf jedem Produkt eine Chargennummer mit dem Herstellungsmonat und -jahr aufgedruckt.

Eine Betrugsmethode, zu der manche Unternehmen greifen, sind unklar beschriebene oder schlechte Extraktionsmethoden. In 100 Milligramm eines guten Ashwagandha-Produkts sollte das extrahierte Ashwagandha-Pulver in einem

Extraktionsverhältnis von 10:1 vorliegen, und das bedeutet wiederum, dass die Rohmenge der Ashwagandha-Wurzel (die ursprüngliche Menge vor der Extraktion) 1000 Milligramm (oder ein Gramm) wiegt. Ein höheres Extraktionsverhältnis bedeutet nicht unbedingt immer, dass es sich um ein besseres Produkt handelt; es hat jedoch Auswirkungen auf die Dosis, die Sie davon einnehmen sollten.

Wir wählen stets Extrakte, die alle Wirkstoffe der Pflanze oder des Pilzes enthalten (im Gegensatz zu isolierten Bestandteilen wie Rosavin aus Rosenwurz oder Beta-Glucan aus bestimmten Heilpilzen). Hochwertige Extrakte bewegen sich normalerweise zwischen einem Extraktionsverhältnis von 4:1 und 16:1. Das häufigste Verhältnis beträgt 10:1. Unter der Rubrik »Wie Sie ... in Ihrem täglichen Leben nutzen können« finden Sie in Teil II dieses Buches für jedes Adaptogen eine Dosierungsanleitung. Bitte nutzen Sie diese als Orientierungshilfe.

Als Nächstes sollten Sie nach Rezepturen suchen, die von pflanzenheilkundigen Experten erstellt wurden oder in denen eine synergetisch wirkende Kombination erwähnt wird. Wenn Sie beispielsweise adaptogene Pilze in Kombination mit Vitamin C einnehmen, kann Ihr Körper die Wirkstoffe aus diesen Pilzen besser aufnehmen, und eine Kombination aus Kurkuma mit schwarzem Pfeffer verbessert die Aufnahme des Kurkuma-Inhaltsstoffs Curcumin (ein Synergieeffekt, den wir dem Piperin aus dem schwarzen Pfeffer verdanken). Kakao wiederum geht eine Synergie mit Cayennepfeffer ein, und es gibt noch viele andere solcher segensreicher Kombinationen. Aus diesem Grund haben wir in Teil II die Rubrik »Beste Freunde« in die Faktenboxen zu den einzelnen Adaptogenen aufgenommen, damit Sie wissen, welche klassischen Kombinationen Sie ausprobieren sollten.

Schritt 5: Achten Sie auf Nachhaltigkeit. Entgegen weit verbreiteter Annahmen ist das bei den meisten Chaga- und

Cordyceps-Produkten kein Problem, wohl aber bei Kakao, Maca, Goji und Ginseng. Oft ist es gar nicht so einfach, Informationen darüber zu finden; am besten ist es, auf der Website des Unternehmens nach Angaben über das Herkunftsland oder nach Hinweisen zum Thema Nachhaltigkeit zu suchen. Wenn das Unternehmen zu beiden Punkten keine Angaben macht, können Sie davon ausgehen, dass mit der Beschaffungsmethode des Produkts irgendetwas nicht stimmt und/oder dass dieses nicht nachhaltig ist. Denn wenn es dem Unternehmen wichtig war, sich über das Thema Nachhaltigkeit Gedanken zu machen, wird es sich wahrscheinlich auch die Mühe machen, diesen Aspekt bei seinem Marketing zu berücksichtigen.

Seien Sie skeptisch gegenüber Superlativen wie »beste Beschaffungsmethode« oder »hochwertigste Inhaltsstoffe«. Das Weltbeste wird im Internet oder im Einzelhandel wohl kaum zu finden sein; aber hochwertige zertifizierte Bio-Produkte bekommt man dort schon. Wenn Sie sich für Bio-Qualität entscheiden, leisten Sie einen wichtigen Beitrag dazu, dass unser Mutterboden nicht ausgelaugt wird, dass es in unseren Wäldern auch übermorgen noch viele Pilze geben wird und dass die Farmer, die unsere Adaptogene anbauen, ordentlich bezahlt werden. Außerdem zeigt ein Bio-Siegel, dass das betreffende Unternehmen sich Gedanken über die Lebensmittel macht, die es produziert oder verkauft – dass es einen Blick fürs Detail hat und stolz darauf ist, nichts herzustellen, was seine Mitarbeiter nicht auch selbst gern konsumieren würden. Also halten Sie Ausschau nach dem Bio-Siegel, denn das kann ein sehr wichtiger Hinweis auf alles sein, was mit Qualität zu tun hat.

Zu guter Letzt: Nach all unseren Begeisterungsstürmen darüber, wie fantastisch Adaptogene sind oder sein können, ist dieser Einkaufsführer sicherlich der deprimierendste Teil unseres Buches. Aber lassen Sie sich dadurch nicht in Ihrem

Enthusiasmus bremsen! Auch wenn Direktmarketing, Multilevel-Marketing und Unternehmen, die mit Nahrungsergänzungsmitteln schnell reich werden wollen, dem Ruf (und oft auch der Qualität) von Adaptogenen schaden, sollten Sie den uralten Daseinszweck dieser Heilpflanzen und -pilze darüber nicht vergessen. Adaptogene sind etwas Heiliges. Sie sind dazu da, magische heilende Wirkungen zu entfalten. Es kann schon sein, dass Sie sich erst mal durch einigen Bockmist hindurcharbeiten müssen, um auf diesen uralten Daseinszweck zu stoßen; aber er ist da. Suchen Sie weiter. Bleiben Sie kritisch – aber werden Sie nicht verbittert.

DIE ZEHN WICHTIGSTEN GEBOTE FÜR DEN UMGANG MIT ADAPTOGENEN

1. Hören Sie auf Ihren Körper. Bioindividualität ist wichtig – vor allem, wenn es um Adaptogene geht. Auch wenn Sie sich bereits genau über einen Inhaltsstoff informiert haben, sollten Sie daran denken, dass er Ihren Körper auf sehr individuelle oder unerwartete Art beeinflussen kann. Also achten Sie darauf, was Ihr Körper Ihnen sagt, und setzen Sie die Einnahme dann je nach Ihren persönlichen Erfahrungen und Bedürfnissen entweder fort oder beenden Sie sie.
2. Adaptogene sind Nahrungs*ergänzungsmittel*. Sie sollten sie niemals als Ersatz für eine vernünftige Ernährung, Sport, guten Schlaf und andere Aspekte einer gesunden Lebensweise, sondern lediglich als *zusätzliche* Hilfsmittel auf Ihrem Weg zu mehr Wohlbefinden nutzen. Wir möchten nicht, dass Sie sich von irgendeinem Mittel abhängig machen, um durch den Tag zu kommen. Also achten Sie darauf, die Grundbedürfnisse Ihres Körpers zu erfüllen, und nehmen Sie Adaptogene nur ein, um *darüber hinaus* etwas für Ihre Gesundheit zu tun.

3. Fangen Sie stets klein an. Wenn Sie mit der Einnahme eines neuen Adaptogens beginnen, steigen Sie zunächst im unteren Bereich des von uns empfohlenen Dosisspektrums ein und steigern Sie Ihre Dosis dann von Woche zu Woche langsam und in kleinen Schritten.
4. Die besten Ergebnisse erzielt man, wenn man Adaptogene eine halbe Stunde vor dem Essen einnimmt.
5. Kaufen Sie immer Adaptogene aus kontrolliert biologischem Anbau.
6. Nahrungsergänzungsmittel aus Heilpilzen sollten stets folgende Kriterien erfüllen:
   - Pilzfruchtkörper (also der eigentliche Pilz)
   - Auf Baumstämmen oder Holz kultiviert oder wild gesammelt (Ausnahme: Cordyceps; das ist der einzige adaptogene Heilpilz, der nicht auf Holz, sondern auf dem Körper von Insekten wächst. Aus humanitären Gründen und der Nachhaltigkeit zuliebe empfehlen wir im Labor gezüchteten Cordyceps; das ist häufig die höchste Qualität, die man finden kann.)
   - Ordnungsgemäß extrahiert (doppelte Extraktion ist der Goldstandard)
   - Von einem unabhängigen Labor getestet
7. Kaufen Sie Adaptogene stets aus deren Heimatländern (zum Beispiel Ashwagandha aus Indien und Reishi aus China).
8. Lassen Sie nach Möglichkeit die Finger von Kapseln, hinter deren Umhüllung sich schlechte Qualität oder ein ranziger Inhalt verbergen können.
9. Schmecken Sie Ihre Adaptogene. Oft heißt es, dass »die heilende Wirkung bereits im Mund beginnt«. Wenn Ihr Körper das Aroma des Adaptogens wahrnimmt, wird eine ganze Kaskade von Reaktionen in Ihrem Organismus ausgelöst. Denn auf diese Weise kann Ihr Körper das betreffende Heilmittel sofort erkennen, und dadurch verstärken

sich seine positiven Auswirkungen auf Ihre Gesundheit. Falls Sie wegen der einfacheren Einnahme trotzdem lieber Kapseln kaufen möchten, öffnen Sie einfach eine Kapsel, schütten den Inhalt in Ihre Hand und probieren ihn.

10. Bleiben Sie aufgeschlossen. Es werden ständig neue wissenschaftliche Untersuchungen durchgeführt und neue Entdeckungen gemacht; außerdem werden Adaptogene Sie immer wieder aufs Neue überraschen, wenn Sie sie in verschiedenen Phasen Ihres Lebens anwenden. Also bleiben Sie neugierig und haben Sie Spaß am Experimentieren mit diesen Naturheilmitteln!

SO BAUEN SIE SICH IHR INDIVIDUELLES GESUNDHEITSPROGRAMM MIT ADAPTOGENEN AUF

Grundsätzlich empfehlen wir, schützende Adaptogene morgens, Adaptogene zur Verbesserung der Leistungsfähigkeit nachmittags und regenerierende Adaptogene abends einzunehmen. Trotzdem bezeichnen wir diese Heilmittel in unserem Buch nicht als Morgen-, Nachmittags- und Abend-Adaptogene, weil sie so vielseitig verwendbar sind, dass Sie sie je nach den ständig wechselnden Herausforderungen Ihres Tagesablaufs zu unterschiedlichen Zeiten einnehmen können. Zum Beispiel können Sie einen faulen Sonntagmorgen mit einem regenerierenden Adaptogen beginnen; an einem Wochentag jedoch müssen Sie morgens vielleicht schnell aus dem Bett springen, weil es etwas Dringendes zu erledigen gibt – und dann eignet sich ein Adaptogen zur Verbesserung der Leistungsfähigkeit weitaus besser für Sie.

Also nutzen Sie unsere Empfehlungen als Orientierungshilfe, aber bleiben Sie dabei so flexibel wie möglich. Schließlich sind alle Menschen verschieden, und auch unsere persönliche Situation verändert sich ständig: Die Jahreszeiten wechseln, unser Stressniveau ist Schwankungen unterworfen, und es können auch äußere Hindernisse auftreten. Also hören Sie stets auf Ihren Körper und vertrauen Sie auf die unspezifische Wirkung der Adaptogene, die Sie Ihren individuellen Bedürfnissen entsprechend ins Gleichgewicht bringen.

Machen Sie sich auf ein paar große Überraschungen gefasst, wenn Sie Adaptogene konsequent einzunehmen beginnen. Wenn Sie beispielsweise anfangen, Ashwagandha zu nehmen, um besser zu schlafen, werden Sie vielleicht feststellen, dass sich dadurch auch Ihre Leistungsfähigkeit verbessert. Und wenn Sie mit der Einnahme von Igelstachelbart beginnen, um mit mehr Brainpower und Produktivität an Ihre Arbeit gehen zu können, sollte es Sie nicht wundern, wenn dadurch auch Ihr Immunsystem stärker wird. Denn neben den Hauptwirkungen der verschiedenen Pilze, die wir in diesem Buch beschreiben, sollten Sie nicht vergessen, dass *alle* adaptogenen Heilpilze sich auch positiv auf die Darmgesundheit und das Immunsystem auswirken. Und vergessen Sie die schützenden Adaptogene nicht, die Sie auch dann einnehmen können, wenn Sie gesund sind oder einfach nur etwas für Ihre Schönheit tun möchten! Wie Sie feststellen werden, wirken manche schützende Adaptogene sich gleichzeitig auch erstaunlich positiv auf die Leistungsfähigkeit aus (das gilt zum Beispiel für den Sibirischen Ginseng) oder halten Sie dauerhaft gesund (wie beispielsweise Schisandra).

Die Beschreibungen in diesem Buch sollen Ihnen lediglich als Anhaltspunkt dienen. In Wirklichkeit bilden die positiven Wirkungen der Adaptogene eine Art Spektrum oder Kontinuum: Sie besitzen alle gewisse ähnliche Eigenschaften; doch manche wirken sanfter und nährender (Tulsi und Reishi), während andere eine etwas anregendere, aggressivere Wirkung haben (Rosenwurz und Ginseng). Denken Sie stets daran, dass hinter den Adaptogenen viel mehr steckt, als man auf den ersten Blick sieht. Ihre Wirkungsweise ist oft sehr geheimnisvoll.

Selbst wenn Sie bereits viele Informationen über Adaptogene gesammelt haben, ist es oft schwierig, den ersten Schritt zu tun, um diese Heilmittel in Ihr Gesundheitsprogramm einzubauen. Deshalb wollen wir nun über die häufigsten Hindernisse sprechen, die Interessierte davon abhalten können, auf Entdeckungsreise ins Land der Adaptogene zu gehen, und Ihnen Vorschläge für einen guten Start machen.

AUSREDE NR. 1: »ICH HABE NICHT GENÜGEND ZEIT, UM DIESE VIELEN ADAPTOGENE EINZUNEHMEN!«

Wenn Ihre Zeit knapp ist, empfehlen wir Ihnen, keine neue Gewohnheit oder Aufgabe in Ihren Tagesablauf einzubauen, sondern lieber etwas an Ihren *bereits bestehenden* Lebensgewohnheiten zu verbessern. Sie können zum Beispiel Produkte kaufen, die Sie sowieso schon regelmäßig einnehmen, diese aber jetzt mit Adaptogenen anreichern.

Lösung Nr. 1: Rühren Sie das Adaptogen in Ihren Kaffee ein oder kaufen Sie ein entsprechendes Fertigprodukt. Ein einfacher Einstieg in das Leben mit Adaptogenen besteht für die meisten Menschen in ihrer morgendlichen Tasse Kaffee – immerhin trinken über 70 Prozent aller Bewohner der westlichen Welt täglich Kaffee, und es gibt Kaffeebohnen aus biologischem Anbau, die mit hochwertigen Adaptogen-Extrakten angereichert werden.

Lösung Nr. 2: Essen Sie sie als Snacks. Eine andere schnelle, zeitsparende Möglichkeit besteht darin,

Adaptogene als Snack für den kleinen Hunger zwischendurch zu verzehren. Dafür bieten sich zum Beispiel Bio-Goji-Beeren als Schüttgut an. Geben Sie eine Handvoll davon in Ihren morgendlichen Smoothie, Ihr Frühstücksmüsli oder Ihr Studentenfutter oder essen Sie die Beeren einfach pur als adaptogenen Muntermacher für unterwegs.

Lösung Nr. 3: Bauen Sie Adaptogene in kleine Häppchen ein, die man zwischendurch essen kann, zum Beispiel in Form von »Powerballs«. Wenn Sie momentan wenig Zeit haben, sich aber einen Abend oder einen Tag pro Woche freinehmen können, um ein paar Mahlzeiten im Voraus zuzubereiten, dann bauen Sie ein Rezept für adaptogene selbst gemachte Schokolade oder adaptogene Powerballs in Ihr Programm ein.

Schokolade selbst zuzubereiten, kann sehr einfach sein. Man braucht dafür nur drei Zutaten: Rohkakaopulver (nicht zu verwechseln mit dem gesundheitlich weniger wertvollen, stärker verarbeiteten gerösteten Kakaopulver), Kakaobutter und ein Süßungsmittel Ihrer Wahl (Ahornsirup oder Honig eignen sich hervorragend dafür). Sie können auch kreativ werden und Ihre selbst gemachte Schokolade mit noch anderen Adaptogenen wie beispielsweise Maca- oder Reishi-Extrakt anreichern. Bewahren Sie Ihre selbst gemachte Schokolade im Gefrierschrank auf und beißen Sie jedes Mal ein Stück davon ab, wenn Sie das Bedürfnis danach verspüren.

Um Powerballs herzustellen, vermischen Sie einfach Nussbutter (wir verwenden dafür am liebsten Mandelbutter), Datteln, eine Prise Salz und beliebige pulverisierte Adaptogen-Extrakte miteinander und rollen Sie sie zu Kugeln. In einem luftdichten Behälter im Kühlschrank oder in der Gefriertruhe kann man diese Powerballs mehrere Wochen lang aufbewahren.

AUSREDE NR. 2: »ICH VERGESSE GARANTIERT, SIE ZU NEHMEN!«

Wenn Sie immer wieder vergessen, neue Nahrungsergänzungsmittel oder Vitaminpräparate einzunehmen (oder normalerweise nicht einmal daran denken, neue und unbekannte Produkte oder Zutaten zu kaufen), haben wir eine gute Lösung für Sie: Eine unserer Lieblingsmethoden, uns an die Einnahme von Adaptogenen zu gewöhnen, besteht darin, sie in unsere jetzigen Lebensgewohnheiten einzubauen. Das funktioniert so ähnlich wie die unter der obigen Rubrik »Zeitmangel« beschriebenen Strategien.

Lassen Sie in Gedanken alles Revue passieren, was Sie ohnehin bereits jeden Tag tun. Haben Sie irgendein gewohnheitsmäßiges Morgen-, Mittags- oder Abendprogramm? Gibt es irgendetwas, ohne das Sie morgens nicht richtig in die Gänge kommen oder abends unmöglich ins Bett gehen können? Fast alle Menschen trinken morgens zuallererst etwas und nehmen abends vor dem Zubettgehen irgendetwas zu sich. Machen Sie sich zunächst einmal solche Verhaltensmuster bewusst. Das kann schon ein paar Tage dauern. Seien Sie nicht zu streng mit sich, wenn Sie vergesslich sind! Achten Sie einfach darauf, nach welchen Nahrungsmitteln, Snacks oder Getränken Sie zu verschiedenen Tageszeiten greifen. Oder denken Sie an die vergangene Woche zurück und überlegen Sie, ob es irgendetwas gab, das Sie während dieser Zeit mehrmals – vielleicht sogar jeden Tag – getan haben. Und dann werden Sie kreativ und bauen Ihre gewünschten Adaptogene einfach in diese bereits bestehenden Verhaltensmuster ein – das kann zum Beispiel ein Kaffee, Smoothie oder eine Tasse warmes Wasser am Morgen oder etwas Süßes am Abend sein.

Sie könnten die Adaptogene, die Sie einnehmen möchten, auch schon am Vorabend vorbereiten, sodass beim

Aufwachen am nächsten Morgen bereits alles für Sie bereitsteht. Die Pilze sind schon in Ihrer Kaffeekanne, bereit zum Aufbrühen. Das Adaptogen-Pulver liegt bereits vor Ihrem Toaster auf der Küchenanrichte und erinnert Sie daran, ein bisschen Igelstachelbart-Extrakt über Ihren Avocado-Toast zu streuen. Achten Sie auf Ihre gewohnten Verhaltensmuster, legen Sie die Adaptogene im Voraus bereit – und dann werden Sie einfach kreativ! Bauen Sie diese Heilmittel nahtlos in jeden Schritt Ihres Tagesablaufs ein, sodass Sie gar nicht mehr darüber nachzudenken brauchen. Und wenn Sie erst einmal die positiven Wirkungen Ihrer Adaptogene spüren, werden Sie ihre Einnahme ganz bestimmt nicht mehr vergessen (so wie viele Menschen jeden Morgen ganz selbstverständlich daran denken, ihre Tasse Kaffee zu trinken).

AUSREDE NR. 3: »SIE SIND ZU TEUER, DAS KANN ICH MIR NICHT LEISTEN!«

Wenn Sie gern mit der Einnahme von Adaptogenen beginnen würden, aber Bedenken wegen der Kosten haben, können wir Ihnen ebenfalls weiterhelfen. Eine gute Lösung für dieses Problem besteht darin, nach kosteneffizienten Produkten zu suchen, die Ihnen den höchsten Gegenwert für Ihr Geld bieten. Kaufen Sie Ihre Adaptogene in großen Mengen und errechnen Sie aus der Extraktmenge in Milligramm und dem Preis, den Sie dafür bezahlt haben, Ihren Preis pro Tagesration. Sie können sogar mit der Hälfte der empfohlenen Ration beginnen und müssen dabei lediglich darauf achten, dass Sie immer noch eine wirksame Dosis von mindestens 500 Milligramm einnehmen. Dadurch halbiert sich der Preis pro Portion, und Sie führen Ihrem Körper trotzdem eine wirksame Anfangsdosis zu. Produktabonnements und große jährliche Ausverkaufsaktionen (zum Beispiel Black Friday) bieten ebenfalls Einsparmöglichkeiten.

Sie können Ihr Programm auch zunächst auf Adaptogene beschränken, die häufiger im Handel erhältlich sind und bei deren Anbietern normalerweise ein größerer Wettbewerb herrscht, sodass sie sie zu günstigeren Preisen verkaufen. Kurkuma – das gängigste und am häufigsten konsumierte Produkt auf dem heutigen Adaptogenmarkt – ist ein gutes Beispiel dafür.

Außerdem können Sie das Adaptogen Ihrer Wahl mit einigen seiner in den Faktenboxen erwähnten »besten Freunde« kombinieren, denn auf diese Weise kann Ihr Körper es besser verwerten. Gute Beispiele hierfür sind die Zugabe von schwarzem Pfeffer zu Kurkuma oder die Kombination von Pilzprodukten mit Vitamin-C-reichen Lebensmitteln wie beispielsweise Hagebutten. Sie können Ihre Adaptogene auch zu einem relativ niedrigen Preis pro Portion en gros in Form von Schüttgut bei verschiedenen Anbietern kaufen.

AUSREDE NR. 4: »DIE SCHMECKEN BESTIMMT ABSCHEULICH; UND DANN WÜRDE ICH SIE SOWIESO NICHT EINNEHMEN, ALSO IST DAS ALLES REINE GELDVERSCHWENDUNG.«

Wenn Sie einen verwöhnten Gaumen haben, machen Sie sich deshalb keine Sorgen. Manche Adaptogene haben schon ein ziemlich intensives, bitteres oder gewöhnungsbedürftiges Aroma. Lassen Sie sich dadurch nicht davon abhalten, sie in Ihr Tagesprogramm einzubauen! Es gibt viele kreative Möglichkeiten, trotzdem eine Gaumenfreude daraus zu machen. Bitter schmeckende Adaptogene (beispielsweise viele

Heilpilze) können Sie mit anderen bitteren Aromen kombinieren, die Sie kennen und lieben. Die beiden beliebtesten bitteren Geschmacksrichtungen sind Schokolade und Kaffee. Wenn Sie bitter schmeckende Adaptogene in Ihre morgendliche Tasse Kaffee oder Kakao oder Ihre selbst gemachte Schokolade hineinrühren, können Sie damit selbst Ihre kritischsten Geschmacksnerven überlisten. Ein anderer guter Trick besteht darin, einen Messlöffel von einem Adaptogen-Pulver in einen Smoothie mit anderen intensiven Geschmacksrichtungen – beispielsweise Zimt, Früchten und Nussbutter – hineinzugeben, und eine heilkräftige Brühe aus Pilzen und adaptogenen Wurzeln kann vor allem in kälteren Klimazonen oder in den Wintermonaten eine wahre Köstlichkeit sein.

In der Pflanzenheilkunde versteht man unter Korrigenzien Zutaten, die dazu beitragen, den Geschmack einer Basiszutat zu verbessern. Honig gehört zu unseren Lieblings-Korrigenzien. Reichern Sie Ihre Adaptogen-Rezepturen ruhig damit an, um sie schmackhafter zu machen und um ihre energetischen Wirkungen (oder ihre Dosha-Wirkung) auszugleichen. Im Online-Wörterbuch »The Free Dictionary's Medical dictionary« wird ein Korrigens als Heilmittel definiert, »das eine unerwünschte oder schädliche Wirkung eines anderen Heilmittels modifiziert oder korrigiert«.[1]

Sie können zum Beispiel mehrere Messlöffel verschiedener Adaptogen-Extrakte mit einem aus Ihrer Region stammenden Bio-Honig vermischen und diese Mischung dann in Tee einrühren oder auf Toast streichen; so werten Sie Ihren Honig mit heilkräftigen Substanzen auf, ohne dass er dadurch seinen süßen Geschmack einbüßt. Auch mit Gewürzen wie Zimt, Süßholz oder Ingwer kann man das Aroma von weniger schmackhaften Adaptogenen verbessern. Sie können diese Gewürze mit Ihrem Adaptogen-Absud oder

-Aufguss (Tee) mitkochen beziehungsweise mitziehen lassen, um seinen Geschmack zu verbessern.

Inzwischen gibt es sogar Unternehmen, die diesen Prozess für ihre Kunden ein bisschen vereinfacht haben, indem sie wohlschmeckende Produkte mit einem hohen Gehalt an Adaptogenen angereichert haben. Das Angebot reicht von Pilzkaffee über pflanzliche Proteinpulver bis hin zu Pilz-Kakao-Mischungen, die wie eine köstliche Tasse heiße Schokolade schmecken.

AUSREDE NR. 5: »NACH ALLDEM WEISS ICH IMMER NOCH NICHT, WO ICH EIGENTLICH ANFANGEN SOLL.«

Googeln Sie einfach nach »Heilpraktiker/naturheilkundliche Ärzte in meiner Nähe« oder »Heilpraktiker + Pflanzenheilkunde« und fügen Sie dann Ihren Wohnort hinzu. Anschließend wählen Sie aus diesen Suchergebnissen zwei bis fünf Adressen von Therapeutinnen und Therapeuten aus, die in Ihrer Nähe wohnen, und schauen Sie nach, wie sie von anderen bewertet worden sind. Versuchen Sie eine Ärztin oder einen Therapeuten mit möglichst vielen Bewertungen zu finden, auch wenn ein oder zwei weniger positive Erfahrungsberichte darunter sind, denn schließlich wollen Sie jemanden finden, der auf Vollzeitbasis tätig ist und schon mit vielen Menschen gearbeitet hat.

Sie finden niemanden in Ihrer Nähe? Oder die Bewertungen gefallen Ihnen nicht? Dann führen Sie nochmals eine ähnliche Suche durch, aber geben Sie diesmal Suchbegriffe wie »Online-Beratung« ein. Auf diese Weise dürften Sie viele hervorragende auf Pflanzenheilkunde spezialisierte Ärzte und Ärztinnen sowie Heilpraktiker finden, die ihre Klienten auch aus der Ferne auf telemedizinischem Weg betreuen.

Einige von ihnen sind sogar etwas billiger, oder Sie können auf diesem Weg zumindest erfahrenere Berater zum gleichen Preis finden.

EIN PAAR LETZTE TIPPS, BEVOR SIE AUF IHRE ENTDECKUNGSREISE INS LAND DER ADAPTOGENE GEHEN

Wenn Sie Lösungen für die häufigsten Probleme gefunden haben, die uns die konsequente Einnahme von Adaptogenen erschweren können, und sich nun intensiv mit diesen wunderbaren Heilmitteln beschäftigen möchten, wollen wir Ihnen vorher noch ein paar letzte Tipps geben. Zunächst einmal sollten Sie daran denken, dass es beim Umgang mit Adaptogenen nicht nur eine einzige Vorgehensweise gibt, die für alle Menschen richtig ist; denn diese Heilmittel sind genauso einzigartig wie Ihr eigener sich ständig verändernder Körper.

Achten Sie darauf, unter welchen Symptomen und Beschwerden Sie zurzeit leiden, verschaffen Sie sich Klarheit über Ihren Konstitutionstyp und greifen Sie dann – je nach Jahreszeit – zu dem Adaptogen oder den Adaptogenen, die am besten zu Ihrer aktuellen Situation passen. Wählen Sie aus jeder unserer drei Kategorien – Schutz, Leistungsfähigkeit und Regeneration – ein Heilmittel aus. Starten Sie mit einem Adaptogen aus der Kategorie »Schutz« in den Morgen, um zuallererst etwas für Ihre Vitalität zu tun. Nehmen Sie mittags ein Adaptogen aus der Kategorie »Leistungsfähigkeit« ein, um sich den Energieschub zu verschaffen, den Sie brauchen, um ohne ungesunde Bewältigungsstrategien durch den Nachmittag zu kommen, und beenden Sie den Tag dann mit einem regenerierenden Adaptogen, damit Sie gut einschlafen können und am Morgen wieder fit für den nächsten Tag sind.

Wenn Sie bisher noch keine Adaptogene eingenommen haben, sollten Sie es damit nicht übertreiben. Sie können zwar trotzdem mit dem oben beschriebenen Drei-Schritte-Programm beginnen; aber fangen Sie dabei lieber mit niedrigen Dosen an! Eine gute Alternative besteht darin, zunächst nur ein einzelnes Adaptogen auszuwählen, das Sie jeden Tag einnehmen. Im Englischen bezeichnet man ein pflanzliches Präparat, das nur aus einer einzigen Heilpflanze hergestellt wird, als »simple«. Diese einfache Vorgehensweise kann ein sehr guter Weg sein, um ein bestimmtes Adaptogen genau kennenzulernen und herauszufinden, wie Ihr Körper darauf reagiert und wie er sich dadurch verändert.

Doch egal ob Sie zunächst nur ein einziges Adaptogen einnehmen oder gleich mehrere: Seien Sie konsequent! Wenn Sie diese Heilmittel regelmäßig nehmen, werden Sie auf jeden Fall in den Genuss ihrer positiven Wirkungen kommen. Machen Sie sich die Einnahme also zur festen Gewohnheit und suchen Sie nach einem einfachen Weg, um das gewünschte Adaptogen in Ihr Alltagsleben einzubauen – dann werden Sie langfristig garantiert Erfolg damit haben. Aber beginnen Sie immer, immer, immer mit einer niedrigeren Dosis, als Sie zu brauchen glauben; schließlich können Sie diese Anfangsdosis jederzeit steigern.

Egal an welchem Punkt Sie gerade stehen – beginnen Sie genau dort. Adaptogene sind Ihre Verbündeten. Sie möchten Ihnen helfen und Sie daran erinnern, dass Sie nicht allein sind – egal wie hektisch Ihre äußere oder innere Welt Ihnen zurzeit gerade erscheinen mag. Diese uralten Heilpflanzen stehen Ihnen zur Seite, um Sie zu leiten und zu heilen, den Kern Ihres Wesens zu stärken und ins Gleichgewicht zurückzubringen.

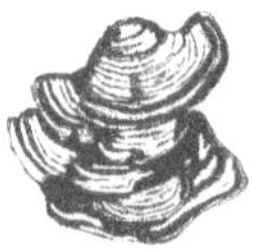

TESTEN SIE IHR WISSEN

MINI-QUIZ

A. Wem wird die »Entdeckung« des Begriffs Adaptogen zugeschrieben?
B. Welches war das erste Adaptogen, das in der Sowjetunion entdeckt wurde?
C. Welches Adaptogen wurde als Währung genutzt?
D. Welches Adaptogen wirkt sich positiv auf den Nervenwachstumsfaktor (NGF) aus?
E. Welches Adaptogen heißt übersetzt »schöpferische Kräfte der Erde«?
F. Welches Adaptogen umfasst alle fünf Geschmacksrichtungen?
G. Welcher ayurvedische Konstitutionstyp (Dosha) wird als Feuerenergie eingestuft?
H. Wie viel Trocken- oder Rohmasse ist in 300 Milligramm eines 16:1-Adaptogen-Extrakts enthalten?
I. Woher haben die Saponine ihren Namen?
J. Wie lauten die zehn wichtigsten Gebote für den Umgang mit Adaptogenen?

Die Antworten finden Sie auf der folgenden Seite.

KONNTEN SIE ALLE FRAGEN BEANTWORTEN?

LÖSUNGEN

A. Dr. Nikolai Lazarev
B. Sibirischer Ginseng
C. Kakao
D. Igelstachelbart
E. Gotu Kola
F. Schisandra
G. Pitta
H. 4,8 Gramm (4800 Milligramm)
I. Sapo, das lateinische Wort für Seife
J.
1. Hören Sie auf Ihren Körper.
2. Adaptogene sind Nahrungsergänzungsmittel.
3. Fangen Sie stets klein an.
4. Die besten Ergebnisse erzielt man, wenn man Adaptogene eine halbe Stunde vor dem Essen einnimmt.
5. Kaufen Sie immer Adaptogene aus kontrolliert biologischem Anbau.
6. Stellen Sie sicher, dass es sich bei den Pilzen um Fruchtkörper handelt, die in Stämmen gezüchtet oder wild gesammelt, extrahiert und von Dritten getestet wurden.
7. Kaufen Sie Adaptogene stets aus deren Heimatländern.
8. Lassen Sie die Finger von Kapseln.
9. Schmecken Sie Ihre Adaptogene.
10. Bleiben Sie aufgeschlossen.

ANMERKUNGEN

Einleitung

1. David Oliver, »Survey: Stress in America Increases for the First Time in 10 Years«, Health Buzz, *U.S. News & World Report*, 15. Februar 2017, https://health.usnews.com/wellness/health-buzz/articles/2017-02-15/survey-stress-in-america-increases-for-the-first-time-in-10-years
2. Wang et al., »Trends in Consumption of Ultraprocessed Foods Among US Youths Aged 2–19 Years, 1999–2018«, *JAMA* 326, Nr. 6 (2021): 519–530, https://jamanetwork.com/journals/jama/fullarticle/2782866
3. R. Scheer und D. Moss, »Dirt Poor: Have Fruits and Vegetables Become Less Nutritious?«, EarthTalk, *Scientific American*, 27. April 2011, https://www.scientificamerican.com/article/soil-depletion-and-nutrition-loss/
4. Rochester Epidemiology Project. https://rochesterproject.org/

Teil I

Kapitel 1

1. Alexander G. Panossian et al., »Evolution of the Adaptogenic Concept from Traditional Use to Medical Systems: Pharmacology of Stress- and Aging-Related Diseases«, *Medicinal Research Reviews* (John Wiley and Sons Inc., Januar 2021), https://www.ncbi.nlm.nih.gov/pmc/articles/PMC7756641/
2. Liao et al., »A Preliminary Review of Studies on Adaptogens: Comparison of Their Bioactivity in TCM with That of Ginseng-like Herbs Used Worldwide«, *Chinese Medicine* 13, Nr. 57 (November 2018): https://doi.org/10.1186/s13020-018-0214-9

Kapitel 2

1. Tatomir et al., »The Impact of Stress and Glucocorticoids on Memory«, *Clujul Medical* 87, Nr. 1 (Januar 2014): 3–6, https://www.ncbi.nlm.nih.gov/pmc/articles/PMC4462413/
2. Coleman et al., »Characterization of Plant-Derived Saponin Natural Products Against Candida Albicans«, *ACS Chemical Biology* 5, Nr. 3 (Januar 2010): 321–332, https://doi.org/10.1021/cb900243b

3. K. S. Jyothi und M. Seshagiri, »In-Vitro Activity of Saponins of Bauhinia Purpurea, Madhuca Longifolia, Celastrus Paniculatus and Semecarpus Anacardium on Selected Oral Pathogens«, *J Dent (Tehran)* 9, Nr. 4 (2012): 216–223, https://www.ncbi.nlm.nih.gov/pmc/articles/PMC3536456/
4. Jayachandran et al., »A Critical Review on the Impacts of β-Glucans on Gut Microbiota and Human Health«, *The Journal of Nutritional Biochemistry* 61 (November 2018): 101–110, https://doi.org/10.1016/j.jnutbio.2018.06.010
5. »Triterpene«, ScienceDirect, zuletzt geändert 2010, https://www.sciencedirect.com/topics/medicine-and-dentistry/triterpene
6. A. Phaniendra, D. Babu Jestadi und L. Periyasamy, »Free Radicals: Properties, Sources, Targets, and Their Implication in Various Diseases«, *Indian Journal of Clinical Biochemistry* 30, Nr. 1 (Juli 2015): 11–26, https://doi.org/10.1007/s12291-014-0446-0
7. A. N. Panche, A. D. Diwan und S. R. Chandra, »Flavonoids: An Overview«, *Journal of Nutritional Science* 5 (2016): e47, https://doi.org/10.1017/jns.2016.41
8. Naresh Kumara und Nidhi Goelb, »Phenolic Acids: Natural Versatile Molecules with Promising Therapeutic Applications«, *Biotechnology Reports* 24 (Dezember 2019): e00370, https://doi.org/10.1016/j.btre.2019.e00370

Teil II

Kapitel 3

Für ein starkes Immunsystem

1. Arata et. al, »Continuous Intake of the Chaga Mushroom (Inonotus Obliquus) Aqueous Extract Suppresses Cancer Progression and Maintains Body Temperature in Mice«, *Heliyon* 2, Nr. 5 (Mai 2016), https://pubmed.ncbi.nlm.nih.gov/27441282/
2. Hong-Hui Pan et al., »Aqueous Extract from a Chaga Medicinal Mushroom, Inonotus Obliquus (Higher Basidiomycetes), Prevents Herpes Simplex Virus Entry through Inhibition of Viral-Induced Membrane Fusion«, *International Journal of Medicinal Mushrooms* 15, Nr. 1 (2013): 29–38, https://pubmed.ncbi.nlm.nih.gov/23510282/
3. Shibnev et al., »Antiviral Activity of Aqueous Extracts of the Birch Fungus Inonotus Obliquus on the Human Immunodeficiency Virus«, *Vopr Virusol* 60, Nr. 2 (2015): 35–8, https://pubmed.ncbi.nlm.nih.gov/26182655/
4. F. Shahzad, D. Anderson und M. Najafzadeh, »The Antiviral, Anti-Inflammatory Effects of Natural Medicinal Herbs and Mushrooms and SARS-CoV-2 Infection«, *Nutrients* 12, Nr. 9 (August 2020): 2573, https://pubmed.ncbi.nlm.nih.gov/32854262/
5. S. Jiang, F. Shi und H. Lin, »Inonotus Obliquus Polysaccharides Induces Apoptosis of Lung Cancer Cells and Alters Energy Metabolism via the LKB1/ AMPK Axis«, *International Journal of Biological Macromolecules* 151 (Mai 2020): 1277–1286, https://pubmed.ncbi.nlm.nih.gov/31751687/

6. Song et al., »Progress on Understanding the Anticancer Mechanisms of Medicinal Mushroom: Inonotus Obliquus«, *Asian Pacific Journal of Cancer Prevention* 14, Nr. 3 (2013): 1571–1578, https://pubmed.ncbi.nlm.nih.gov/23679238/
7. Yeon-Ran Kim, »Immunomodulatory Activity of the Water Extract from Medicinal Mushroom *Inonotus Obliquus*«, *Mycobiology* 33, Nr. 3 (September 2005): 158–162, https://www.ncbi.nlm.nih.gov/pmc/articles/PMC3774877/
8. Chen et al., »Purification, Characterization and Biological Activity of a Novel Polysaccharide from Inonotus Obliquus«, *International Journal of Biological Macromolecules* 79 (Mai 2015): 587–94, https://pubmed.ncbi.nlm.nih.gov/26026982/
9. Han et al., »*Inonotus Obliquus* Polysaccharides Protect against Alzheimer's Disease by Regulating Nrf2 Signaling and Exerting Antioxidative and Antiapoptotic Effects«, *International Journal of Biological Macromolecules* 131 (Juni 2019): 769–778, https://pubmed.ncbi.nlm.nih.gov/30878614/
10. Han, »*Inonotus Obliquus* Polysaccharides«, 769–778
11. Yun et al., »Inonotus obliquus protects against oxidative stress-induced apoptosis and premature senescence«, *Molecules and Cells* 31 (Februar 2011): 423–429, https://pubmed.ncbi.nlm.nih.gov/21359681/
12. Zhang et al., »Spatial Structure and Anti-Fatigue of Polysaccharide from Inonotus Obliquus«, *International Journal of Biological Macromolecules* 151 (Mai 2020): 855–860, https://pubmed.ncbi.nlm.nih.gov/32068062/
13. Yue et al., »Effect of Inonotus Obliquus Polysaccharides on Physical Fatigue in Mice«, *Journal of Traditional Chinese Medicine* 35, Nr. 4 (August 2015): 468–472, https://pubmed.ncbi.nlm.nih.gov/26427119/
14. »Betulinic Acid«, Science Direct, zuletzt geändert 2022, https://www.sciencedirect.com/topics/pharmacology-toxicology-and-pharmaceutical-science/betulinic-acid
15. E. A. Dosychev und V. N. Bystrova, »Treatment of Psoriasis with Chaga Fungus Preparations«, *Vestnik Dermatologii I Venerologii* (Mai 1973): 79–83, https://www.Chagatrade.ru/pdfdocs/psoriasis_Chaga.pdf
16. V. Fabric hood, K. Lipponen und J. Powerful, »CHAGA (*Inonotus obliquus*)«, MetINFO Forest Health, zuletzt geändert September 2000, http://www.metla.fi/metinfo/metsienterveys/lajit_kansi/inobli-n.htm
17. E. Kuz'michev, E. Sokolova und E. Kulikova, »Common Fungal Diseases of Russian Forests«, Landwirtschaftsministerium der Vereinigten Staaten, Forstverwaltung, https://www.fs.fed.us/nrs/pubs/gtr/gtr_ne279.pdf
18. Gerontakos et al., »Findings of Russian Literature on the Clinical Application of Eleutherococcus Senticosus (Rupr. & Maxim.): A Narrative Review«, *Journal of Ethnopharmacoogy* 278 (Oktober 2021): 114274, https://pubmed.ncbi.nlm.nih.gov/34087398/
19. B. Bohn, C. T. Nebe und C. Birr, »Flow-Cytometric Studies with Eleutherococcus Senticosus Extract As an Immunomodulatory Agent«, *Arzneimittelforschung* 37, Nr. 10 (Oktober 1987): 1193–6, https://pubmed.ncbi.nlm.nih.gov/2963645/
20. Amaryan et. al, »Double-Blind, Placebo-Controlled, Randomized, Pilot Clinical Trial of ImmunoGuard«, *Phytomedicine* 10 (2003): 271–285,

https://tahomaclinic.com/Private/Articles3/Andrographis/Amaryan%20 2003%20-%20Andrographis%20%20in%20patients%20with%20Familial %20Mediterranean%20Fever.pdf

21. Yoshiyuki Kimura und Maho Sumiyoshi, »Effects of Various Eleutherococcus Senticosus Cortex on Swimming Time, Natural Killer Activity and Corticosterone Level in Forced Swimming Stressed Mice«, *Journal of Ethnopharmacology* 95, Nr. 2–3 (Dezember 2004): 447–453, https://pubmed.ncbi.nlm.nih.gov/15507373/
22. Kuo et al., »The Effect of Eight Weeks of Supplementation with Eleutherococcus Senticosus on Endurance Capacity and Metabolism in Human«, *The Chinese Journal of Physiology* 53, Nr. 2 (April 2010): 105–11, https://pubmed.ncbi.nlm.nih.gov/21793317/
23. »Siberian Ginseng, Eleuthero (Eleutherococcus senticosus/Acanthopanax senticosus)«, The Association for the Advancement of Restorative Medicine (AARM), zuletzt geändert 2022, https://restorativemedicine.org/library/monographs/Eleuthero/#sdendnote8sym
24. Bai et al., »Active Components from Siberian Ginseng (Eleutherococcus Senticosus) for Protection of Amyloid β(25-35)-Induced Neuritic Atrophy in Cultured Rat Cortical Neurons«, *Journal of Natural Medicines* 65 (2011): 417–423, https://pubmed.ncbi.nlm.nih.gov/21301979/
25. Tohda et al., »Inhibitory Effects of Eleutherococcus Senticosus Extracts on Amyloid Beta(25-35)-Induced Neuritic Atrophy and Synaptic Loss«, *Journal of Pharmacological Sciences* 107, Nr. 3 (2008): 329–339, https://pubmed.ncbi. nlm.nih.gov/18612196/
26. Zhang et al., »Combination of Geniposide and Eleutheroside B Exerts Antidepressant-like Effect on Lipopolysaccharide-Induced Depression Mice Model«, *Chinese Journal of Integrative Medicine* 27 (Juli 2021): 534–541, https://pubmed.ncbi.nlm.nih.gov/31784933/
27. Jin et al., »Anti-Depressant Effects of Aqueous Extract from Acanthopanax Senticosus in Mice«, *Phytotherapy Research* 27, Nr. 12 (Dezember 2013): 534–541, https://www.researchgate.net/publication/235650246_Anti-depressant_ Effects_of_Aqueous_Extract_from_Acanthopanax_senticosus_in_Mice
28. Soya et al., »Extract from Acanthopanax Senticosus Harms (Siberian Ginseng) Activates NTS and SON/PVN in the Rat Brain«, *Bioscience, Biotechnology & Biochemistry* 72, Nr. 9 (September 2008), 2476–2480, https://pubmed.ncbi.nlm.nih.gov/18776662/
29. »Medicinal Mushrooms (PDQ®)–Health Professional Version", National Cancer Institute, zuletzt geändert 14. Juli 14, 2021, https://www.cancer.gov/about-cancer/treatment/cam/hp/mushrooms-pdq
30. E. Wong, F. Cheng und C. Leung, »Efficacy of Yun Zhi (Coriolus Versicolor) on Survival in Cancer Patients: Systematic Review and Meta-Analysis«, *Recent Patents on Inflammation & Allergy Drug Discovery* 6, Nr. 1 (2012): 78–87, https://pubmed.ncbi.nlm.nih.gov/22185453/
31. Ito et al., »Correlation Between Efficacy of PSK Postoperative Adjuvant Immunochemotherapy for Gastric Cancer and Expression of MHC Class I«, *Experimental and Therapeutic Medicine* 3, Nr. 6 (April 2012): 925–930, https://www.ncbi.nlm.nih.gov/pmc/articles/PMC3438816/

32. Jeong et al., »Macrophage-Stimulating Activity of Polysaccharides Extracted from Fruiting Bodies of Coriolus versicolor (Turkey Tail Mushroom)«, *Journal of Medicinal Food* 9, Nr. 2 (Februar 2006): 175–81, https://www.researchgate.net/publication/6963234_Macrophage-Stimulating_Activity_of_Polysaccharides_Extracted_from_Fruiting_Bodies_of_Coriolus_versicolor_Turkey_Tail_Mushroom
33. Pallav et al., »Effects of Polysaccharopeptide from Trametes Versicolor and Amoxicillin on the Gut Microbiome of Healthy Volunteers: A Randomized Clinical Trial«, *Gut Microbes* 5, Nr. 4 (Juli 2014): 458–467, https://pubmed.ncbi.nlm.nih.gov/25006989/
34. W. Scheppach, »Effects of Short Chain Fatty Acids on Gut Morphology and Function«, *Gut* 35, Nr. 1 (Januar 1994): S35–S38, https://www.ncbi.nlm.nih.gov/pmc/articles/PMC1378144/
35. Chambers et al., »Role of Gut Microbiota-Generated Short-Chain Fatty Acids in Metabolic and Cardiovascular Health«, *Current Nutrition Reports* 7 (September 2018): 198–206, https://link.springer.com/article/10.1007/s13668-018-0248-8
36. Yu et al., »*Trametes Versicolor* Extract Modifies Human Fecal Microbiota Composition *in Vitro*«, *Plant Foods for Human Nutrition* 68 (Februar 2013): 107–112, https://pubmed.ncbi.nlm.nih.gov/23435630/
37. Pallav et al., »Effects of Polysaccharopeptide«, 458–467
38. Mark et al., »Vitamin D Promotes Protein Homeostasis and Longevity via the Stress Response Pathway Genes skn-1, ire-1, and xbp-1«, *Cell Reports* 17, Nr. 5 (Oktober 2016): 1227–1237, https://pubmed.ncbi.nlm.nih.gov/27783938/
39. Janjuševic et al., »The Lignicolous Fungus *Trametes Versicolor* (L.) Lloyd (1920): A Promising Natural Source of Antiradical and AChE Inhibitory Agents«, *Journal of Enzyme Inhibition and Medical Chemistry* 32, Nr. 1 (Januar 2017): 355–362, https://www.ncbi.nlm.nih.gov/pmc/articles/PMC6010034/
40. Francisco Pérez-Cano und Margarida Castell, »Flavonoids, Inflammation and Immune System«, *Nutrients* 8, Nr. 10 (Oktober 2016): 659, https://www.ncbi.nlm.nih.gov/pmc/articles/PMC5084045/

Für die Haut und für die Schönheit

1. »History of Turmeric – An In Depth Look at How This Golden Spice Became So Powerful«, Me First Living, zuletzt geändert 2022, https://mefirstliving.com/pages/history-of-Turmeric
2. Al. Vaughn, A. Branum und R. Sivamani, »Effects of Turmeric (Curcuma longa) on Skin Health: A Systematic Review of the Clinical Evidence«, *Phytotherapy Research* 30, Nr. 8 (Mai 2016): 1243–1264, https://pubmed.ncbi. nlm.nih.gov/27213821/
3. Aggarwal et al., »Curcumin: The Indian Solid Gold«, *Advances in Experimental Medicine and Biology* 595 (2007): 1–75, https://pubmed.ncbi.nlm.nih.gov/17569205/

4. Ganesh Jagetia und Bharat Aggarwal, »'Spicing Up' of the Immune System by Curcumin«, *Journal of Clinical Immunology* 27 (Januar 2007): 19–35, https://pubmed.ncbi.nlm.nih.gov/17211725/
5. Thimmulappa et al., »Antiviral and Immunomodulatory Activity of Curcumin: A Case for Prophylactic Therapy for COVID-19«, *Heliyon* 7, Nr. 2 (Februar 2021): e06350, https://pubmed.ncbi.nlm.nih.gov/33655086/
6. Biswas et al., »Curcumin protects DNA damage in a chronically arsenic-exposed population of West Bengal«, *Human & Experimental Toxicology* 29, Nr. 6 (Januar 2010): 513–24, https://pubmed.ncbi.nlm.nih.gov/20056736/
7. Bharat Aggarwal und Bokyung Sung, »Pharmacological basis for the role of curcumin in chronic diseases: an age-old spice with modern targets«, *Trends in Pharmacological Sciences* 30, Nr. 2 (Februar 2009): P85–94, https://pubmed.ncbi.nlm.nih.gov/19110321/
8. Nita Chainani-Wu, »Safety and Anti-Inflammatory Activity of Curcumin: A Component of Tumeric (Curcuma longa)«, *The Journal of Alternative and Complementary Medicine* 9, Nr. 1 (Juli 2004): 161–8, https://pubmed.ncbi.nlm.nih.gov/12676044/
9. G Shoba et al., »Influence of Piperine on the Pharmacokinetics of Curcumin in Animals and Human Volunteers«, *Planta medica 64*(4) (Mai 1998): 353–356, https://pubmed.ncbi.nlm.nih.gov/9619120/
10. Chainani-Wu, »Safety and Anti-Inflammatory Activity of Curcumin: A Component of Tumeric (Curcuma longa)«, 161–8
11. Ma et al., »Goji Berries as a Potential Natural Antioxidant Medicine: An Insight into Their Molecular Mechanisms of Action«, *Oxidative Medicine and Cellular Longevity* 2019 (Januar 2019): 2437397, https://www.ncbi.nlm.nih.gov/pmc/articles/PMC6343173/
12. H. Amagase, B. Sun und C. Borek, »*Lycium Barbarum* (Goji) Juice Improves In Vivo Antioxidant Biomarkers in Serum of Healthy Adults«, *Nutrition Research* 29, Nr. 1 (Januar 2009): 19–25, https://pubmed.ncbi.nlm.nih.gov/19185773/
13. »Adult Growth Hormone Deficiency«, Cedars Sinai, zuletzt aktualisiert 2021, https://www.cedars-sinai.org/health-library/diseases-and-conditions/a/adult-growth-hormone-deficiency.html
14. H. Amagase, B. Sun und D. Nance, »Immunomodulatory Effects of a Standardized *Lycium Barbarum* Fruit Juice in Chinese Older Healthy Human Subjects«, *Journal of Medicinal Food* 12, Nr. 5 (Oktober 2009): 1159–65, https://pubmed.ncbi.nlm.nih.gov/19857084/
15. Moon et al., »Administration of Goji (*Lycium Chinense* Mill.) Extracts Improves Erectile Function in Old Aged Rat Model«, *The World Journal of Men's Health* 35, Nr. 1 (April 2017): 43–50, https://pubmed.ncbi.nlm.nih.gov/28064475/
16. Yuan et al., »The Traditional Medicine and Modern Medicine from Natural Products«, *Molecules* 21, Nr. 5 (Mai 2016): 559, https://www.ncbi.nlm.nih.gov/pmc/articles/PMC6273146/
17. Nowak et al., »Potential of *Schisandra Chinensis* (Turcz.) Baill. in Human Health and Nutrition: A Review of Current Knowledge and Therapeutic

Perspectives«, *Nutrients* 11, Nr. 2 (Februar 2019): 333, https://www.ncbi.nlm.nih.gov/pmc/articles/PMC6412213/

18. Alexander Panossian und Georg Wikman, »Effects of Adaptogens on the Central Nervous System and the Molecular Mechanisms Associated with Their Stress-Protective Activity«, *Pharmaceuticals* 3, Nr. 1 (Januar 2010): 188–224, https://www.ncbi.nlm.nih.gov/pmc/articles/PMC3991026/
19. Kam-Ming Ko und Po-Yee Chiu, »Biochemical Basis of the ›Qi-invigorating‹ Action of Schisandra Berry (Wu-Wei-Zi) in Chinese Medicine«, *The American Journal of Chinese Medicine* 34, Nr. 2 (2006): 171–6, https://pubmed.ncbi.nlm.nih.gov/16552829/
20. Ko et al., »Biochemical Basis«, 171–6.
21. Panossian et al., »Effects of Heavy Physical Exercise and Adaptogens on Nitric Oxide Content in Human Saliva«, *Phytomedicine* 6, Nr. 1 (März 1999): 17–26, https://pubmed.ncbi.nlm.nih.gov/10228607/
22. Panossian et al., »Effects of Adaptogens«, 188–224
23. Wakabayashi et al., »Inhibition of LPS-stimulated NO production in mouse macrophage-like cells by Barbados cherry, a fruit of Malpighia emarginata DC«, *Anticancer Research* 23, Nr. 4 (Juli–August 2003): 3237–41, https://pubmed.ncbi.nlm.nih.gov/12926058/
24. Anand Prakash und Revathy Baskaran, »Acerola, an Untapped Functional Superfruit: A Review on Latest Frontiers«, *Journal of Food Science and Technology* 55, Nr. 9 (September 2018): 3373–3384, https://pubmed.ncbi.nlm.nih.gov/30150795/
25. Prakash et al., »Acerola, an Untapped Functional Superfruit«, 3373–3384
26. Prakash et al., »Acerola, an Untapped Functional Superfruit«, 3373–3384
27. Klosterhoff et al., »Anti-Fatigue Activity of an Arabinan-Rich Pectin from Acerola (Malpighia Emarginata)«, *International Journal of Biological Macromolecules* 109, Nr. 1 (April 2018): 1147–1153, https://pubmed.ncbi.nlm.nih.gov/29157904/

Kapitel 4

Die besten Kraft- und Energiespender

1. Dr. Stephen Fulder, *The Ginseng Book, Nature's Ancient Healer* (New York: Avery, 1996). (Deutsche Ausgabe: *Das Buch vom Ginseng*. München: Goldmann, 1995)
2. Bach et al., »Efficacy of Ginseng Supplements on Fatigue and Physical Performance: A Meta-Analysis«, *Journal of Korean Medical Science* 31, Nr. 12 (Dezember 2016): 1879–1886, https://pubmed.ncbi.nlm.nih.gov/27822924/
3. Jin et al., »Clinical and Preclinical Systematic Review of *Panax Ginseng* C. A. Mey and Its Compounds for Fatigue«, *Frontiers in Pharmacology* 11 (Juli 2020): 1031, https://pubmed.ncbi.nlm.nih.gov/32765262/
4. Kim et al., »Korean Red Ginseng for Cancer-Related Fatigue in Colorectal Cancer Patients with Chemotherapy: A Randomised Phase III Trial«, *European Journal of Cancer* 130 (Mai 2020): 51–62, https://www.sciencedirect.com/science/article/pii/S0959804920300721

5. Kar Wah Leung und Alice St Wong, »Ginseng and Male Reproductive Function«, *Spermatogenesis* 3, Nr. 3 (Juli 2013): e26391, https://pubmed.ncbi.nlm.nih.gov/24381805/
6. Hong et al., »A Double-Blind Crossover Study Evaluating the Efficacy of Korean Red Ginseng in Patients with Erectile Dysfunction: A Preliminary Report«, *Journal of Urology* 168, Nr. 5 (November 2002): 2070–3, https://pubmed.ncbi.nlm.nih.gov/12394711/
7. Oh et al., »Effects of Korean Red Ginseng on Sexual Arousal in Menopausal Women: Placebo-Controlled, Double-Blind Crossover Clinical Study«, *The Journal of Sexual Medicine* 7, Nr. 4, Teil 1 (April 2010): 1469–77, https://pubmed.ncbi.nlm.nih.gov/20141583/
8. Henrik Sørensen und Jesper Sonne, »A Double-Masked Study of the Effects of Ginseng on Cognitive Functions«, *Current Therapeutic Research* 57, Nr. 12 (Dezember 1996): 959–968, https://www.sciencedirect.com/science/article/ abs/pii/S0011393X96801147
9. D. Kennedy, A. Scholey und K. Wesnes, »Modulation of Cognition and Mood Following Administration of Single Doses of Ginkgo Biloba, Ginseng, and a Ginkgo/Ginseng Combination to Healthy Young Adults«, *Physiology & Behavior* 75, Nr. 5 (April 2002): 739–751, https://pubmed.ncbi.nlm.nih.gov/12020739/
10. So et al., »Red Ginseng Monograph«, *Journal of Ginseng Research* 42, Nr. 4 (Oktober 2018): 549–561, https://www.ncbi.nlm.nih.gov/pmc/articles/PMC6190493/
11. »The Chemical Constituents and Pharmacological Actions of Cordyceps Sinesis«, *Evidence-Based Complementary and Alternative Medicine* 2015, Nr. 2 (April 2015): 1–12, https://www.researchgate.net/publication/275724177_The_Chemical_Constituents_and_Pharmacological_Actions_of_Cordyceps_sinensis
12. M. Cleaver und J. Holliday. »On the Trail of the Yak: Ancient Cordyceps in the Modern World«, *Earthpulse* (Juni 2004). https://www.earthpulse.com/cordyceps_inc/cordyceps_story.pdf
13. Rev M.J. Berkeley, »On Entomogenous Sphaeriae«, *The London Journal of Botany* 1843, Nr. 2 (1843): 205–212. http://cordyceps.us/files/Berkeley_1843_Entomogenous_Sphaeriae.pdf
14. X. Yi, H. Xi-zhen und Z. Jia-shi, »Randomized Double-Blind Placebo-Controlled Clinical Trial and Assessment of Fermentation Product of Cordyceps Sinesis (Cs-4) in Enhancing Aerobic Capacity and Respiratory Function of the Healthy Elderly Volunteers«, *Chinese Journal of Integrative Medicine* 10 (September 2004): 187–192, https://link.springer.com/article/10.1007/BF02836405
15. Yan-Feng Xu, »Effect of Polysaccharide from *Cordyceps Militaris* (Ascomycetes) on Physical Fatigue Induced by Forced Swimming«, *International Journal of Medicinal Mushrooms* 18, Nr. 12 (2016): 1083–1092, https://pubmed.ncbi.nlm.nih.gov/28094746/
16. Michael Tierra *und* David Frawley, *Planetary Herbology: An Integration of Western Herbs into the Traditional Chinese and Ayurvedis Systems* (NA: Lotus Press, 1992)

17. Chen et al., »Effect of Cs-4 (*Cordyceps Sinensis*) on Exercise Performance in Healthy Older Subjects: A Double-Blind, Placebo-Controlled Trial«, *The Journal of Alternative and Complementary Medicine* 16, Nr, 5 (November 2010): 585–590, https://files.achs.edu/course_pdfs/herb504_effect_cs_4_exercise_performance.pdf.
18. Huang et al., »Upregulation of Steroidogenic Enzymes and Ovarian 17β-Estradiol in Human Granulosa-Lutein Cells by *Cordyceps Sinensis* Mycelium«, *Biology of Reproduction* 70, 5 (Mai 2004): 1358–1364, https://academic.oup.com/biolreprod/article/70/5/1358/2712670
19. Kopalli et al., »Cordycepin, an Active Constituent of Nutrient Powerhouse and Potential Medicinal Mushroom *Cordyceps Militaris* Linn., Ameliorates Age-Related Testicular Dysfunction in Rats«, *Nutrients* 11, Nr. 4 (April 2019): 906, https://pubmed.ncbi.nlm.nih.gov/31018574/
20. Lin et al., »Improvement of Sperm Production in Subfertile Boars by *Cordyceps Militaris* Supplement«, *The American Journal of Chinese Medicine* 35, Nr. 4 (2007): 631–41, https://pubmed.ncbi.nlm.nih.gov/17708629/
21. Stone et al., »A Pilot Investigation into the Effect of Maca Supplementation on Physical Activity and Sexual Desire in Sportsmen«, *Journal of Ethnopharmacology* 126, Nr. 3 (Dezember 2009): 574–576, https://pubmed.ncbi.nlm.nih.gov/19781622/
22. Gonzales et al., »Lepidium Meyenii (Maca) Improved Semen Parameters in Adult Men«, *Asian Journal of Andrology* 3, Nr. 4 (Dezember 2001): 301–3, https://pubmed.ncbi.nlm.nih.gov/11753476/
23. Stojanovska et al., »Maca Reduces Blood Pressure and Depression, in a Pilot Study in Postmenopausal Women«, *Climacteric* 18, Nr. 1 (Juni 2014): 1–26, https://www.researchgate.net/publication/263131157_Maca_reduces_blood_pressure_and_depression_in_a_pilot_study_in_postmenopausal_women
24. Chen et al., »Diary L-Arginine Supplementation Improves Semen Quality and Libido of Boars Under High Ambient Temperature«, *Animal* 12, Nr. 8 (2018): 1611–1620, https://pubmed.ncbi.nlm.nih.gov/29198215/
25. »Maca's Inner Secrets«, Medicine Hunter, zuletzt geändert 2022, http://www.medicinehunter.com/Macas-inner-secrets
26. Lee et al., »The Use of Maca (*Lepidium Meyenii*) to Improve Semen Quality: A Systematic Review«, *Maturitas* 92 (Oktober 2016): 64–9, https://pubmed.ncbi.nlm.nih.gov/27621241/
27. Gonzales et al., »Effect of *Lepidium Meyenii* (Maca), a Root with Aphrodisiac and Fertility-Enhancing Properties, on Serum Reproductive Hormone Levels in Adult Healthy Men«, Course Hero, letzter Zugriff Februar 2022, https://www.coursehero.com/file/91835873/Effect-of-Lepidium-meyenii-Maca-a-root-with-aphrodisiac-and-fertility-enhancing-properties-on-se/
28. Zenico et al., »Subjective Effects of *Lepidium Meyenii* (Maca) Extract on Well-Being and Sexual Performances in Patients with Mild Erectile Dysfunction: A Randomised, Double-Blind Clinical Trial«, *Andrologia* 41, Nr. 2 (Februar 2009): 95–99, https://pubmed.ncbi.nlm.nih.gov/19260845/
29. Dording et al., »A Double-Blind, Randomized, Pilot Dose-Finding Study of Maca Root (*L. Meyenii*) for the Management of SSRI-Induced Sexual

Dysfunction«, *CNS Neuroscience & Therapeutics* 14, Nr. 3 (August 2008): 182–191, https://pubmed.ncbi.nlm.nih.gov/18801111/

30. Xia et al., »Simultaneous Determination of Macaenes and Macamides in Maca Using an HPLC Method and Analysis Using a Chemometric Method (HCA) to Distinguish Maca Origin«, *Revista Brasileira de Farmacognosia* 29, Nr. 6 (November–Dezember 2019): 702–9, https://www.sciencedirect.com/science/article/pii/S0102695X18307270

Für Gehirn und Konzentration

1. Mori et al., »Improving Effects of the Mushroom Yamabushitake *(Hericium Erinaceus)* on Mild Cognitive Impairment: A Double-Blind Placebo-Controlled Clinical Trial«, *Phytotherapy Research* 23, Nr. 3 (März 2009): 367–72, https://www.researchgate.net/publication/23308681_Improving_Effects_of_the_Mushroom_Yamabushitake_Hericium_erinaceus_on_Mild_Cognitive_Impairment_A_Double-blind_Placebo-controlled_Clinical_Trial
2. Wong et al., »Peripheral Nerve Regeneration Following Crush Injury to Rat Peroneal Nerve by Aqueous Extract of Medicinal Mushroom *Hericium Erinaceus* (Bull.: Fr) Pers. (Aphyllophoromycetideae)«, *Evidence Based Complementary and Alternative Medicine* 2011 (2011): 580752, https://www.ncbi.nlm.nih.gov/pmc/articles/PMC3176599/
3. Zhang et al., »The Neuroprotective Properties of *Hericium Erinaceus* in Glutamate-Damaged Differentiated PC12 Cells and an Alzheimer's Disease Mouse Model«, *International Journal of Molecular Sciences* 17, Nr. 11 (November 2016): 1810, https://www.ncbi.nlm.nih.gov/pmc/articles/PMC5133811/
4. Lampariello et al., »The Magic Velvet Bean of *Mucuna Pruriens*«, *Journal of Traditional and Complementary Medicine* 2, Nr. 4 (Oktober - Dezember 2012): 331–39, https://www.ncbi.nlm.nih.gov/pmc/articles/PMC3942911/
5. Shukla et al., »Mucuna Pruriens Reduces Stress and Improves the Quality of Semen in Infertile Men«, *Evidence-Based Complementary and Alternative Medicine* 7, Nr. 1 (März 2010): 137–44, https://pubmed.ncbi.nlm.nih.gov/18955292/
6. Divya et al., »The Traditional Uses and Pharmacological Activities of *Mucuna Pruriens* (L)DC: A Comprehensive Review«, *Indo American Journal of Pharmaceutical Research* (2017): 7516–7525, https://www.academia.edu/31318788/THE_TRADITIONAL_USES_AND_PHARMACOLOGICAL_ACTIVITIES_OF_MUCUNA_PRURIENS_L_DC_A_COMPREHENSIVE_REVIEW
7. Amro et al., »The Potential Role of Herbal Products in the Treatment of Parkinson's Disease«, *Clinical Therapeutics* 169, Nr. 1 (Januar - Februar 2018): e23–e33, https://pubmed.ncbi.nlm.nih.gov/29446788/
8. K. Gohil, J. Patel und A. Gajjar, »Pharmacological Review on *Centella Asiatica*: A Potential Herbal Cure-All«, *Indian Journal of Pharmaceutical*

Sciences 72, Nr. 5 (September 2010): 546–54, https://pubmed.ncbi.nlm.nih. gov/21694984/.

9. Gray et al., »*Centella Asiatica* – Phytochemistry and Mechanisms of Neuroprotection and Cognitive Enhancement«, *Phytochemistry Reviews* 17, Nr. 1 (Februar 2018): 161–194, https://pubmed.ncbi.nlm.nih.gov/31736679/
10. Wu et al., »Oleanane-and Ursane-Type Triterpene Saponins from *Centella Asiatica* Exhibit Neuroprotective Effects«, *Journal of Agricultural and Food Chemistry* 1, Nr. 68 (Juli 2020): 6977–6986, https://pubmed.ncbi.nlm.nih.gov/32502339/
11. »Triterpenoid Saponin«, ScienceDirect, zuletzt geändert 2022, https://www.sciencedirect.com/topics/agricultural-and-biological-sciences/triterpenoid-saponin
12. H. Zhao, R. Sapolsky und G. Steinberg, »Phosphoinositide-3-Kinase/Akt Survival Signal Pathways Are Implicated in Neuronal Survival After Stroke«, *Molecular Neurobiology* 34, Nr. 3 (Dezember 2006): 249–270, https://pubmed.ncbi.nlm.nih.gov/17308356/.
13. Bradwejn et al., »A Double-Blind, Placebo-Controlled study on the Effects of Gotu Kola (*Centella Asiatica*) on Acoustic Startle Response in Healthy Subjects«, *Journal of Clinical Psychopharmacology* 20, Nr. 6 (Dezember 2000): 680–4, https://pubmed.ncbi.nlm.nih.gov/11106141/
14. Jana et al., »A Clinical Study on the Management of Generalized Anxiety Disorder with *Centella Asiatica*«, *Nepal Medical College Journal* 12, Nr. 1 (März 2010): 8–11, https://www.researchgate.net/publication/45459786_A_clinical_study_on_the_management_of_generalized_anxiety_disorder_with_Centella_asiatica
15. Marimuthu et al., »Emerging Role of *Centella Asiatica* in Improving Age-Related Neurological Antioxidant Status«, *Experimental Gerontology* 40, Nr. 8–9 (August 2005): 707–15, https://www.researchgate.net/publication/7717875_Emerging_role_of_Centella_asiatica_in_improving_age-related_neurological_antioxidant_status
16. Jacinda James und Ian Dubery, »Pentacyclic Triterpenoids from the Medicinal Herb, *Centella Asiatica* (L.) Urban«, *Molecules* 14, Nr. 10 (Oktober 2009): 3922–41, https://pubmed.ncbi.nlm.nih.gov/19924039/
17. Tsoukalas et al., »Discovery of Potent Telomerase Activators: Unfolding New Therapeutic and Anti-Aging Perspectives«, *Molecular Medicine Reports* 20, Nr. 4 (Oktober 2019): 3701–3708, https://www.ncbi.nlm.nih.gov/pmc/articles/ PMC6755196/
18. Mao et al., »Rhodiola Rosea versus Setraline for Major Depressive Disorder: A Randomized Placebo-Controlled Trial«, *Phytomedicine* 22, Nr. 3 (März 2015): 394–399, https://www.ncbi.nlm.nih.gov/pmc/articles/PMC4385215/
19. »Comparing Rhodiola Rosea Extracts: Rosavins vs. Salidroside«, Nootropics Depot, zuletzt geändert am 14. Juni 2018, https://nootropicsdepot.com/articles/comparing-Rhodiola-rosea-extracts-rosavins-vs-salidroside/
20. De Bock et al., »Acute Rhodiola Rosea Intake Can Improve Endurance Exercise Performance«, *International Journal of Sport Nutrition and Exercise Metabolism* 14, Nr. 3 (Juni 2004): 298–307, https://pubmed.ncbi.nlm.nih.gov/15256690/

21. Committee on Herbal Medicine Products (HMPC), »Community Herbal Monograph on *Rhodiola Rosea* L., Rhizoma et Radix«, zuletzt geändert am 17. März 2012, https://www.ema.europa.eu/en/documents/herbal-monograph/ final-community-herbal-monograph-Rhodiola-rosea-first-version_en.pdf
22. M. Cropley, A. Banks und J. Boyle, »The Effects of *Rhodiola Rosea* L. Extract on Anxiety, Stress, Cognition and Other Mood Symptoms«, *Phytotherapy Research* 20, Nr. 4 (Oktober 2019): 3701–3708, https://pubmed.ncbi.nlm.nih.gov/26502953/

Kapitel 5

Gegen Stress und zur Stimmungsaufhellung

1. Singh et al., »An Overview of Ashwagandha: A Rasayana (Rejuvenator) of Ayurveda«, *The African Journal of Traditional, Complementary and Alternative Medicine* 8, Nr. 5 Suppl. (Juli 2011): 208–213, https://www.ncbi.nlm.nih.gov/pmc/articles/PMC3252722/
2. K. Chandrasekhar, J. Kapoor und S. Anishetty, »A Prospective, Randomized Double-Blind, Placebo-Controlled Study of Safety and Efficacy of a High-Concentration Full-Spectrum Extract of *Ashwagandha* Root in Reducing Stress and Anxiety in Adults«, *Indian Journal of Psychological Medicine* 34, Nr. 3 (Juli - September 2012): 255–262, https://www.ncbi.nlm.nih.gov/pmc/articles/PMC3573577/
3. Auddy et al., »A Standardized *Withania Somnifera* Extract Significantly Reduces Stress-Related Parameters in Chronically Stressed Humans: A Double-Blind, Randomized, Placebo-Controlled Study«, *JANA* 11, Nr. 1 (2008): 50–56, https://blog.priceplow.com/wp-content/uploads/2014/08/withania_review.pdf
4. »Ashwagandha for Liver Health and Detox: 5 Proven Benefits", Curejoy, zuletzt geändert am 26. September 2016, https://curejoy.com/content/take-Ashwagandha-liver/
5. T. Kuboyama, C. Tohda und K. Komatsu, »Effects of Ashwagandha (Roots of Withania Somnifera) on Neurodegenerative Diseases«, *Biological and Pharmaceutical Bulletin* 37, Nr. 6 (2014): 892–7, https://pubmed.ncbi.nlm.nih.gov/24882401/
6. S. Dubey, M. Kallubai und R. Subramanyam, »Improving the Inhibition of β-amyloid Aggregation by Withanolide and Withanoside Derivatives«, *International Journal of Biological Macromolecules* 173 (März 2021): 56–65, https://pubmed.ncbi.nlm.nih.gov/33465364/
7. D. Choudhary, S. Bhattacharyya und S. Bose, »Efficacy and Safety of Ashwagandha (Withania Somnifera (L.) Dunal) Root Extract in Improving Memory and Cognitive Functions«, *Journal of Dietary Supplements* 14, Nr. 6 (November 2017): 599–612, https://pubmed.ncbi.nlm.nih.gov/28471731/
8. Sukanya Soksawatmakhin und Wijit Boonyahotra, »Preliminary Study of the Applications of *Ganoderma Lucidum* in Chronic Fatigue

Syndrome«, *JAASP* 2 (2013): 262–268, https://www.aaspjournal.org/uploads/155/5940_pdf.pdf
9. Jia Meng und Baoxue Yang, »Protective Effects of Ganoderma (Lingzhi) on Cardiovascular System«, *Advances in Experimental Medicine and Biology* 1182 (2019): 181–199, https://pubmed.ncbi.nlm.nih.gov/31777019/
10. Chiu et al., »Triterpenoids and Polysaccharide Peptides-Enriched *Ganoderma Lucidum*: A Randomized, Double-Blind Placebo-Controlled Crossover Study of Its Antioxidation and Hepatoprotective Efficacy in Healthy Volunteers«, *Pharmaceutical Biology* 55, Nr. 1 (Dezember 2017): 1041–1046, https://pubmed.ncbi.nlm.nih.gov/28183232/
11. N. Bhardwaj, P. Katyal, A. Sharma, »Suppression of Inflammatory and Allergic Responses by Pharmacologically Potent Fungus *Ganoderma Lucidum*«, *Recent Patents on Inflammation & Allergy Drug Discovery* 8, Nr. 2 (2014): 104–17, https://pubmed.ncbi.nlm.nih.gov/24948193/
12. Shi et al., »Immunomodulatory Effect of Ganoderma Lucidum Polysaccharides (GLP) on Long-Term Heavy-Load Exercising Mice«, *International Journal for Vitamin and Nutrition Research* 82, Nr. 6 (Dezember 2012): 383–90, https://pubmed.ncbi.nlm.nih.gov/23823923/
13. Jin et al., »Ganoderma Lucidum (Reishi Mushroom) for Cancer Treatment«, *Cochrane Reviews* 13, Nr 6. (Juni 2012): CD007731, https://pubmed.ncbi.nlm.nih.gov/22696372/
14. Martin Powell, »The Use of *Ganoderma Lucidum* (Reishi) in the Management of Histamine-Mediated Allergic Responses«, *Townsend Letter: The Examiner of Alternative Medicine* 273 (Mai 2006) https://www.mycologyresearch.com/articles/view/28
15. Wu et al., »Evaluation on Quality Consistency of *Ganoderma Lucidum* Dietary Supplements Collected in the United States«, *Scientific Reports* 7 (August 2017): 7792, https://www.nature.com/articles/s41598-017-06336-3
16. Amir A'lam Kamyab und Ahad Eshraghian, »Anti-Inflammatory, Gastrointestinal and Hepatoprotective Effects of Ocimum Sanctum Linn: An Ancient Remedy with New Application«, *Inflammation & Allergy – Drug Targets* 12, Nr. 6 (Dezember 2013): 378–84, https://pubmed.ncbi.nlm.nih.gov/24266685/
17. Marc Maurice Cohen, »Tulsi – *Ocimum Sanctum:* A Herb for All Reasons«, *Journal of Ayurveda and Integrative Medicine* 5, Nr. 4 (Oktober - Dezember 2014): 251–259, https://www.ncbi.nlm.nih.gov/pmc/articles/PMC4296439/
18. Richard et al., »Anti-Stress Activity of Ocimum Sanctum: Possible Effects on Hypothalamic–Pituitary–Adrenal Axis«, *Phytotherapy Research* 30, Nr. 5 (Mai 2016): 805–14, https://pubmed.ncbi.nlm.nih.gov/26899341/
19. Bhattacharyya et al., »Controlled Programmed Trial of Ocimum Sanctum Leaf on Generalized Anxiety Disorders«, *Nepal Medical College Journal* 10, Nr. 3 (September 2008): 176–9, https://pubmed.ncbi.nlm.nih.gov/19253862/
20. P. Prakash und N. Gupta, »Therapeutic Uses of *Ocimum Sanctum* Linn (Tulsi) with a Note of Eugenol and Its Pharmacological Actions: A Short Review«, *Indian Journal of Physiology and Pharmacology* 49, Nr. 2 (April 2005): 125–31, https://pubmed.ncbi.nlm.nih.gov/16170979/

21. Kamyab et al., »Anti-Inflammatory, Gastrointestinal and Hepaprotective Effects«, 378–84
22. Mondal et al., »Double-Blinded Randomized Controlled Trial for Immunomodulatory Effects on Tulsi (*Ocimum Sanctum* Linn.) Leaf Extract on Healthy Volunteers«, *Journal of Ethnopharmacology* 136, Nr. 3 (Juli 2011): 452–6, https://pubmed.ncbi.nlm.nih.gov/21619917/
23. Baliga et al., »Ocimum Sanctum L (Holy Basil or Tulsi) and Its Phytochemicals in the Prevention and Treatment of Cancer«, *Nutrition and Cancer* 65, Nr. Suppl. 1 (2013): 26–35, https://pubmed.ncbi.nlm.nih.gov/23682780/
24. Baliga et al., »Radio Protective Effects of the Ayurvedic Medicinal Plant *Ocium Sanctum* Linn. (Holy Basil): A Memoir«, *Journal of Cancer Research and Therapeutics* 12, Nr. 1 (Januar – März 2016): 20–7, https://pubmed.ncbi.nlm.nih.gov/27072205/
25. Moinuddin et al., »Comparative Pharmacological Evaluation of Ocimum Sanctum and Imipramine for Antidepressant Activity«, *Latin American Journal of Pharmacy* 30, Nr. 3 (2011): 435–439, http://sedici.unlp.edu.ar/handle/10915/8159
26. Chatterjee et al., »Evaluation of Ethanol Leaf Extract of *Ocimum Sanctum* in Experimental Models of Anxiety and Depression«, *Pharmaceutical Biology* 49, Nr. 5 (2011): 477–483, https://www.tandfonline.com/doi/full/10.3109/13880209.2010.523832?journalCode=iphb20
27. Eleje et al., »Efficacy and Safety of Syferol-IHP for the Treatment of Peptic Ulcer Disease: A Pilot, Double-Blind Randomized Trial«, *Clinical and Experimental Gastroenterology* 12 (Januar 2019): 21–30, https://www.ncbi.nlm.nih.gov/pmc/articles/PMC6338118/

Für mehr Wohlbefinden und ein langes Leben

1. De la Luz Cádiz-Gurrea, »Bioactive Compounds from Theobroma cacao: Effect of Isolation and Safety Evaluation«, *Plant Foods for Human Nutrition* 74, Nr. 1 (März 2019): 40–46, https://pubmed.ncbi.nlm.nih.gov/30324543/
2. Qais Faryadi, »The Magnificent Effect of Magnesium to Human Health: A Critical Review«, *International Journal of Applied Science and Technology* 2, Nr. 3 (März 2012): 118–126, https://www.dr-qais.com/Qais%20Journal/Magnesium.pdf
3. Garcia et al., »The Cardiovascular Effects of Chocolate«, *Reviews in Cardiovascular Medicine* 19, Nr. 4 (Dezember 2018): 123–127, https://pubmed.ncbi.nlm.nih.gov/31064163/
4. D. Katz, K. Doughty und A. Ali, »Cocoa and Chocolate in Human Health and Disease«, *Antioxidants & Redox Signaling* 15, Nr. 10 (November 2011): 2779–811, https://pubmed.ncbi.nlm.nih.gov/21470061/
5. Kamei et al., »Anti-Influenza Virus Effects of Cocoa«, *Journal of the Science of Food and Agriculture* 96, Nr. 4 (März 2016): 1150–8, https://pubmed.ncbi.nlm.nih.gov/25847473/
6. Yoneda et al., »Theobromine Up-Regulates Cerebral Brain-Derived Neurotrophic Factor and Facilitates Motor Learning in Mice«, *The Journal of*

Nutritional Biochemistry 39 (Januar 2017): 110–116, https://pubmed.ncbi.nlm.nih.gov/27833051/

7. Cova et al., »Exploring Cocoa Properties: Is Theobromine a Cognitive Modulator?« *Psychopharmacology* 236, Nr. 2 (Februar 2019): 561–572, https://pubmed.ncbi.nlm.nih.gov/30706099/
8. Astrid Nehlig, »The Neuroprotective Effects of Cocoa Flavanol and Its Influence on Cognitive Performance«, *British Journal of Clinical Pharmacology* 75, Nr. 3 (März 2013): 716–727, https://www.ncbi.nlm.nih.gov/pmc/articles/PMC3575938/
9. Shang et al., »Immunomodulatory and Antioxidant Effects of Polysaccharides from Gynostemma pentaphyllum Makino in Immunosuppressed Mice«, *Molecules* 21, Nr. 8 (August 2016): 1085, https://pubmed.ncbi.nlm.nih.gov/27548135/
10. Li et al., »Anti-Cancer Effects of *Gynostemma Pentaphyllum* (Thunb.) Makino *(Jiaogulan)*«, *Chinese Medicine* 11, Nr. 43 (September 2016), https://www.ncbi.nlm.nih.gov/pmc/articles/PMC5037898/
11. Nucific Team, »Gynostemma Pentaphyllum Herb Has Powerful Effects on Health«, Nucific, zuletzt geändert am 31. Mai 2019, https://nucific.com/gynostemma-pentaphyllum/
12. »Gynostemma«, ScienceDirect, zuletzt geändert 2022, https://www.sciencedirect.com/topics/pharmacology-toxicology-and-pharmaceutical-science/gynostemma
13. Jia et al., »The Synergistic Effects of Traditional Chinese Herbs and Radiotherapy for Cancer Treatment (Review)«, *Oncology Letters* 5, Nr. 5 (Mai 2013): 1439–1447, https://www.spandidos-publications.com/10.3892/ol.2013.1245
14. Huyen et al., »Gynostemma Pentaphyllum Tea Improves Insulin Sensitivity in Type 2 Diabetic Patients«, *Journal of Nutrition and Metabolism* 2013 (2013): 765383, https://pubmed.ncbi.nlm.nih.gov/23431428/
15. Shan Li-Na und Shi Yong-Xi, »Effects of Polysaccharides from Gynostemma Pentaphyllum (Thunb.), Makino on Physical Fatigue«, *African Journal of Traditional, Complementary and Alternative Medicine* 11, Nr. 3 (April 2014): 112–7, https://pubmed.ncbi.nlm.nih.gov/25371572/
16. Han et al., »The Critical Role of AMPK in Driving Akt Activation Under Stress, Tumorigenesis and Drug Resistance«, *Nature Communications* 9, Nr. 1 (November 2018): 4728, https://pubmed.ncbi.nlm.nih.gov/30413706/
17. Zhao et al., »ROS Signaling Under Metabolic Stress: Cross-Talk Between AMPK and AKT Pathway«, *Molecular Cancer* 16, Nr. 1 (April 2017): 79, https://pubmed.ncbi.nlm.nih.gov/28407774/
18. Daniel Garcia und Reuben Shaw, »AMPK: Mechanisms of Cellular Energy Sensing and Restoration of Metabolic Balance«, *Molecular Cell* 66, Nr. 6 (Juni 2017): 789–800, https://pubmed.ncbi.nlm.nih.gov/28622524/
19. Townsend et al., »AMPK Mediates Energetic Stress-Induced Liver GDF15«, *The FASEB Journal* 35, Nr. 1 (Januar 2021): e21218, https://pubmed.ncbi.nlm.nih.gov/33337559/
20. Choi et al., »Supplementation with Extract of Gynostemma Pentaphyllum Leaves Reduces Anxiety in Healthy Subjects with Chronic Psychological Stress: A Randomized, Double-Blind, Placebo-Controlled Clinical

Trial«, *Phytomedicine* 52 (Januar 2019): 198–205, https://pubmed.ncbi.nlm.nih.gov/30599899/

21. Okoye et al., »18 – Safe African Medicinal Plants for Clinical Studies«, *Toxicological Survey of African Medicinal Plants* (2014): 535–555, https://www.sciencedirect.com/science/article/pii/B9780128000182000182
22. »Moringa's Origins and History«, *»Moringa«: The Miracle Tree: Food Supplement (Complement Nutritionnel)* (Blog). https://superfoodmoringa.blogspot.com/2013/01/moringas-origins-and-history.html
23. H. Khaliq, Z. Juming und P. Ke-Mei, »The Physiological Role of Boron on Health«, *Biological Trace Element Research* 186, Nr. 1 (November 2018): 31–51, https://pubmed.ncbi.nlm.nih.gov/29546541/
24. Vergara-Jimenez, »Bioactive Components in Moringa Oleifera Leaves Protect against Chronic Disease«, *Antioxidants* 6, Nr. 4 (November 2017): 91, https://pubmed.ncbi.nlm.nih.gov/29144438/
25. Kaur, »Evaluation of the Antidepressant Activity of *Moringa Oleifera* Alone and in Combination with Fluoxetine«, *Journal of Ayurveda and Integrative Medicine* 6, Nr. 4 (Oktober – Dezember 2015): 273–279, https://www.ncbi.nlm.nih.gov/pmc/articles/PMC4719488/
26. Sun et al., »Effects of Moringa Oleifera Leaves as a Substitute for Alfalfa Meal on Nutrient Digestibility, Growth Performance, Carcass Trait, Meat Quality, Antioxidant Capacity and Biochemical Parameters of Rabbits«, *Journal of Animal Physiology and Animal Nutrition* 102, Nr. 1 (Februar 2018): 194–203, https://pubmed.ncbi.nlm.nih.gov/28603877/
27. Minaiyan et al., »Anti-Inflammatory Effect of *Moringa Oleifera* Lam. Seeds on Acetic Acid-Inuced Acute Colitis in Rats«, *Avicenna Journal of Phytomedicine* 4, Nr. 2 (März – April 2014): 127–136, https://www.ncbi.nlm.nih.gov/pmc/articles/PMC4103706/
28. Rasha Abbas und Fatma Seleman Elsharbasy, »Antibacterial Activity of Moringa Oleifera Against Pathogenic«, *International Journal of Current Research* 11, Nr. 1 (Januar 2019): 27–30, https://www.researchgate.net/publication/335516212_ANTIBACTERIAL_ACTIVITY_OF_MORINGA_OLEIFERA_AGAINST_PATHOGENIC
29. Divya et al., »Role of Diet in Dermatological Conditions«, *Journal of Nutrition & Food Sciences* 5, Nr. 5 (2015), https://www.longdom.org/open-access/role-of-diet-in-dermatological-conditions-2155-9600-1000400.pdf
30. Zawn Villines, »What Are the Benefits of Vitamin E for the Skin?«, *MedicalNewsToday*, Healthline Media, zuletzt geändert am 27. April 2021, https://www.medicalnewstoday.com/articles/vitamin-e-for-skin#benefits
31. De Saint Sauveur und Mélanie Broin, *Growing and Processing Moringa Leaves*, (NA: Moringanews). http://www.moringanews.org/documents/moringawebEN.pdf
32. Jerry Shay und Woodring Wright, »Role of Telomeres and Telomerase in Cancer«, *Seminars in Cancer Biology* 21, Nr. 6 (Juni 2012): 349–353, https://www.ncbi.nlm.nih.gov/pmc/articles/PMC3370415/
33. Tsoukalas et al., »Discovery of Potent Telomerase Activators: Unfolding New Therapeutic and Anti-Aging Perspectives«, *Molecular Medicine Reports* 20, Nr. 4 (Oktober 2019): 3701–3708, https://www.ncbi.nlm.nih.gov/pmc/articles/ PMC6755196/

34. Koehler et al., »The Role of Endophytic/Epiphytic Bacterial Constituents in the Immunostimulatory Activity of the Botanical, *Astragalus Membranaceus, Yale Journal of Biology and Medicine* 93, Nr. 2 (Juni 2020): 239–250, https://www.ncbi.nlm.nih.gov/pmc/articles/PMC7309664/
35. Kong et al., »The Current Application and Future Prospects of Astragalus Polysaccharide Combinde with Cancer Immunotherapy: A Review«, *Frontiers in Pharmacology* 12 (Oktober 2021): 737674, https://pubmed.ncbi.nlm.nih.gov/34721026/
36. Meng et al., »Effect of Astragalosides on Intracellular Calcium Overload in Cultured Cardiac Myocytes of Neonatal Rats«, *The American Journal of Chinese Medicine* 33, Nr. 1 (2005): 11–20, https://pubmed.ncbi.nlm.nih.gov/15844829/
37. Yeh et al., »*Astragalus Membranaceus* Improves Exercise Performance and Ameliorates Exercise-Induced Fatigue in Trained Mice«, *Molecules* 19, Nr. 3 (März 2014): 2793–2807, https://www.ncbi.nlm.nih.gov/pmc/articles/PMC6271379/
38. Che et al., »Effects of Astragalus Membranaceus Fiber on Growth Performance, Nutrient Digestibility, Microbial Composition, VFA Production, Gut pH, and Immunity of Weaned Pigs«, *MicrobiologyOpen* 8, Nr. 5 (Mai 2019): e00712, https://www.ncbi.nlm.nih.gov/pmc/articles/PMC6528644/

Teil III

Einkaufsführer

1. Skye Chilton, »74% of Reishi Products Are Not Authentic«, RealMushrooms, letzter Zugriff am 18. Februar 2022, https://www.realmushrooms.com/usp-say-Reishi-products-not-authentic/
2. https://www.fda.gov/regulatory-information/search-fda-guidance-documents/cpg-sec-585525-mushroom-mycelium-fitness-food-labeling

So bauen Sie sich Ihr individuelles Gesundheitsprogramm mit Adaptogenen auf

1. »Corrigent«, *The Free Dictionary*, Farlex, Zugriff am 18. Februar 2022, https://medical-dictionary.thefreedictionary.com/corrigent

REGISTER

Anmerkung: **Fettgedruckte** Seitenzahlen verweisen auf die Faktenboxen zu den einzelnen Adaptogenen. *Kursiv gesetzte* Seitenzahlen beziehen sich auf Rezepte.

DANKSAGUNGEN

VON TERO

Ich möchte mich bei all meinen weisen Vorfahren und den früheren zwölf Generationen unseres bäuerlichen Familienbetriebs Isokauppila bedanken. Meine Mutter Pirkko, mein Vater Markku und mein Bruder Vesa haben alle einen wichtigen Beitrag dazu geleistet, dass ich zu dem Menschen wurde, der ich heute bin. Und meine liebevolle Frau Cora und unsere Kinder sind inzwischen das Wunderbarste, was es in meinem Leben gibt! Ohne ihre Unterstützung hätte ich kein Buch schreiben und erst recht nicht gleichzeitig auch noch eine junge Familie versorgen und ein wachstumsstarkes Start-up-Unternehmen zur Herstellung von Functional Food führen können.

Außerdem möchte ich allen Menschen danken, die dieses Buch ins Leben gerufen haben: meinem Literaturagenten Byrd, dem Team der United Talent Agency und den großartigen Mitarbeitern von Hay House – Reid, Allison, Lisa, Tricia und allen anderen. Nicola danke ich für das Lesen der Erstfassung meines Buches. Außerdem bedanke ich mich bei meinen Geschäftspartnern Mikael und Markus. Elizabeth Jarrard bin ich dankbar für ihre Hilfe bei der redaktionellen Überarbeitung des Manuskripts. Und ich danke auch Juho, der mein Buch wieder einmal mit wunderschönen Abbildungen bereichert hat. An welchem Buch werden wir wohl als Nächstes gemeinsam arbeiten? Vor allem aber möchte ich meiner großartigen Koautorin Danielle ein ganz herzliches Dankeschön sagen! Ohne dich hätte dieses Buch niemals entstehen können. Ich hoffe, du hast viel Neues dabei gelernt und bist stolz auf unser gemeinsames Werk.

Mein Herz ist voller Dankbarkeit gegenüber all den anderen Menschen, die Adaptogene und Heilpilze erforschen, und allen, die ihr Wissen in Sachen Pflanzen- und Pilzheilkunde an andere weitergeben. Ihr wart vor uns da. Ohne eure starken Schultern gäbe es uns nicht.

Und nicht zuletzt möchte ich dem großen Elektron danken! Waaaaw!

VON DANIELLE

Es erfüllt mich mit Stolz und Ehrfurcht, in diesem Buch die uralten Daseinszwecke der Heilpflanzen und -pilze beschreiben zu dürfen. Dabei haben mich sehr viele fühlende Wesen auf die eine oder andere Weise unterstützt. Zunächst einmal möchte ich den in unserem Buch beschriebenen Adaptogenen für ihre Kraft, ihre Widerstandsfähigkeit und ihre Bereitschaft danken, uns an ihren magischen Heilwirkungen teilhaben zu lassen.

Abgesehen von den Adaptogenen selbst muss ich natürlich auch unsere vielen bekannten und unbekannten Vorfahren würdigen, die mit ihrer Pionierarbeit auf dem Gebiet der Pflanzen- und Pilzheilkunde dafür gesorgt haben, dass wir diese uralten Heilmittel auch heute noch kennen und nutzen können. All diesen heilkundigen Männern und Frauen möchte ich dafür danken, dass sie diese Pflanzen und Pilze gesammelt, verarbeitet, damit experimentiert und ihre Wirkungen dokumentiert haben. Mit dieser Arbeit habt ihr ein wichtiges Fundament geschaffen, von dem aus wir nun weiterlernen und uns weiterentwickeln können! Mein besonderer Dank gilt den vielen Mentoren, Ausbildern, weisen Frauen und Lehrern auf dem Gebiet der Pflanzenheilkunde, die mich auf meinem Weg begleitet haben. Ein ganz spezielles Lob gebührt den Heilpflanzenexperten an der Colorado School of Clinical Herbalism, Lisa, Paul, Kat, Josh und Lyn – ihr seid inzwischen wie eine zweite Familie für mich geworden! Vielen Dank auch an meinen ersten Lehrer auf dem Gebiet der Mykologie, Peter McCoy, der mir die Augen für die faszinierende Welt der Pilze geöffnet hat. Außerdem danke ich unserem wunderbaren Team bei Hay House für seine fleißige Arbeit hinter den Kulissen: Ohne euch gäbe es dieses Buch nicht!

Und nicht zuletzt möchte ich mich bei meinem Partner Gavin für seine bedingungslose Unterstützung und Motivation während der Entstehungszeit dieses Buches bedanken. Meiner Mutter Julie und meiner Schwester Nicole danke ich dafür, dass ihr mich stets an meinen Wert als Mensch erinnert habt; und natürlich bin ich auch meiner Kollegin und Komplizin Elizabeth dankbar dafür, dass sie mir während meiner Arbeit an diesem Buch bei allen logistischen Details geholfen hat. Vielen Dank auch an unseren brillanten Illustrator Juho, der diesem Buch mit seinen Bildern ein ganz besonderes Leben eingehaucht hat. Ein großes Dankeschön geht an meinen Co-Autor Tero, der schon vor Jahren auf die Idee gekommen ist, dieses Buch gemeinsam mit mir zu schreiben, und den Plan dann auch in die Tat umgesetzt hat!

Und nicht zuletzt gilt mein tief empfundener Dank unserer Mutter Erde und allen Lebensformen, denen wir die heilkräftigen Adaptogene verdanken. Es macht mich sehr glücklich, diesen Planeten, der uns mit all der Nahrung und Medizin versorgt, die wir brauchen, mein Zuhause nennen zu dürfen!

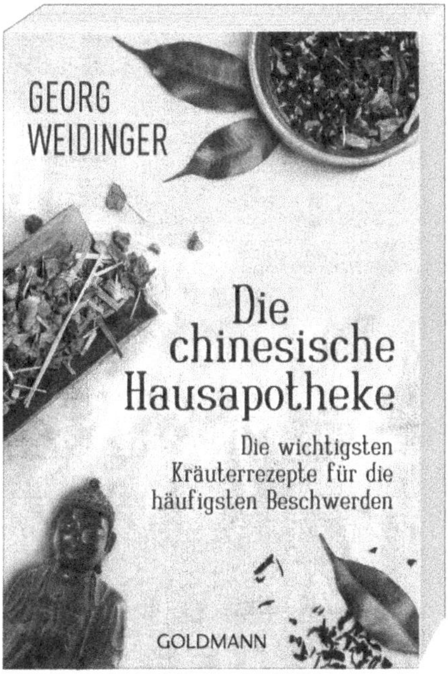

GEORG
WEIDINGER
Die chinesische Hausapotheke
Die wichtigsten Kräuterrezepte für die häufigsten Beschwerden
GOLDMANN